高等院校医疗器械系列"十四五"规划教材

医疗器械安全信息检索指南

主　编　王　丽　陈世伟
副主编　杨胜亚　龚立雄　张培茗

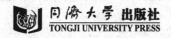
同济大学 出版社
TONGJI UNIVERSITY PRESS

图书在版编目(CIP)数据

医疗器械安全信息检索指南/王丽,陈世伟主编
.--上海:同济大学出版社,2021.6
高等院校医疗器械系列"十四五"规划教材
ISBN 978-7-5608-8596-4

Ⅰ.①医… Ⅱ.①王… ②陈… Ⅲ.①医疗器械—安
全信息—情报检索—指南 Ⅳ.①R197.39-62

中国版本图书馆 CIP 数据核字(2021)第 119856 号

高等院校医疗器械系列"十四五"规划教材

医疗器械安全信息检索指南

主　编　王　丽　陈世伟

责任编辑　张　睿　　**责任校对**　徐春莲　　**封面设计**　陈益平

出版发行　同济大学出版社　　www.tongjipress.com.cn
　　　　　(地址:上海市四平路 1239 号　邮编:200092　电话:021-65985622)
经　　销　全国各地新华书店
印　　刷　常熟市华顺印刷有限公司
开　　本　787mm×1092mm　1/16
印　　张　13.5
字　　数　337 000
版　　次　2021 年 6 月第 1 版　　2021 年 6 月第 1 次印刷
书　　号　ISBN 978-7-5608-8596-4

定　　价　48.00 元

本书若有印装质量问题,请向本社发行部调换　　版权所有　侵权必究

编 委 会

主　编：王　丽　陈世伟

副主编：杨胜亚　龚立雄　张培茗

编　者：（按姓氏笔画排序）

马雪皎　马德贤　王干一　王新茹　文　强

吕　杰　刘　杨　刘　超　李　强　张东衡

陈　超　陈家旭　周　杰　周晓杰　秦　柯

夏　兵　夏旭东　郭世俊　唐　攀　董　凯

程伟高　魏俊璟

前　　言

医疗器械作为一种特殊的产品,种类多样,涉及的学科交叉性强、技术面广。同时,医疗器械相关的法规、标准要求比较复杂,且又多处于动态变化中。以上因素给医疗器械从业人员的学习增加了难度。

国家对医疗器械按风险程度实行分类管理。任何医疗器械都存在一定的风险。为贯彻医疗器械风险管理理念,我国实行医疗器械不良事件监测制度。2019年1月1日实施的《医疗器械不良事件监测和再评价管理办法》对医疗器械注册人/备案人、经营与使用单位、不良事件监测机构和监管部门在医疗器械不良事件监测工作中的各方面均提出了更高要求。为能较好地开展医疗器械不良事件监测工作,满足相关各方对医疗器械安全相关信息的查询需求,在多方征求意见的基础上,我们组织编写了本书。

本书系统阐述了医疗器械安全信息的重要意义、信息检索的常用工具和方法,并分章节介绍了医疗器械法规、标准、产品信息、科技文献和上市后风险信息的检索,范围不仅涉及国内医疗器械安全信息,还涵盖国外医疗器械安全信息,重点对医疗器械安全信息的背景、信息来源、检索路径进行了阐述,并列举了具体示例。本书结合了医疗器械领域各相关方工作中的实际需求,旨在为医疗器械从业人员提供一本医疗器械安全信息检索的指南性书籍。

本书由河南省药品评价中心人员组织编写,河南省食品药品审评查验中心、上海健康医学院等单位人员参与编写。其中,王新茹、夏兵、马雪皎共同编写了第1章和第3章,周晓杰、王干一、陈家旭共同编写了第2章和第6章,李强编写了第4章,王丽编写了第5章和第7章。王丽、陈世伟、杨胜亚、龚立雄、张培茗对全书进行了设计和审核,郑州大学图书馆姚武馆长对本书进行了指导。在编写过程中,刘超、夏旭东、陈超、董凯、周杰等人参与了很多工作,上海理工大学硕士研究生张存亮、胡桐给予了热情帮助,在此一并表示感谢!

由于编写时间仓促,书中难免存在疏漏,欢迎广大读者提出宝贵意见,以便今后及时修订和改进。

编者

2021年3月

目　　录

第 1 章

绪　论

1.1　医疗器械安全概述

医疗器械安全直接关系着人民群众的身体健康和生命安全,医疗器械安全影响着国计民生,保障医疗器械安全的责任重于泰山。切实保障医疗器械安全是建设健康中国、增进人民福祉的重要内容,是以人民为中心发展思想的具体体现。医疗器械安全与否会影响医护人员、患者和使用者等的人体健康和生命安全,保障医疗器械安全具有十分重要的意义。

2000 年,国务院发布《医疗器械监督管理条例》(国务院令第 276 号)(以下简称《条例》)。《条例》发布前,我国长期以来没有专门的医疗器械法律、法规,致使医疗器械的生产、经营、使用、监管等方面存在诸多问题,医疗器械的安全无法得到充分保障,给人民身体健康和社会发展带来了隐患。

随着《条例》的发布,医疗器械法规体系逐步完善,国家药品监督管理部门先后发布多项部门规章、通告、公告和通知性文件等,共制定国家标准和行业标准 1 700 多份,建立基于医疗器械全生命周期的上市前和上市后监管全覆盖体系,医疗器械安全得到了有效保障。

1.1.1　医疗器械的定义

据 2021 年修订的《医疗器械监督管理条例》(国务院令第 739 号)第八章附则,定义如下。

医疗器械,是指直接或者间接用于人体的仪器、设备、器具、体外诊断试剂及校准物、材料以及其他类似或者相关的物品,包括所需要的计算机软件;其效用主要通过物理等方式获得,不是通过药理学、免疫学或者代谢的方式获得,或者虽然有这些方式参与但是只起辅助作用;其目的是:

(一)疾病的诊断、预防、监护、治疗或者缓解;

(二)损伤的诊断、监护、治疗、缓解或者功能补偿;

(三)生理结构或者生理过程的检验、替代、调节或者支持;

(四)生命的支持或者维持;

(五)妊娠控制;

(六)通过对来自人体的样本进行检查,为医疗或者诊断目的提供信息。

1.1.2　医疗器械产业的现状

从国际层面来看,中国医疗器械市场已成为全球第二大市场,且未来十年仍是中国医疗器械行业快速发展的"黄金时期"。预计到2022年全球医疗器械市场规模将达到5 850亿美元,2016—2020年间的复合年均增长率为4.1%。全球市场需求的增大也进一步促进了中国医疗器械对外贸易的发展。近年来,中国医疗器械产品的出口增速明显,尤其是中低端医疗器械产品早已获得国际市场的认可。目前,中国的医疗器械企业进入到融合分化期,部分生产企业可能在5~10年间逐渐演变成产品的供应商。但尽管如此,未来5~10年是中国医疗器械产业迅猛发展的时期,制造加工业是中国医疗器械行业发展的基础,经过积累已经建立了完整的产品体系,并在中低端产品领域建立了举足轻重的地位,我国医疗器械出口的市场空间很大。

近几年来,我国医疗器械行业市场规模持续发展。中国医药物资协会医疗器械分会的数据显示,2019年中国医疗器械市场销售规模为7 302亿元,较2018年的6 380亿元增长了14.45%,超过全球医疗器械市场平均增速(图1-1-1)。

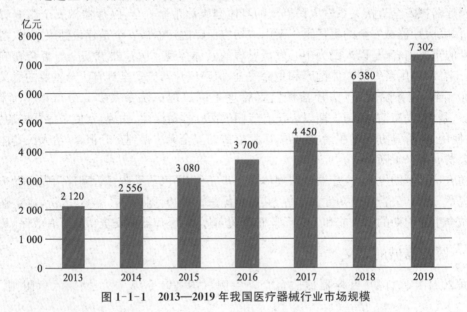

图1-1-1　2013—2019年我国医疗器械行业市场规模

1.1.3　医疗器械与人体健康

医疗器械的主要目的是为人体健康服务,在临床手术、术后康复以及日常家用领域,都离不开医疗器械的使用,医疗器械对人体健康有着极大的帮助。从体温计、一次性输液器到监护仪、呼吸机,从心脏起搏器、人工血管到血管内支架、人工关节,显而易见,医院大部分的医疗工作都需要医疗器械的辅助。不单如此,众多医疗器械还会临时或长期植入人体。

1.1.4　医疗器械安全、有效的重要性

医疗器械的安全性:医疗器械是使用于人体的特殊商品,医疗器械的安全性直接关系到人体的生命安全。因此对于医疗器械来说,安全性是极其重要的。医疗器械的具体产品门类繁多,涉及范围很广。这些不同的产品,对安全性要求的内涵各有区别。

医疗器械的有效性:任何商品都有其相应的使用性能,医疗器械作为使用于人体的特殊商品更是如此。医疗器械的使用性能也就是临床使用的有效性。其有效性的核心是:它是

否真正能达到使用说明书所示的有效的诊治、防病之目的。

现今,众多医疗事故的频发也与医疗器械的质量和品质不佳有关,众多新闻报道中都有所示,医患关系的紧张与医疗质量和治疗费用有密切关系,存在一些由于医疗器械安全性、有效性不达标而对病患造成二度伤害的案例。一些医疗事故本来可以避免,由于某些不负责任的企业只贪图眼前利益,对器械质量和安全性的忽略而导致一起起遗憾的事故,造成不可挽回的可能是身体健康甚至是生命的代价。

因此,通过确保医疗器械的安全有效来保障人民健康和生命安全,是从事医疗器械的研制、生产、经营、使用及监督管理等主体的使命与职责。

《条例》中的第一条即规定:"为了保证医疗器械的安全、有效,保障人体健康和生命安全,制定本条例。"在该条例中,涉及医疗器械的"安全""有效"分别出现了 26 次和 25 次,"安全""有效"同时出现了 17 次。由此可见,"安全""有效"对于医疗器械产品的重要性。

确认拟上市医疗器械安全有效也是世界各国监管机构的共同使命。如美国食品药品监督管理局(Food and Drug Administration, 简称 FDA)亦在其使命宣言中指出,其通过保证医疗产品的安全与有效来促进和保障公众健康:*FDA promotes and protects the health of the public by ensuring the safety and effectiveness of medical products*。

1.2 医疗器械安全信息的分类

医疗器械安全信息来源广泛,本书主要对法规、标准、产品、科技文献以及风险信息等几个来源进行详细的介绍。

1.2.1 法规

法具有指引、评价、教育、预测、强制五个方面的作用。法的指引作用是指法作为一种行为规范,为人们提供某种行为模式,指引人们可以这样行为、必须这样行为或不得这样行为,从而对行为者本人的行为产生影响。法的评价作用是指法作为一种社会规范具有判断、衡量他人行为是否合法或有效的作用。法的教育作用是指通过法的实施,法律规范对人们今后的行为发生直接或间接的诱导影响。法的预测作用是指人们可以根据法律规范的规定,事先估计到当事人双方将如何行为及行为的法律后果,从而对自己的行为做出合理的安排。法的强制作用是指法为保障其得以充分实现,运用国家强制力制裁、惩罚违法行为。法的强制作用是法的其他作用的保证。

医疗器械事关人的生命安全,在世界各国和地区均处于强监管的范畴。法律法规是医疗器械管理的基石,无论是成文法还是判例法,各个国家和地区均以不同形式出台了相关的规定来规范医疗器械管理。医疗器械法律法规检索对于医疗器械行业从业者分析事实与法律关系、做出专业判断、规范从业行为有着重要的指导意义。

以互联网为媒介的法律法规信息在传播广度、速度和深度上不断拓展,使得法律法规检索信息比传统纸质时代更加快捷、精准和周密。但同时,法律法规信息作为一个十分专业的门类,在海量资源库中高效地检索到有效信息绝非易事。法律法规检索是一项法学专业技术,是对信息识别、搜索工具的综合考量,更是体系性法律思维的展现。医疗器械法律法规检索需要根据各个国家和地区不同的立法、发布习惯,定位信息、规范检索,配合使用主流搜索工具和专业数据库来完成。

1.2.2 标准

标准属于科技文献的一类,其对医疗器械安全有重要支撑作用,其检索方法又有其特点,因此在本书中单独设立一章进行介绍。标准是社会经济活动的技术依据,在国家治理体系、治理能力的建设中发挥着基础性、引领性、战略性作用。我国建立了完整的医疗器械标准体系,医疗器械标准在医疗器械的研发、生产、经营、使用和监督管理等活动中发挥着重要的技术支撑作用。国家药品监督管理局(National Medical Products Administration,NMPA)是医疗器械标准的管理部门,其下设有医疗器械标准管理中心(简称"标管中心"),标管中心承担医疗器械安全的标准、技术规范及要求、检测方法的制修订、技术复核与验证等工作。医疗器械标准化技术委员会(含分技术委员会和标准化技术归口单位)是医疗器械标准制修订的主体,从 1980 年第一个医疗器械标准化技术委员会成立以来,经过 40 多年的发展,其数量已逐步增长到 30 多个,形成了 NMPA、标管中心、标准化技术委员会的三级组织结构。

医疗器械标准具有数量多、覆盖面广、受国际标准影响等特点。截至 2020 年年底,我国现行有效医疗器械标准 1 758 项,其中基础标准 286 项、管理标准 54 项、方法标准 422 项、产品标准 996 项。医疗器械标准数量非常庞大,每年都会制定新标准,现行的标准中部分标准还要进行修订,标准始终处于动态变化中。因此,了解医疗器械标准的体系结构、发展状况,掌握快速、准确的检索医疗器械标准的方法,对促进医疗器械相关工作有重要的推动作用。

1.2.3 产品

自工业革命后,全球经济社会进入了发展的快车道,社会文明得到了很大的提升,特别是在第二次世界大战后,全球整体处于和平发展的环境,各国之间的交流更加全面与深入。在这样的大背景下,出现许多合作组织,例如联合国、欧盟等,经济发展成为当下世界的主题。各个国家和地区为了维持经济发展的稳定性和有序性,在各个行业都制定了相关的法律与法规,并成立相关的机构对市场进行监督与管理。

近几十年来,互联网技术发展很快,现在几乎每个人都有自己的移动电话或便携式电脑,人们从以前查阅书本和档案搜寻资料信息的方式变为上网搜索自己需要的消息,方式的改变让查找信息更加快速与有效。

随着科学技术的发展和对健康需求的提高,为了让人类减轻疾病带来的痛苦,全球许多公司研制了大量的医疗器械产品,在各个方面守护着人类的生命。但是随着市场的扩大,也出现了许多杂乱的现象。为有效治理这类乱象,各个国家成立了相关机构进行监督和管理,例如我国的 NMPA、美国的 FDA 等。这些机构在监督管理市场的同时,也对将出现在市场上的医疗器械产品进行注册和备案,将产品的相关信息储存到数据库,方便产品的跟踪管理与监督。

在使用医疗器械产品时,产品信息是使用者关注的主要内容,其中包括生产厂商、销售厂商、生产日期、有效日期、满足的标准和具备的功能等等。因此,检索医疗产品的信息是人们放心使用医疗器械产品的基础。

1.2.4　科技文献

现代科技发展迅速,大量科研成果涌现,极大地丰富了科技文献的宝库。在人类探索世界的道路上,人类把大量信息记录在科技文献上,是人类科技事业得以发展的宝贵资源。科技文献反映了科学技术的发展状况,是衡量某一时期、某一国家科技发展水平的标志,也是评价某一成果价值的重要依据,还可以判断某一领域的发展水平和发展趋势。在医疗器械研发、生产、经营、使用和监管过程中,人们总结和发表了大量科技文献,其中很多文献对医疗器械的安全性和有效性进行研究和分析,为保障医疗器械安全起到了支撑作用。利用科技文献来了解及检索医疗器械安全信息也是极为简便、准确的一种方式。利用文献进行医疗器械信息的检索就需要了解文献的分类,文献的特征,文献信息的检索语言、检索原理等,了解这些之后使用正确的科技文献检索方法,便可利用科技文献了解到更多的医疗器械信息。这部分内容在第 6 章中均有详细描述。

1.2.5　风险信息

医疗器械作为一种特殊的产品,由于其临床使用环境、产品技术以及疾病发展、个体差异的复杂性,任何被批准上市的医疗器械都不是零风险和绝对安全的。因为,所谓批准上市,只是指在现有的社会技术、伦理和法规都可以接受的基础上的认可,即"效益大于风险"的一种"风险可接受"产品,是在现有认识水平下,相对符合安全使用要求的产品,是阶段性的结论。

医疗器械在申请注册/备案过程中需要提交风险分析报告。医疗器械产品在上市销售放行前,企业需要进行医疗器械风险管理评审,评审风险管理计划是否被适当地实施、评审剩余风险是否可接受、评审是否已有适当的方法获得相关生产和生产后的信息。医疗器械产品上市后,医院还会对其进行潜在医疗风险的识别、评价和处理,有组织、有系统地减少医疗风险事件的发生,评估风险事件对患者和医院的危害及经济损失,从而进一步提高医疗质量。在医疗器械上市后的使用过程中会产生大量的不良事件报告,监管部门会发布医疗器械质量报告,企业会根据风险发布产品召回信息。为了确保医疗器械的安全,这些信息的检索就非常重要,对预防医疗事故的发生、减少和降低伤害的发生有重要作用。

1.3　医疗器械安全信息的应用

医疗器械信息在关键环节中的应用有以下几个方面。

1.3.1　医疗器械的研发

在研发过程中利用的医疗器械信息主要有:过往的医疗器械产品信息以及临床信息、医疗器械相关的行政法规信息和医疗器械的法律风险信息。

1. 过往的医疗器械产品信息以及临床信息

预防保健、临床医疗、护理康复等医疗过程具有专业性强、生命攸关等特征。一个医器械的研发或引进,要客观看待其对患者的价值、对医务人员的价值。例如产品的功能、相似产品、分类界定归属、注册策略、企业现有资源等。这一系列重要节点的判断要依据医学科学、依据专科临床实践、依据中国国情等信息。

2. 医疗器械相关的行政法规信息

行政法规有《医疗器械监督管理条例》,还有专项的法规。比如:要保证医疗器械的安全性和有效性,有《医疗器械注册管理办法》《医疗器械临床试验质量管理规范》;要保证医疗器械生产质量,有《安全生产法》《产品质量法》,还有医疗器械检测的国家标准等。行政类法规是在产品研发的过程中,检验和审评一款医疗器械能否获准在中国出现的依据,因此需要熟知法规,提前研判某类产品在行政法规中是否会遇到问题,以及可能付出的代价。

3. 医疗器械的法律风险信息

主要体现为产品在临床应用当中,是否存在临床试验未发现的问题。临床试验的严格与否将直接影响此类事件的发生概率。这个层面的法律是《侵权责任法》,如果因为产品设计问题导致医疗损害,那么有关企业将会面临非常严重的后果。所以,应及时研判后期的各种可能和发生概率,并提前在产品研发设计中严格规避医疗损害的风险。在产品上市后,须对医疗损害风险进行常态化的监督、跟踪与管理。

1.3.2 医疗器械的注册

1. 医疗器械注册中的各级标准

国家标准:国家标准计划任务的下达和国家标准的发布,由国家质量技术监督检验总局负责;国家药品监督管理局负责医疗器械国家标准项目计划的上报,标准技术指标的验证、复核等实际工作。医疗器械的国家标准是基础标准,规定的是最基本和通用的要求。

行业标准:是对没有国家标准而又需要在全国某个行业范围内统一的技术要求所制定的标准,行业标准在全国某个行业范围内使用,由国务院有关行政主管部门制定,并报国务院标准化行政主管部门备案。当同一内容的国家标准公布后,则该内容的行业标准即行废止。在医疗器械领域涉及的主要行业标准有医药行业标准、卫生行业标准等。

国际标准:医疗器械的国际标准数量较多,这些国际标准也是医疗器械信息的重要来源,同时也是国内医疗器械标准的重要来源,以下是常用的医疗器械国际标准:

- ISO13485 Medical devices - Quality management systems—Requirements for regulatory purposes
- ISO14971 Medical devices-Application of risk management to medical devices
- IEC 60601-1 Medical electrical equipment-Part 1:General requirements for basic safety and essential performance
- IEC 60601-1-2 Medical electrical equipment-Part 1-2:General requirements for basic safety and essential performance - Collateral Standard:Electromagnetic disturbances-Requirements and tests

2. 医疗器械注册的相关法律法规

(1) 可登录国家药品监督管理局(http://www.nmpa.gov.cn)了解医疗器械产品注册相关法规。

(2) 医疗器械注册的法规、规章和规范性文件举例:

- 《医疗器械监督管理条例》(国务院令第 739 号)
- 《医疗器械注册管理办法》(国家食品药品监督管理总局令第 4 号)
- 《医疗器械说明书、标签和包装标识管理规定》(国家食品药品监督管理局总局令第 6 号)
- 《医疗器械临床试验质量管理规范》(国家食品药品监督管理总局、国家卫生和计划生育委员会令第 25 号)
- 《医疗器械分类规则》(国家食品药品监督管理总局令第 15 号)
- 《医疗器械生产企业质量体系考核办法》(国家药品监督管理局令第 22 号)
- 总局关于实施《医疗器械分类目录》有关事项的通告(国家食品药品监督管理总局 2017 年第143 号)

1.3.3 医疗器械的检验

目前,我国医疗器械检验机构众多,包含国家药品监督管理局下属的医疗器械检验机构以及第三方医疗器械检验机构。

医疗器械检验机构都有各自的特色,国家医疗器械监管部门对各检验中心进行了专业分工,各检验中心检验专长和领域各不相同。医疗器械生产企业应根据自己的产品选择检验机构,查询检验机构的受检项目是否包括企业送检的医疗器械检验项目。

当前国家药品监督管理局下属十大医疗器械检验中心分别是:中检院医疗器械质量监督检验中心、北京医疗器械质量监督检验中心、北大医疗器械质量监督检验中心、济南医疗器械质量监督检验中心、上海医疗器械质量监督检验中心、沈阳医疗器械质量监督检验中心、天津医疗器械质量监督检验中心、武汉医疗器械质量监督检验中心、杭州医疗器械质量监督检验中心、广州医疗器械质量监督检验中心。除十大中心外,全国各省基本设有本省的医疗器械检验中心,这些中心也是属于国家药监部门授权的医疗器械检验机构。随着行业的不断发展,医疗器械检验的需求也在不断增长,医疗器械监督管理部门认可的第三方检验机构也在不断增多。

1.3.4 医疗器械再评价

在医疗器械的研发过程中,需要进行多次修改,最终才能制造出样机,即使有了样机,也可能会做出改进。事实上,因为医疗器械产品开发的周期十分长,所以在研发、检测、注册过程中少不了医疗器械的再评价。在医疗器械的再评价过程中,医疗器械的相关信息显得尤为重要。

医疗器械不良事件信息是医疗器械再评价需利用医疗器械信息的重要一环,2018 年《医疗器械不良事件监测和再评价管理办法》(国家市场监督管理总局令第 1 号)发布,旨在加强医疗器械上市后的不良事件监测和再评价。

除此之外,医疗器械风险信息的分析评估,也对医疗器械再评价有着重要影响。风险分析评估即运用风险分析手段,对所收集的医疗器械风险信息资料进行综合分析,以评估风险种类和等级,并制定风险预警、防控措施的过程。风险分析评估以医疗器械风险研判专家讨论会(简称"风险研判会")的形式开展。风险研判会由药品监管部门分管领导召集,旨在分析医疗器械风险状况,讨论并确定风险种类和等级,制定风险控制措施。风险等级的确定应依据国家有关规定及 YY/T 0316—2016《医疗器械　风险管理对医疗器械的应用》中的相关规定,按照风险对用械者造成危害的程度及风险发生概率来确定,具体判定标准为:危害程度较小,或危害程度较为严重但发生概率低的风险,为一般风险;危害程度较为严重且发生概率中等的风险,为中等风险;危害程度极为严重且发生概率极大的风险,为严重风险。

1.3.5　医疗器械的质量管理体系

医疗器械信息在医疗器械质量管理体系中的作用主要体现在法规更新的识别以及标准更新的识别上,通过收集医疗器械法规和标准信息,进行质量管理体系的更新,从而能够保障医疗器械质量管理体系。目前,对于医疗器械质量管理体系有专门的 ISO13485 标准,由于医疗器械是救死扶伤、防病治病的特殊产品,仅按 ISO9001 标准的通用要求来规范是不够的,为此国际标准化组织(International Organization for Standardization,ISO)专门制定了 ISO13485 标准(我国转换后的行业标准为 YY/T 0287),对医疗器械生产企业的质量管理体系提出了专门要求,为医疗器械的质量达到安全、有效起到了很好的促进作用。

1.3.6　医疗器械监管

我国各级医疗机构中对于医疗器械的使用还存在诸多问题,相应的管理制度和手段还不健全,或者是相关制度的执行力度仍然不足。各部门尤其是医院内部加强对医疗器械的监管已势在必行。目前在我国涉及医疗器械监管的机构主要有国家药品监督管理局、国家市场监督管理总局、国家卫生健康委员会、商务部以及国家发展和改革委员会等。国家药品监督管理局和国家市场监督管理总局是医疗器械的主要监管部门,国家卫生健康委员会负责监管所有医院和卫生医疗单位的管理,国家发展和改革委员会和商务部主要负责宏观经济调控和贯彻实施医疗器械产业政策。NMPA 的内设机构中负责医疗器械监管的主要是医疗器械注册管理司和医疗器械监督管理司。医疗器械注册管理司主要负责组织拟订并监督实施医疗器械标准、分类规则、命名规则和编码规则,拟订并实施医疗器械注册管理制度,承担相关医疗器械注册、临床试验审批工作,拟订并监督实施医疗器械临床试验质量管理规范、技术指导原则,承担组织检查研制现场、查处违法行为的工作。医疗器械监督管理司主要负责组织拟订并依职责监督实施医疗器械生产质量管理规范,组织拟订并指导实施医疗器械经营、使用质量管理规范,承担组织指导生产现场检查、组织查处重大违法行为的工作,组织质量抽查检验,定期发布质量公告,组织开展不良事件监测并依法处置。

运用好医疗器械安全信息有利于完善医疗器械监管法律体系;有利于医疗器械企业及时获取相关专业信息,保持医疗器械质量管理体系不断改进;有利于医疗器械产品上市后风险的及时发现等。在医疗器械全生命周期中,依旧会在研发、生产、临床应用和监管等工作环节中遇到不少问题,我们需要利用好医疗器械的信息来继续完善医疗器械监管的法律法规体系,提升医疗器械监管的能力和水平,提高医疗器械企业的生产质量。

第 2 章

医疗器械信息检索方法

进行任何一项工作都要讲究方法、途径和步骤,如果使用不当,费工费时甚至影响工作进展。同样,医疗器械信息检索也有一系列独特的检索方法。现在使用较多的有工具法、引文法、循环法以及其他一些检索方法,本章将逐一介绍几种常用的医疗器械信息检索方法。

2.1 工具法

2.1.1 基本知识

1. 工具法定义

工具法也称常用法,它是一种利用文摘或题录等各种文献检索工具查找文献的方法。由于检索工具书刊(资料库)的种类繁多,一般应根据课题内容特点,首先利用综合性的检索工具,然后使用专业性的检索工具,二者相结合,才不致造成主要资料的漏检。工具法根据时间范围又分为顺查法、倒查法和抽查法。

(1)顺查法:顺查法是一种按照时间顺序由后向前的查找方法。如承担某一课题,先要摸清课题的起始年代,然后再逐年依次由后向前进行查找,直到认为文献够用为止。顺查法的优点在于检索全面、不易漏检,但缺点在于费时费力,适合撰写综述性文章。

(2)倒查法:倒查法是一种逆着时间顺序由前向后的查找方法。该方法多用于一些新课题新内容的查找,因此是由新向旧去查找,直至找到所需资料够用为止,不必逐年的资料都查。该法查询近期文献,效率高、省时省力,但有可能会有漏检。

(3)抽查法:抽查法是针对某一学科在某一段时间里发展迅速的情况,单独抽查这一处于鼎盛时期的文献。该法重点检索某一时期的文献,检索效率高,但必须在熟悉学科发展特点的前提下进行,否则也容易造成漏检。

在使用工具法进行医疗器械信息检索时,需要结合实际课题,合理分析,选择使用顺查法、倒查法、抽查法中的一种,从而提升检索效率与准确度,最大限度地避免漏检、误检的情况发生。

2. 检索工具

利用工具法检索医疗器械信息离不开检索工具的帮助,检索工具的定义和分类如下所述。

检索工具是按照一定的学科或主题范围,将所收集文献的条目和检索标识依据一定的规则(检索语言)编排组织在一起的二次文献。其中文献条目指描述文献外部特征(题目、著者、出处)和内容特征(主题词、分类号)的记录单元。被标引了的文献特征叫检索标目(检索标识),它是存储和检索文献的入口词。只有在机检中文献条目称字段时,所有字段才可作为检索入口词。

其实广义上检索工具和检索系统是一致的,只是在手工检索中习惯称之为检索工具。在计算机检索中多数称为检索系统或数据库。医疗器械信息检索中的工具法是一种手工检索方法,既然是手工检索,就离不开手工检索工具的帮助,下面对手工检索工具进行详细的介绍。

手工检索工具是指无须借助任何辅助设备即可处理和查询的检索工具,多指那些传统的印刷型检索工具。手工检索工具主要通过"手翻、眼看、大脑判断"方式进行浏览、检索,该方法检准率高,但检索速度较慢,效率低。若按其著录内容细分,可划分为以下三种。

(1)目录(题录):目录是将描述文献外部特征的文献条目按一定的次序编排起来的集合体。文献的外部特征包括题名、著者、出处、文种等,其特点是报道及时且量大,但揭示文献深度不够。

目录的著录对象可以是整本文献,也可以是单篇文献(题录)。我国出版的题录性检索工具有《中国社会科学文献题录》,国外主要有美国的 *Chemical Title* 等。在这些题录性检索工具内都能找到相关的医疗器械信息,读者可加以关注。

(2)文摘:文摘是除题录外还对文献内容做实质性描述的文献条目,即比目录(题录)式检索工具多一项内容摘要条目。因此,文摘性检索工具在揭示报道文献的深度及实用性等方面都优于题录,有时甚至能代替原文,从而可大大节省阅读时间,起到事半功倍之效。

文摘有报道性文摘、指示性文摘和评论性文摘三种。文摘性检索工具很多,如《管理科学文献》、JEL、EI、PROMT 等。

(3)索引:索引是将事物标识如著者、关键词、主题、分类等及其有关指导作为线索,按照一定的顺序加以排列,并注明其所在文献中的位置(页码或文摘号等),以便检索相应文献的检索工具。它的特点是用户使用简单、方便,但也和目录一样未能反映文献内容。

索引比目录和文摘性检索工具应用更为广泛,不仅有正式出版的索引刊物(独立的索引刊物),还有许多的文摘、目录刊物之后附有各种辅助索引,如主题索引、著者索引、关键词索引等,这些都将在之后详细介绍的医疗器械信息检索引文法中提到,这里不再赘述。

表 2-1-1 常见手工检索工具一览表

美国		EI、CA、JEL、PROMT、MR、TTD、SCI、BA
英国		SA(PA、EEA、CCA、IT)、WPI、WTA
俄罗斯		文献杂志
日本		科技速报、特许公报
中国	文摘	管理科学文摘、计算机应用文摘、硬件软件文摘等
	目录	全国新书目、国内外科技资料馆藏目录、国家标准目录及信息总汇、中国近代期刊篇目汇总
	索引	全国报刊索引、报刊资料索引、人民日报索引、光明日报索引、中国专利索引、中国科学引文索引、国外社会科学论文索引、中国近代现代丛书目录索引

表 2-1-2　常见数据库一览表

中文数据库	超星数字图书馆、书生之家数字图书馆、读秀学术搜索、中国学术期刊全文数据库、中文科技期刊全文数据库、中国博士学位论文全文数据库、中国优秀硕士学位论文全文数据库、万方中国学位论文全文数据库、万方数据资源系统会议论文、中国社会科学引文数据库、人大复印报刊资料全文数据库、中国资讯行、中经网统计数据库、新华在线道琼斯财经资讯教育平台
外文数据库	EBSCO 全文数据库、Elsevier 电子期刊数据库、ACS 期刊全文库、Springer 电子期刊数据库、ISI Proceedings、Ei Village2、PQDD 博硕论文库、CALIS 文献传递、CASHL 文献传递、NSTL 文献传递

3. 利用工具法检索医疗器械信息

利用工具法检索医疗器械相关信息主要可以分为以下五个步骤。

1）分析研究课题信息

分析研究课题是整个检索过程的关键,只有对研究课题进行全面的调查了解,才能做到心中有数。分析课题应从信息需求的目的和意图入手,明确该信息的具体分类。在医疗器械信息检索中,我们要接触的信息大多都属于科研立项、设备论证或者相关医疗信息这几类。

2）选择检索工具或数据库

一般情况下,检索工具或数据库的选择应从医疗器械信息的语种范围、时间范围、文献类型、经费支持、检索功能、服务方式等多方面考虑,总之要选择对口的、信誉高的检索工具或数据库。此外,选好检索工具或数据库后,还应在一定的范围内试查一下,看是否合适。

3）确定检索途径且形成检索标目

如前所述,检索途径包括分类、主题、著者、序号等,选择哪一种,一是根据研究课题的已知条件,二是根据所选检索工具或数据库。手工检索工具正文只提供一种途径,索引可补充其他途径。检索标目是在对课题分析的基础上,找出检索索引,形成能代表文献特征的检索标识。若课题的已知条件是某一作者或文献编号或书刊名称等,那么检索者只要用相应的名称、号码做检索标目即可;若课题的已知条件仅仅是课题内容,那么只能对课题内容进行主题分析,核对主题词表或分类表,确定检索标目。

4）实施检索

在分析课题的基础上,选择好检索工具或数据库后,即可按照一定的检索途径(检索字段)利用工具法进行检索。经过阅览便可决定取舍,凡是符合要求的医疗器械信息应随时记录其文献出处,以便查考原文备用。

5）索取原始文献

索取原始文献主要在引用法中频繁使用,但工具法偶尔也会涉及原始文献的索取,所以在这里也加以介绍。索取原始文献看似简单,但实际操作起来并非易事。对于采用手工检索的工具法来说,在索取原始文献之前,必须解决以下两方面的问题。

(1) 识别文献类型。检索工具著录的文献出处项目中,一般对文献类型不加说明,需要用户自己识别,若不会识别,就无法找到收藏原文的处所。检索刊物所收藏的文献大致有图书、期刊、会议文献、科技报告、学位论文及专利文献等,均可以从"文献出处"款目项中加以判断,这对用户按不同的文献类型去查找不同的馆藏目录、索取原文具有实用价值。

（2）缩写刊名还原。国外的大部分检索工具中，为了压缩篇幅，其文献著的刊名出处中，一般采用了缩写著录。因此，还必须将缩写刊名转换成全称，才能索取原文。

2.1.2 中文检索工具

目前，在医疗器械信息检索领域上，使用较多的几大中文检索工具主要包括 CNKI 中国期刊全文数据库、维普中文科技期刊数据库、万方数字化期刊全文数据库。

1. CNKI 中国期刊全文数据库

CNKI 中国期刊全文数据库(http://www.cnki.net/)是目前世界上最大的连续动态更新的中国期刊全文数据库，1994 年至今收录国内 9 100 多种重要期刊(部分刊物回溯至创刊)，至 2021 年 6 月，收录期刊论文 1.6 亿余篇，收录学位论文 490 万余篇。期刊类别分为十大专辑：理工 A、理工 B、理工 C、农业、医药卫生、文史哲、政治军事与法律、教育与社会科学综合、电子技术与信息科学、经济与管理。十大专辑下分为 168 个专题和近 3 600 个子栏目。CNKI 中心网站及数据库交换服务中心每日更新 5 000～7 000 篇，各镜像站点通过互联网或卫星传送数据可实现每日更新。进入检索界面，可选择跨库检索或单库检索。

CNKI 中国期刊全文数据库检索方式概述如下。

（1）快速检索。快速检索是一种简单检索，简捷方便，其右栏的最上面只有一个检索框，可输单词或词组检索，并支持二次检索，但不分字段，因此查全率较高、检准率较低，如图 2-1-1 所示。

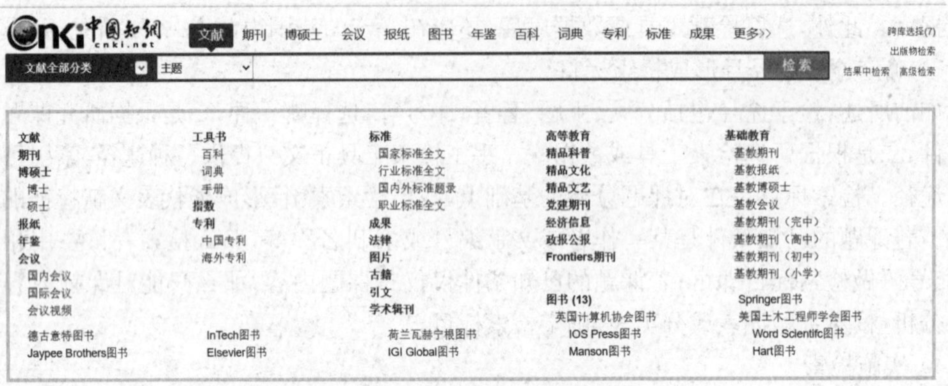

图 2-1-1 CNKI 快速检索界面

（2）标准检索。标准检索是 CNKI 的默认检索界面，最上面由输入检索控制条件和输入内容检索条件两部分构成。检索控制条件是指期刊年期、来源期刊、来源类别、支持基金、作者、作者单位等检索项；内容检索条件是指主题、篇名、关键词、摘要、全文、参考文献和中图分类号这七个检索项。

标准检索是一种比快速检索复杂一些的检索方式，它既支持单词检索又支持多项双词逻辑组合检索。"多项"是指可选择多个检索项，可通过单击前方的"＋""－"来增减检索项；"双词"是指一个检索项中可输入两个检索词，每个检索项中的两个词之间可进行三种检索位置算符组合——"并且包含""或者包含"和"不包含"；"逻辑"是指检索项之间可使用"逻辑与(并且)""逻辑或(或者)"和"逻辑非(不包含)"进行项间组合。例如，要查找呼吸机结构和不良事件或未来发展,输入相应的检索条件,如图 2-1-2 所示。

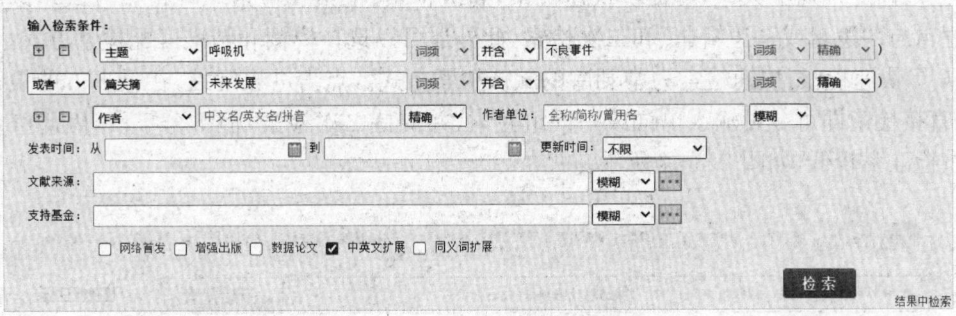

图 2-1-2　CNKI 标准检索界面

（3）专业检索。专业检索比高级检索功能更加强大,但需要用户根据系统的检索语法编制检索式进行检索,适用于熟练掌握检索技术的专业检索人员。单击 CNKI 的高级检索再打开界面的左上角点击专业检索即可进入该页面,专业检索可提供 18 个字段,如图 2-1-3 所示。

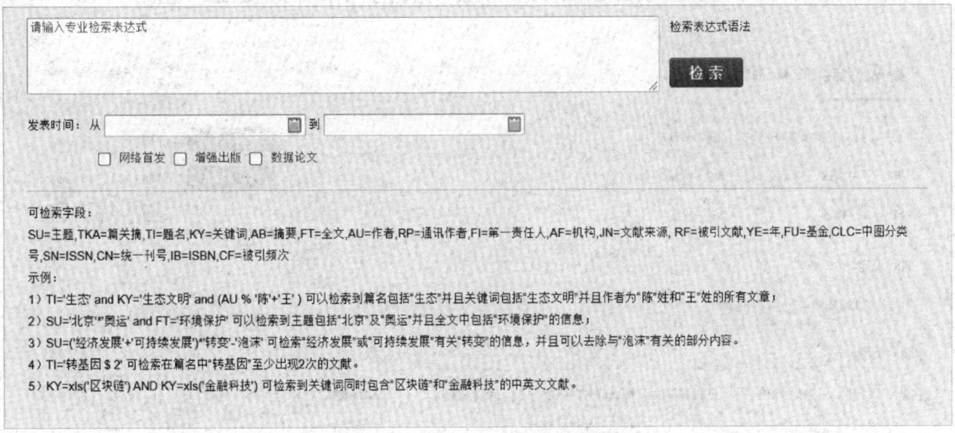

图 2-1-3　CNKI 专业检索界面

使用 CNKI 时注意事项有以下几点:

（1）所有符号和英文字母,都必须使用英文半角字符;

（2）"AND""OR""NOT"三种逻辑运算符的优先级相同,如果要改变组合的顺序,则要使用英文半角圆括号"()"将条件括起来;

（3）应用逻辑运算符号"AND"(与)、"OR"(或)、"NOT"(非)时,前后要空一个字节。

2. 维普中文科技期刊数据库

维普中文科技期刊数据库(简称中刊库)(http://www.cqvip.com/)是维普资讯公司推出的一个功能强大的中文科技期刊检索系统。数据库收录了 1989 年至今的 8 000 余种中文科技期刊,涵盖自然科学、工程技术、农业科学、医药卫生、经济管理、教育科学和图书情报等七大专辑。核心期刊 1 810 种,文献总量 2 000 余万篇,中心网站更新周期为日更新(需要更新数据)。

中刊库自上线以来，其检索界面不断修改，以期更适合用户检索。如今使用的检索界面相对于之前更加简洁大方，可提供快速检索、高级检索、检索式检索三种检索方式。该库支持"逻辑与""逻辑或""逻辑非"和二次检索，此外还可以选择模糊和精准匹配检索方式。

（1）快速检索：快速检索为中刊库的默认检索方式。点击进入网站，在最上方的检索栏目中直接检索即可。可输入单词或一词组检索，并支持二次检索，但不分字段，因此查全率较高、检准率较低，如图 2-1-4 所示。

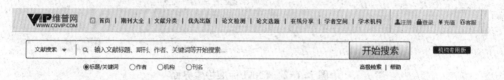

图 2-1-4　中刊库快速检索界面

（2）高级检索：高级检索链接随处可见，单击即可进入高级检索界面，如图 2-1-5 所示。高级检索分表框检索和直接输入检索式两种检索界面，表框检索类似于快速检索，可针对 13 个检索字段使用逻辑运算符与、或、非进行组配检索，表框检索一次最多可进行 5 个检索词的逻辑组配检索；高级检索的限定检索条件要比其他检索界面更加丰富。

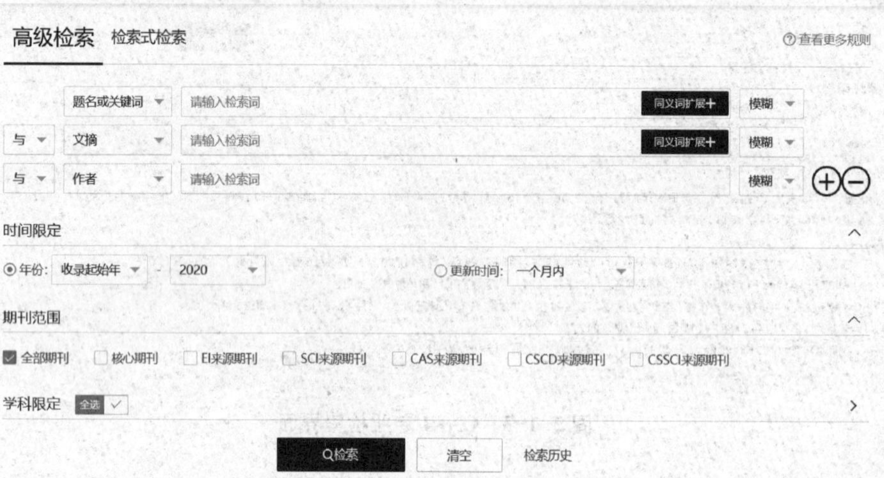

图 2-1-5　中刊库高级检索界面

（3）检索式检索：在高级检索界面点击右上角的检索式检索即可进行检索式检索，界面如图 2-1-6 所示。检索式检索包罗万象，可以说是其他几种检索方式的综合检索，而其他几种检索方式只是检索式检索单项功能的具体细化，可以在检索式检索的检索框内输入逻辑运算符、中文字符、西文字符等多种格式，还可以限定检索文献的起始年限。

3. 万方数字化期刊全文数据库

万方数字化期刊全文数据库（http://www.wanfangdata.com.cn/index.html）由北京万方公司开发，以中国数字化期刊群为基础，内容涵盖了医药卫生、工业技术、农业科学、基础科学、社会科学、经济财政、科教文艺、哲学政法等各个学科领域 100 多类近 6 000 种期刊，

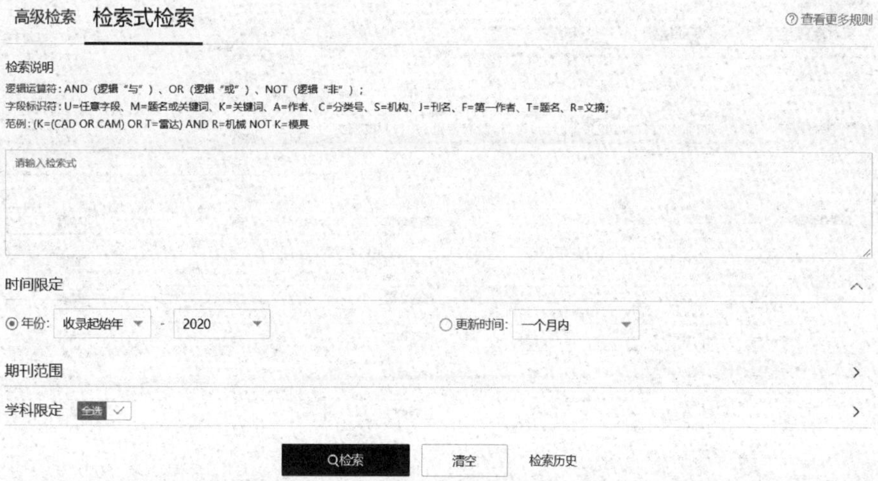

高级检索　**检索式检索**　　　　　　　　　　　　　　　　⑦查看更多规则

检索说明

逻辑运算符：AND（逻辑"与"），OR（逻辑"或"），NOT（逻辑"非"）；
字段标识符：U=任意字段，M=题名或关键词，K=关键词，A=作者，C=分类号，S=机构，J=刊名，F=第一作者，T=题名，R=文摘；
范例：（K=(CAD OR CAM) OR T=雷达）AND R=机械 NOT K=模具

请输入检索式

时间限定　　　　　　　　　　　　　　　　　　　　　　　　　　　^

⊙ 年份： 收录起始年 ▼ - 2020 ▼　　　　　○ 更新时间： 一个月内 ▼

期刊范围　　　　　　　　　　　　　　　　　　　　　　　　　　　>

学科限定　全选 ✓　　　　　　　　　　　　　　　　　　　　　　>

　　　　　Q检索　　　　清空　　　检索历史

图 2-1-6　中刊库检索式检索界面

至 2021 年 6 月，收录期刊论文 1.3 亿余篇，收录学位论文 680 万余篇。

万方数字化期刊全文数据库除快速检索外还提供高级检索、专业检索、作者发文检索三种检索方式。下面对这三种检索方式进行介绍。

（1）高级检索：最多可提供 6 行输入栏。在此方式之下，既可以组合检索，也可作单一检索。

（2）专业检索：万方数字化期刊全文数据库的专业检索和中刊库的检索式检索比较类似，都是通过输入逻辑运算符、中文字符、西文字符等多种格式进行专业化检索，检索过程中还可以限定检索文献的起始年限。

（3）作者发文检索：这是万方数字化期刊全文数据库独特的一种检索方式，类似于高级检索，但作者发文检索限制添加发文作者相关条目最多 6 行输入栏，可以输入作者姓名、作者单位、发布时间来进行限制，还可以调节检索的精确程度，分精确和模糊两种精确程度。如图 2-1-7 所示。

2.1.3　外文检索工具

目前，国内大部分高校科研单位图书馆购买的外文数据库一般都多于中文数据库。这一方面是因为占世界人口 20％的发达国家拥有全世界信息量的 80％，而占世界人口 80％的发展中国家却只拥有信息量的 20％，尤其是网上的英语内容达 90％；另一方面，外文数据库也的确是高校科研单位的师生和研究人员的重要信息源。下面选择有代表性的几大外文数据库进行介绍。

1. ScienceDirect 电子期刊数据库

ScienceDirect 电子期刊数据库（www.sciencedirect.com）由 Elsevier Science 创建。Elsevier Science 是世界上公认的高品位学术出版公司，也是全球最大的出版社，已有 100 多年历史。Elsevier Science 出版集团出版的期刊是世界公认的高质量学术期刊。内容涉及生命科学、物理、医学、工程技术及社会科学，其中许多为核心期刊。国内一些大学图书馆曾经设立其镜像

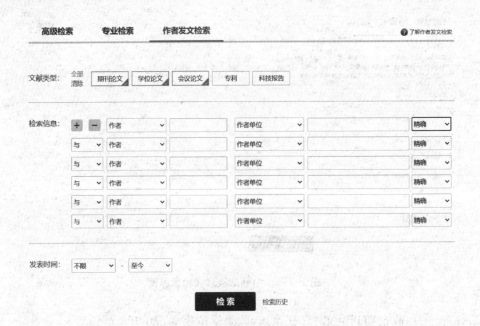

图 2-1-7　万方作者发文检索界面

服务器 SDOS(ScienceDirect On Site),而国外主站点为 SDOL(ScienceDirect On Line)。自 2006 年 10 月起,我国所有团购单位取消了本地镜像服务器,都转到了 SDOL 平台上,其授权用户通过 IP 地址控制访问,既可以通过图书馆主页上的相应超链接进入,也可直接访问国外 ScienceDirect 电子期刊数据库主页,如图 2-1-8 所示。

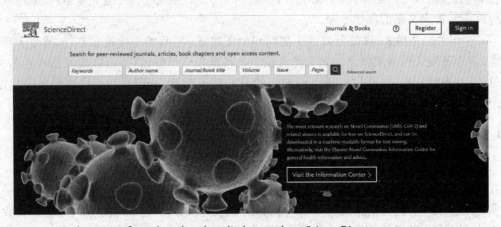

图 2-1-8　ScienceDirect 电子期刊数据库主页

SDOL 数据库收录了 2 500 余种电子期刊,最早的收录年限可追溯至 1823 年,其中 1995 年至今收录的文章,可看全文;1995 年前回溯文档收录了 400 多万篇文章,可免费看题录文摘信息,看全文要另收费。SDOL 收录的学科涵盖了自然科学和工程、生命科学、保健科学及社会科学和人文学四大部分 24 大类,使用率最高的学科为医学、化学、经济学和语言学。

检索语言是检索系统执行检索任务的核心,用户对数据库掌握的如何,关键在于对检索语言的熟练程度上。表 2-1-3 所示为 SDOL 检索语言一览表。

表 2-1-3　SDOL 检索语言一览表

算符名称		算符符号	含义
逻辑检索	逻辑与	AND	默认算符,多个检索词同时出现在文献中
	逻辑或	OR	检索词中的任意一个或多个出现在文献中
	逻辑非	AND NOT	AND NOT 算符前面的词出现在文献中,后面所跟的词不出现在文献中
优先级检索		( )	括号里的表达式优先执行
截词检索		*	取代单词后缀中的任意个字母
		?	精确地取代单词中的一个字母
位置检索		PRE/n	两词相隔不超过 n 个词,前后词序固定
		W/n	两词相隔不超过 n 个词,前后词序不定
短语检索		" "	宽松短语检索,标点符号、连字符、禁用字等会被自动忽略
		{ }	精确短语检索,所有标点都将被作为检索词进行严格匹配检索

SDOL 电子期刊库既有浏览功能又有检索功能,并可建立个性化的收藏夹,定制喜爱的期刊,设置各种 E-mail 提示等个性化服务。下面对 SDOL 的检索方式进行详细的介绍。

(1) 快速检索(Quick Search):快速检索区始终伴随在 ScienceDirect 数据库的上方,随时可以进行快速检索。该检索存在一定的局限性,只能在"全部字段,作者,刊名/书名,卷,期,页"这些检索项中查询,如图 2-1-9 所示。

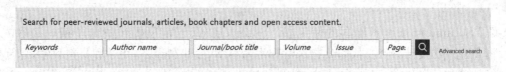

图 2-1-9　SDOL 快速检索界面

(2) 高级检索(Advanced Search):在快速检索选项卡的旁边可以看到"Advanced Search"的选项卡,单击即可进行高级检索。高级检索界面由两部分组成:主要部分是通过点选字段、逻辑算符、输入检索词构造检索表达式;辅助部分是确定各种限定条件,如数据源、作者、文献类型、年限等。如图 2-1-10 所示。

另外,用户在浏览或检索 SDOL 时,系统在每篇论文前面都放置了一个文本图标:用绿色文本图标表示可提供全文,白色文本图标表示只能看到文章的题录或者文摘。

2. SpringerLink 电子期刊数据库

目前国内用户可通过 SpringerLink 系统主站(https://link.springer.com/)免费浏览、检索文献的题录和文摘信息,但阅读全文必须为 SpringerLink 的团购用户,采用 IP 地址控制使用权限。我国工程文献信息中心从 2002 年开始组织全国数百家高校及研究单位,联合

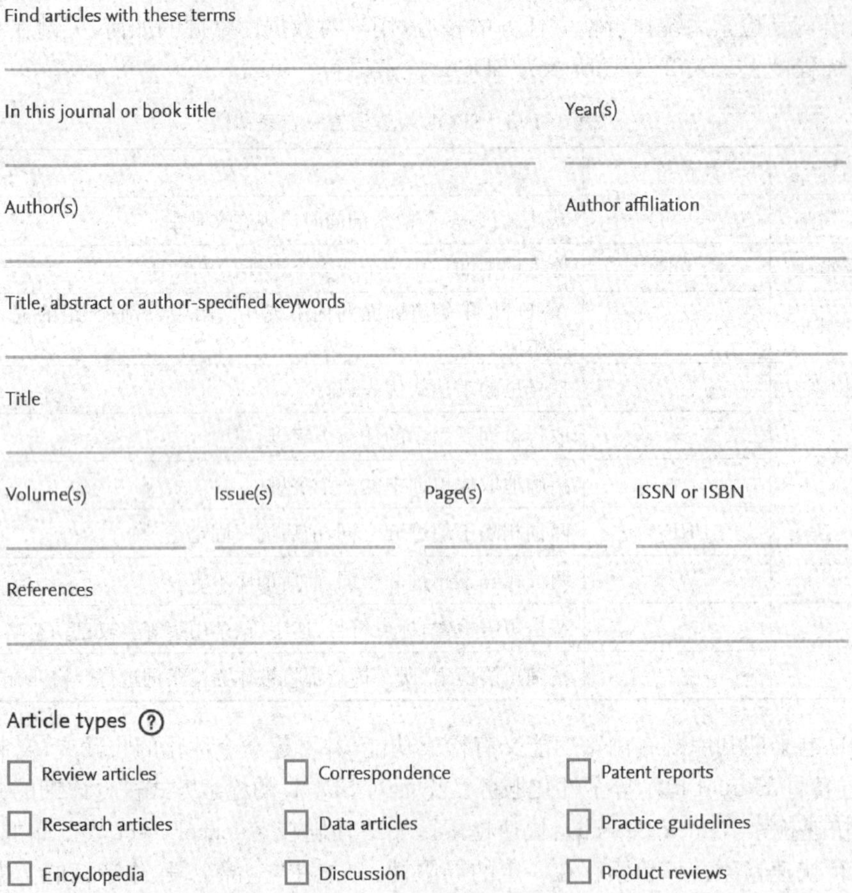

Find articles with these terms

_____

In this journal or book title   Year(s)

_____   _____

Author(s)   Author affiliation

_____   _____

Title, abstract or author-specified keywords

_____

Title

_____

Volume(s)   Issue(s)   Page(s)   ISSN or ISBN

_____   _____   _____   _____

References

_____

Article types ⑦

☐ Review articles   ☐ Correspondence   ☐ Patent reports

☐ Research articles   ☐ Data articles   ☐ Practice guidelines

☐ Encyclopedia   ☐ Discussion   ☐ Product reviews

图 2-1-10　SDOL 高级检索界面

购买了 SpringerLink 电子期刊的使用权。SpringerLink 当前所提供的电子期刊 2 700 余种,涵盖建筑和设计,行为科学,生物医学和生命科学,商业和经济,化学和材料科学,计算机科学,地球和环境科学,工程学,人文、社科和法律,数学和统计学,医学,物理学和天文学,计算机职业技术与专业计算机应用 13 个学科。涉及的文献来源形式有期刊、图书、丛书、参考工具书、实验室指南。此外,还提供了中国和俄罗斯两个在线科学图书馆检索。

　　检索语言是数据库的灵魂,是标引人员与检索用户共同遵守的约定。表 2-1-4 所示为 SpringerLink 检索语言一览表。

表 2-1-4　SpringerLink 检索语言一览表

算符名称		算符代码	含义
逻辑检索	逻辑与	AND	多个检索词必须在文献中同时出现
	逻辑或	OR	检索词中的任意一个或多个出现在文献中均可
	逻辑非	NOT	NOT 算符前面的词出现在文献中,后面所跟的词不出现在文献中
优先级选择		( )	括号里的表达式优先执行

（续表）

算符名称	算符代码	含义
短语检索（精确检索）	" "	作为词组看待，但标点符号、连字符等会忽略不计。
字段限制检索	ti：，su：，au：，pub：，issn：，isbn：，doi：	分别代表在标题、摘要、作者、出版物、ISSN、ISBN、DOI 字段检索

  SpringerLink 的用户可以在印刷版期刊出版之前就访问该种期刊的电子版，在每种电子期刊中，用户既可以浏览又可以检索，并可以定制喜爱的期刊、接受期刊目次表通知等个性化服务。检索分简单检索和高级检索两种。

  （1）简单检索：简单检索界面位于 SpringerLink 主页的最上方，既可以在全文、著者或编辑、出版物、卷、期、页字段中进行单一词检索，也可以使用字段和算符进行多词组合检索。此外，还可以对检索结果进行二次限定检索，如图 2-1-11 所示。

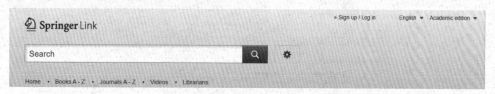

图 2-1-11 SpringerLink 简单检索界面

  （2）高级检索：单击主页中间上方的设置按钮即可选择进入高级检索界面，如图 2-1-12 所示。高级检索只需要在相应的字段中填词即可，可分别在内容要点、确切短语、标题、著者以及时间中进行检索，并可对文献类型、检索日期和结构排序进行限定。其中内容要点可限定在全文、标题以及标题和摘要中进行检索。

2.1.4 文摘索引工具

  文摘是对文摘内容作实质性描述的文献条目，是简明、确切地记述原文献重要内容的语义连贯的短文，也是检索刊物中描述文献内容特征（文献提要）的条目（包括题录部分）。索引是揭示文献内容出处、提供文献查考线索的工具，也是对数据库表中一列或多列的值进行排序的一种结构。在工具法中，文摘和索引是检索文献的重要工具。因篇幅限制，所以本部分主要对四大文摘 BA、CA、SA、EI 中的 EI 进行详细的介绍。

  1. EI 特色

  EI 是 The Engineering Index（工程索引）的简称，最初由美国华盛顿大学土木工程系教授 J. B. Johnson 于 1884 年发起创刊，至今已有一百多年的历史。EI 几经变迁，1998 年又归属于 Elsevier Science 出版集团的工程信息公司（Engineering Information Inc.，EI）出版发行。

  EI 名为索引，实为文摘。EI 之所以会成为世界瞩目的检索刊物，是因为它具有以下几个特点。

  （1）收录文摘范围广、报道文献内容全。EI 收录了世界上近 50 个国家的 15 种文字出

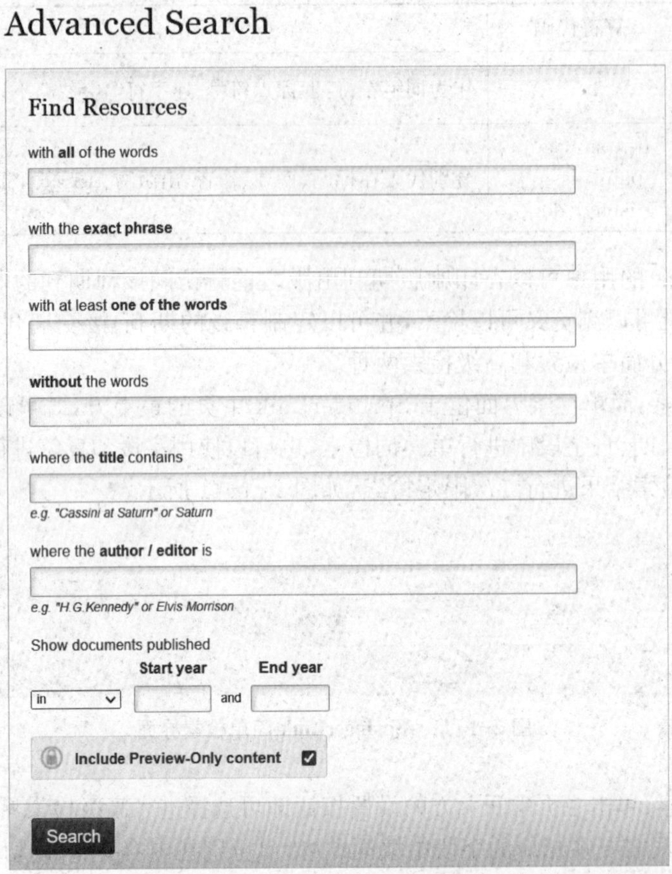

Advanced Search

Find Resources

with **all** of the words

with the **exact phrase**

with at least **one of the words**

without the words

where the **title** contains

e.g. "Cassini at Saturn" or Saturn

where the **author / editor** is

e.g. "H.G.Kennedy" or Elvis Morrison

Show documents published

         Start year   **End year**

in ▾   and

☑ **Include Preview-Only content**

Search

图 2-1-12　SpringerLink 高级检索界面

版物,其中以英美的英文出版物为主,但近年来引用的日文出版物和我国出版物有增多的趋势,其中我国出版物已有 100 余种。

EI 若按报道学科的范围则涵盖工程和应用科学领域的各学科,涉及核技术、生物工程、交通运输、化学和工艺工程、照明和光学技术、农业工程和食品技术、计算机和数据处理、应用物理、电子和通信、控制工程、土木工程、机械工程、材料工程、石油、宇航、汽车工程等工程领域。

EI 若从收录文献类型看,以工程类期刊(3 500 种)、会议(1 000 种)为主,兼收图书、报告等刊物,共 5 000 余种。

(2) 纯基础理论方面的文献资料不收,专业文献也不收,只在 1969 年以前收有少量专利。

(3) 出版形式多样化。

EI 月刊(The Engineering Index Monthly):出版快、报道时差短、跟踪检索快、适宜查找最新资料。

EI 年刊(The Engineering Index Annual):将 EI 本年度的各种索引辅表及月刊报道过的文摘按主题字顺重新汇集成册,每年出版一卷,方便进行追溯检索。

EI 累计版本(The Engineering Index Cumulative):自 1973 年起开始编辑出版,把每 3 年的内容又重新汇聚出版,特别适合回溯性检索。

目前 EI 主要有三个版本 Ei Compendex 光盘数据库、Ei Compendex Web 数据库和 Engineering Village。

(4) 采用主题编排。EI 文摘正文按主题词编排,但 1993 年以前使用的是《工程标题词表》(SHE),由主、副两级标题词之分,且主、副主题词之间遵循一定的组配关系。1993 年起,EI 更新了其主题词表,改用叙词语言编制的 *EI Thesaurus*。

2. EI 编排内容

EI 出版形式多样,编排结构独特。但国内读者最常看到的是 EI 月刊和年刊两种形式。表 2-1-5 列出了 EI 月刊和年刊编排内容。

表 2-1-5　EI 月刊和年刊编排内容一览表

EI 编排内容	月刊	年刊
文摘正文(Abstracts)	√	√
著者索引(Author Index)	√	√
主题索引(Subject Index)	√	√
著者工作单位索引(Author Affiliation Index)(1998 年取消)		√
出版物一览表(Publications List)		√
文摘号索引(Number Translation Index)(1987 年取消)		√
机构名称字首缩写(Acronyms，Initials and Abbreviation of Organization Names)	√	√
缩写、单位和略语(Abbreviations，Units and Acronyms)		√

3. EI 检索途径

使用 EI 检索文献资料,主要有 3 条途径,如图 2-1-13 所示。

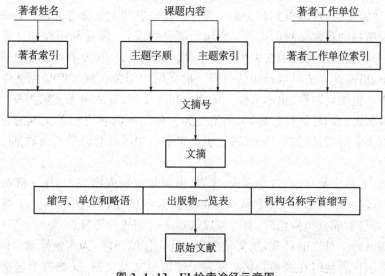

图 2-1-13　EI 检索途径示意图

2.2 引文法

2.2.1 基本知识

1. 引文定义

"引文"这一概念,是由美国情报学家 Eugene Garfield 最先提出的。引文又称被引文献或者参考文献,在科技论文、图书、报告等各种形式的文献末尾、章节之后或者脚注的位置出现,作为文章中某个观点、某个概念或者某句话的参考依据。与之相对应的另一个概念是来源文献,又称施引文献,表示引用"引文"的论文、著作等文献。

由此引申出两个概念:耦合文献和同被引文献。耦合文献又称共引文献,表示引用相同参考文献的文献。如文献甲的参考文献有 A、B、C、D、E,文献乙的参考文献包括 A、B、C、D、E,甲和乙共同引用了参考文献,此时甲、乙为耦合文献,通常可以用共引文献的多少来定量测算两篇文献之间的静态联系程度,共同引用的文献数量愈多,说明两篇文献的相关性愈强。同被引文献则是指与本文同时被作为参考文献引用的文献,与本文共同作为进一步研究的基础。

因此,引文在信息检索、科学计量、期刊评价、科研规划等方面有着其他检索工具无法替代的作用。从而引申出信息检索的引文法。

2. 引文法定义

引文法就是以科技期刊所引用的参考文献的作者、题名、出处等内容,按照印证与被印证的关系进行排列而编制成的索引。

在医疗器械信息检索领域,使用引文法检索医疗器械也是非常普遍的。引文法又称为引文追溯法或引文回溯法。它主要是从已有的文献后所列的参考文献入手,逐一追查原文,再从这些原文后所附带的参考文献入手逐一回溯,最后得到一批符合检索要求的医疗器械信息,该法的连锁反应,可以查到有关某一医疗器械信息的大量参考资料。它是科研人员常喜欢用的一种简单的获取文献的途径。它包括两种情况:一种是利用原始文献所附参考文献进行追溯,一种是利用各种引文索引进行追溯。其优点是:在没有检索工具或检索工具不齐全的情况下,借助此方法可以较快的获得一批有用的相关文献。但是原文作者所引用的参考文献也有一定的局限性,也不可能全部列出相关文献,有的参考文献相关性并不大。这种方法的漏检和误检的可能性较高,但仍不失为一种简便的获得相关文献的方法。如果能使用相关的引文索引工具(如美国的《科学引文索引》、中国社会科学引文数据库等),则可获得更好的效果。

如前所述,工具法是从题名、主题词、作者、出版年等角度出发,利用文摘或题录等各种文献检索工具,输入检索条件,检索系统返回与检索条件相符合的内容。工具法的缺点在于,在进行主题检索或分类检索时,有时难以选定主题词或分类号。

引文法则是对工具法的补充,从文献之间相互印证的角度,为实施检索提供了一种新思路。它既能揭示作者何时在哪种刊物上发表了哪篇论文及文献,又能揭示这篇论文曾经被哪些研究人员在哪些文献中使用过。不仅能像一般检索系统一样反映出收录的期刊在某个时间段内发表的论文,也能反映大量有关的早期文献。同时,基于共引文献,还能检索主题词可能不同,但内容上具有内在相关性的耦合文献。因此,利用引文法,用户检索出的文献越查越新、越查越深。

引文法在医疗器械信息的检索及研究上具有重要作用,得益于它揭示了有关医疗器械文献之间引证与被引证的关系,展示了医疗器械文献在内容上的联系。这种检索方式由于遵循了科学研究之间承前启后的内在逻辑,从而在检索过程中大大降低了检索结果的不相关性。借助引文法,可以不断扩大检索范围,从而来获取更多的相关医疗器械文献信息。

在使用引文法获取医疗器械文献信息时,将从以下几个方面获益:

(1)检索同一主题的相关文献;

(2)了解医疗器械信息中某项研究的最新进展及其延伸;

(3)跟踪当前研究前沿和热点;

(4)了解某篇论文/某部论著被引用情况以及影响力;

(5)作为科学研究的学术评价的手段之一;

(6)确定核心期刊。

2.2.2　引文索引数据库

引文索引数据库是以引文为检索起点的数据库,它在索引的编制、检索途径以及功能作用等方面,都区别于传统的文献检索数据库,为用户提供了一种新的检索思路。以下内容对引文索引数据库的概况作简单的介绍,并选取几个典型的引文索引数据库,对其检索过程进行简单讲解,从而丰富使用引文法检索医疗器械信息的内容。

目前,常用的引文索引数据库包括国外的科学引文索引(SCI)、社会科学引文索引(SSCI),以及国内的中国科学引文索引(CSCD)、中文社会科学引文索引(CSSCI)。本节将会对以上引文数据库中的三种运用进行详细描述,从而更好地介绍引文索引的使用。

1.《科学引文索引》的运用

科学引文索引(Science Citation Index,简称 SCI)是由美国科学信息研究所(Institute for Scientific Information,简称 ISI)创办出版的引文数据库,也是当今世界著名的三大科技文献检索系统(SCI、EI 和 CDCI)之一,是国际认可的科学统计与科学评价的主要检索工具。自 1997 年 ISI 公司推出 Web of Science 检索系统以来,用户可以在平台上的核心合集中检索从 1900 年至今的 SCI 数据,以及近 100 年来的学术引文。Web of Science 核心合集是基于 Web of Science 的检索平台。Web of Science 核心合集提供了基本检索、被引参考文献检索、高级检索三种检索方式,如图 2-2-1 所示。

1)基本检索

在 Web of Science 核心合集的初始界面中,提供了基本检索功能,如图 2-2-1 所示。直接输入检索词或词组即可进行检索,一般为表示文献主题内容的关键词,进行主题检索。检索词间可以使用各种逻辑运算符(AND、OR、NOT、SAME)组配检索,也可以使用各种截词符(＊、?、＄)。但要注意的是虽然 Web of Science 主页提供了中文和英文两种检索界面,但不管哪种界面,进行检索时只能输入英文的关键词,而不能输入中文的关键词,否则无法进行正确检索。

基本检索的检索字段还包括标题、作者、作者识别号、团体作者、编者、出版物名称、

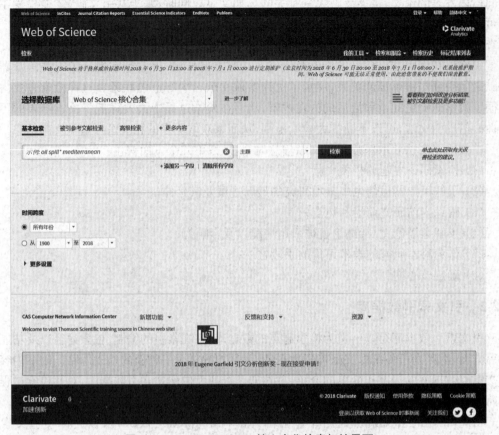

图 2-2-1　Web of Science 核心合集检索初始界面

DOI、出版年、地址、机构扩展、会议、语种、文献类型、基金资助机构、授权号、入藏号、PubMed ID 检索;可在一个或多个字段中输入检索词,检索词之间可以使用逻辑算符或截词符,不同字段之间的逻辑关系默认为 AND,即可实现不同字段间的组配检索。

选择相关字段进行检索时,需要注意以下检索规则。

(1)主题检索:输入"主题"检索词,将在标题、摘要、作者关键词中进行检索。主题词是词组短语,默认是进行模糊匹配,单词之间是执行 AND 的匹配运算。要检索精确匹配的短语,需使用引号。例如:注意 Ventilator adverse events 与"Ventilator adverse events"检索结果不同。

(2)标题检索:指期刊文献、会议录论文、书籍或书籍章节的标题。另外还需要注意的地方和主题检索大同小异,读者可自己尝试。

(3)作者检索:输入作者姓名,将在作者、书籍作者、书籍团体作者和团体作者中检索。首先输入姓氏,再输入空格和作者名字首字母;当只知道其姓,不知其详名时,可加截词符。

(4)作者标识符检索:指 Researcher ID 或者 ORCID 标识符,表示唯一的研究人员,解决学术交流中作者姓名不确定问题。有关 Researcher ID 和 ORCID 的更多信息,可分别访问 researcherid.com 和 orcid.org。

(5)团体作者检索:是指被赋予来源出版物(如文献、书籍、会议录文献或其他著作类型)著作权的组织或机构。输入团体作者的姓名以检索全记录中的以下字段:"机构作者"和"书籍团体作者"。

(6) 编者检索:输入编者的姓名即可检索记录中的"编者"字段。读者需要注意的是,机构作者也可以是编者。

(7) 出版物名称检索:输入出版物名称,将在期刊标题、书籍名称、丛书标题、书籍副标题、丛书副标题等字段中检索。输入完整或部分出版物名称,后跟通配符(*、?、$)。

(8) DOI 检索:数字对象标识符(DOI)是用于永久标识和交换数字环境中知识产权的系统,输入唯一的 DOI 代码可快速查找特定记录。

(9) 出版年检索:可以输入四位数的年份或时间段检索,如 2015,2006—2020,2009 OR 2019。

(10) 地址检索:当通过著者机构进行地址检索时,可以输入机构名称中的单词或短语(经常采用缩写格式);从机构名称检索时,可输入公司或大学的名字;检索某一地点的机构时,可用 SAME 连接机构及地点;检索某一机构中的某个系或部门时,可用 SAME 连接机构、系或部门名称。在许多地址中经常采用一些缩写词(按照 Web of Science 规定,不允许单独用这些缩写词检索:UNIV、INST、HOSP、LAB、DEPT、CHEM、PHYS 等),查看缩写词的写法,可以借助"缩写列表"。当通过地理位置进行地址检索时,可输入国家、省或者邮政编码。

(11) 机构扩展检索:选择检索辅助工具以转至增强组织信息列表,查看首选组织名称和/或其不同拼写形式并从中进行选择。(注:增强组织信息列表中并未包含所有机构。)

(12) 会议检索:可以检索会议录文献论文记录中的会议标题、会议地点、会议日期和会议赞助方字段。

(13) 语种检索:用于根据撰写文献所使用的语种对文献进行分类。从 52 种语言中选择一种或多种语种限制检索,默认时选择所有语种。

(14) 文献类型检索:文献类型检索应与至少一个其他字段检索相组配,例如"主题"或"语种",对文献类型进行筛选限定。

(15) 基金资助机构:输入基金资助机构的名称可检索记录中"基金资助致谢"表中的"基金资助机构"字段。可以输入机构的完整名称(National Agency for the Promotion of Science and Technology),也可以输入构成机构名称的特点词语(National Agency AND Science)。

(16) 授权号检索:输入授权号可检索记录中"基金资助致谢"表内的"授权号"字段。

(17) 入藏号检索:入藏号是与产品中各条记录相关的唯一识别号码。它由入藏号(一种产品识别代码)和序号组成。输入唯一的入藏号可以快速查找特定记录。就类似于超市中商品的条形码,每一条条形码对应与之相关的所有货物信息。

(18) PubMed ID 检索:PubMed ID 是指定给每条 MEDLINE 记录的一个唯一标识符。但要注意数据库中每条记录都带有一个入藏号,但并不是所有记录都有 PubMed ID。只有在 MEDLINE 中存在该记录的匹配记录时,才会有 PubMed ID。

在 Web of Science 核心合集的基础检索中,检索结果排序(sort)的功能较为实用。对检索结果可选择按出版日期、被引频次、使用次数、相关性、第一著者、来源出版物名称和会议标题等进行排序,其中相关性和被引频次最为有用。前者反映了检索词在该篇文章中出现的频率,频率越高,相关度越大;后者反映了该篇文献被引用次数,由此可以评价该文献的水平,是否热点等,这是 SCI 与传统检索工具最大的不同之处,也是 SCI 的核心和基石。

2) 被引参考文献检索

被引参考文献检索:使用被引参考文献检索查找引用个人著作的文献。检索字段包括以下几种。

(1) 被引作者字段:输入引文著者,格式同作者检索;检索结果中若该作者前有"…",表示该作者不是第一作者。

(2) 被引著作字段:检索被引期刊、被引会议、被引书籍和被引书籍章节等引用的著作。输入期刊标题缩写,或在"期刊标题缩写列表"中查找被引著作的缩写。输入书籍名称中第一个或前几个重要词语,并配合星号(∗)截词符使用。

(3) 被引年份字段:输入四位数的年份或有限的年份范围。引文的发表时间,输入年代或年区间,如 2001,2005—2009,2019 OR 2020(注:知道被引年份,尝试在不指定被引年份的情况下检索参考文献。通常,同一被引参考文献的不同形式,特别是书籍的参考文献,会显示不同的年份)。

(4) 被引卷:被引文献期刊的卷号。

(5) 被引期:被引文献期刊的期号。

(6) 被引页码:被引页码可能包含数字(例如,C298 或 1296)或罗马数字(例如,XVII)。要注意始终使用发表内容的开始页码。不要使用页码范围。

(7) 被引标题:同基础检索中的标题检索字段。美国的 Walter Kohn 获得 1998 诺贝尔化学奖,希望查一下 Walter Kohn 于 1965 年发表在 PHYS REV A 上的文章被引用情况,其检索式为:①被引作者=Kohn W ∗;②被引著作=PHYS REV A;③被引年份=1965。如果省略②,检索出的结果则为 Walter Kohn 于 1965 年发表的所有文章的被引文情况。

点击"检索",出现"被引参考文献索引"界面,界面上列出了命中的引文文献。被引著者前如有省略符号,表示该著者不是来源文献的第一著者。根据 ISI 公司的规定,做引文检索时,被引文献是 1994 年以前的,则只能从第一著者检索,1994 年之后的,可以从任何一个著者检索。可在所需的引文方框内作标记,也可点击"选择页面"或"全选"将屏幕上显示的引文全做标记,点击翻页,重复前面步骤,直到最后一页。完成选择后,点击"完成检索",便可获取所选引文文献的来源文献。需要注意的是,"全选"向被引参考文献检索添加前 500 个匹配项,而非所有匹配项。另外,施引文献计数适用于所有专辑和所有年份,并非仅适用于当前的专辑和年份限制。

3) 高级检索

高级检索:高级检索可以让检索人员运用普通检索和检索策略进行复杂检索。高级检索中的每个检索字段需用两个字母的代码标示出来。同一检索字段内的不同的检索词之间可用布尔算符(AND、OR、NOT)或位置算符(SAME)组合,不同的检索字段之间只能用布尔运算符组合,不能用位置算符。

检索字段代码:TS=主题,TI=标题,AU=作者等(表 2-2-1)。如检索南京工业大学徐南平关于膜方面的文章,可以采用检索式:AU=XU NP AND TS=MEMBRANE AND OG=Nanjing University of Technology,检索出 202 篇文献。当刊名或题名有 AND 或 OR 时,用引号标识,以区别于运算符。在高级检索中,检索策略可以用布尔算符组合进行检索,但不能用位置算符。

表 2-2-1　高级检索各检索字段的代码标识

字段代码	字段	字段代码	字段
TS	主题	SA	街道地址
TI	标题	CI	城市
AU	作者[索引]	PS	省/州
AI	作者标识号	CU	国家/地区
GP	团体作者[索引]	ZP	邮政编码
ED	编者	FO	基金资助机构
SO	出版物名称[索引]	FG	授权号
DO	DOI	FT	基金资助信息
PY	出版年	SU	研究方向
AD	地址	WC	Web of Science 分类
OG	机构扩展[索引]	IS	ISSN/ISBN
OO	机构	UT	入藏号
SG	下属机构	PMID	PubMed ID

在使用 Web of Science 进行检索时也需要注意，Web of Science 核心合集检索是不区分大小写的，并且可以对检索词加双引号""，实现精确检索，如"respirator"。需注意双引号应为半角输入状态的引号。

2. 中国科学引文数据库的运用

中国科学引文数据库（Chinese Science Citation Database，简称 CSCD）创建于 1989 年，是我国第一个引文数据库。收录我国数学、物理、化学、天文学、地学、生物学、农林科学、医药卫生、工程技术、环境科学和管理科学等领域出版的中、英文科技核心期刊和优秀期刊千余种。CSCD 具有建库历史最为悠久、专业性强、数据准确规范、检索方式多样、完整、方便等特点，自提供使用以来，深受用户好评，被誉为"中国的 SCI"。

中国科学院创建的 Chinese Science Citation Database SM 在国内已有 20 多年的历史，作为国内首个引文数据库，其在国内科技文献检索及文献计量评价等方面发挥了重要的作用。汤森路透与中国科学院合作，将 Chinese Science Citation Database SM 嵌入到 Web of Science 核心合集平台中，让全世界更多的科研人员了解中国的科研发展及动态。作为 Web of Science 核心合集中的首个非英文产品，该数据库收录了约 1 200 种中国出版的科学与工程核心期刊，共有近 400 万条论文记录，1 700 万条引文记录。

CSCD 依托于 Web of Science 平台，检索界面与 SCI 相似，只是在功能上稍微有不一样之处，与 SCI 最大的区别在于，CSCD 支持使用中文检索。首先需要在检索界面选择"中国科学引文数据库"，在"更多设置"中，可以通过选择"英文"或"中文"来确定检索语种，如果选择"自动"，系统将自动识别检索语种。目前，CSCD 提供了基本检索、被引参考文献检索和高级检索三种检索方式，这与 SCI 十分相似。

由于每种检索方式都与 SCI 相似，而 SCI 的检索方式在上一小节中都有详细的介绍，所以本小节不再详细地介绍每种检索方式的使用,将着重介绍 CSCD 的特色功能。CSCD 的特色功能如下。

1) 分析检索结果

在检索结果界面的右侧,提供了"分析检索结果"和"创建引文报告"功能。"分析检索结果"可以将检索结果按照作者、作者—中文、国家/地区、国家/地区—中文、文献类型、基金资助机构—中文、机构、机构—中文、语种、出版年、研究方向、来源出版物名称、来源出版物名称—中文等进行聚类分析,挖掘有价值的信息并识别隐含的趋势与模式:①按照作者分析,了解某个研究的核心研究人员是谁;②按照国家区域分析,了解核心研究国家是哪些;③按照文献类型分析,了解该研究通常以什么途径发表;④按照机构名称分析,了解有哪些机构在从事这项研究;⑤按照语种分析,了解该研究是以什么语种发表的;⑥按照出版年份分析,了解该研究的发展趋势;⑦按照研究方向分析,了解该研究涉及了哪些研究领域;⑧按照来源出版物分析,了解该研究通常发表在哪些期刊上。

2) 创建引文报告

引文报告为检索结果提供了详细的引文分析,并提供了清晰明了的组图,包括检索结果出版物年份分布图和被引频次年份分布图。同样对上述检索结果,查看其引文报告。

3) Journal Citation Reports(期刊引用报告)

如果该论文所在的期刊同时被 SCI 收录,那么在文献的详细记录显示页面中,右下方提供了"Journal Citation Reports"链接。通过点击,可以查看当前记录的来源期刊近五年的影响因子,直观评价期刊的学术水平,学者们也可以根据期刊影响因子的变化趋势来选择投稿。同样,可以根据影响因子走势图,分析该刊所属学科专题的发展趋势,挖掘研究热点。

4) 创建引文跟踪

对于较为感兴趣的一些文章,可以创建引文跟踪服务,来定期通过 E-mail 收到关于未来该记录的被引情况。

3. 中文社会科学引文索引数据库的运用

中文社会科学引文索引(英文全称为 Chinese Social Sciences Citation Index,缩写为 CSSCI)是由南京大学中国社会科学研究评价中心开发研制的数据库,该库收录了中文人文科学、社会科学主要学术期刊,可用于检索中文社会科学领域的论文收录和文献被引用情况。自 2000 年问世以来,已成为中文社会科学研究成果评估的重要指标。

CSSCI 来源文献的确定,以全国 3 500 多种中文学术期刊为基本范围,以刊物能反映我国社会科学各学科领域最新研究成果且学术水平较高、社会影响较大、编辑出版较为规范为基本原则,通过量化刊物的影响因子,兼顾学科完整性、学科规模、地区因素、人力资源因素,并经全国 1 000 多名各学科专家主观评价,最终遴选出重要刊物。到目前为止,CSSCI 已经收录包括法学、管理学、经济学、历史学、政治学等在内的 28 大类的 500 余种学术期刊。

CSSCI 主要从来源文献和被引文献两个方面向用户提供信息,网址为 http://cssci.nju. edu.cn。支持布尔逻辑运算和模糊检索,使用方便。CSSCI 具备来源期刊导航浏览的功能,帮助用户查找 CSSCI 收录的各个学科的期刊列表,以及各期刊的详细信息。此外,CSSCI 还能提供特定论文的相关文献情况,从而为研究人员的研究工作提供了极大的便利。

1) 来源文献检索

来源文献的检索途径有所有字段、篇名(词)、英文篇名、作者、关键词、期刊名称、作者机构、作者地区、中图类号、基金细节 10 项。利用 CSSCI 的"来源文献检索",读者可以检索到包括普通论文、综述、评论、传记资料、报告等类型的文章。检索途径如下。

(1) 所有字段。输入检索词,在各检索字段中进行检索。

(2) 篇名(词)检索。篇名(词)检索主要是为用户提供用篇名中词段进行检索的手段,可以在篇名录入框中输入整个篇名,也可以只输入一个词,甚至一个字。支持精确检索。

(3) 英文篇名检索。输入英文单词或词组,进行英文题名检索。

(4) 作者检索。查找某一学者或某团体作者(如某课题组)的发文情况,可在"作者"栏中输入该学者的姓名或团体作者名称,如查找的作者为第一作者,则选中第一作者前的选择框,输入后点"检索"按钮,即可在结果显示窗口中显示本次检索的命中结果,在检索结果窗口中显示出本次检索条件及命中篇数等。

在作者检索中,选择"精确"前的选择框,可准确检索到姓名与检索词完全一致的作者的文章;可采取模糊检索或前方一致的方式进行。例如,用"李明"或"明光"查询也可以得到李明光发表的所有文章,当然,这样出现误检的可能性也增加了(如,可能把"刘明光"或"李明亮"的文章都包括进来)。

(5) 关键词检索。关键词是用来反映论文主题意义的词汇,关键词检索提供了通过关键词找到相关论文的途径。检索式中的关键词组配对象可以有多个。支持精确检索。

(6) 期刊名称检索。主要用于对某种期刊发表论文情况的查询。若欲查看在《心理科学》上发表的论文,可以在期刊名称录入框中输入"心理科学",点击"检索"按钮后,可以得到 CSSCI 所收录该刊论文情况。当然也与年卷期检索组合来限制检索范围。支持精确检索。

(7) 作者机构检索。机构检索为了解某一机构发表文章提供了最佳途径。如,想知道清华大学在 CSSCI 所收录的期刊上发表了多少篇论文,可以在机构输入框中键入"清华大学",查找第一机构,则选中第一机构选择框,然后点击"检索"按钮,则可得 CSSCI 上所收录的清华大学所有论文发表情况。

在机构检索中,同样可采用模糊检索或前方一致的方式,如查询"复旦大学"2005 发表的文章被 SSCI 收录的情况,可以输入"复旦大学"检索命中 1 432 篇,同样"旦大"也命中 1 432 篇。当然,这样易出现误检。

(8) 作者地区检索。该检索字段出现在高级检索的来源文献检索中,检索结果限制在指定地区或者非指定地区,选择该字段,检索界面出现中国各省市行政地区以及海外其他国家(地区)的列表,选择相关地区进行检索。

(9) 中图分类号检索。输入特定的中图分类号进行检索,或者从系统给出的类别中进行选择。

(10) 基金细节检索。对来源文献的基金来源进行检索,包括基金类别和基金细节,可以使用精确检索。

在来源文献检索的高级检索界面,还包括发文年代、年代卷期、文献类型、学科类别、学位分类、基金类别等检索条件的限定。

(1) 发文年代。选择文献的发表时间范围,限制检索的起始年份和终止年份。

(2) 年代卷期。在相应的输入框中输入阿拉伯数字即可,将检索结果控制在划定的时间范围,时间精确到文献出版的具体卷期号。

(3) 文献类型。可对文献类型进行限制,如:论文、综述、评论、传记资料、报告和其他。

（4）学科类别。选择相应的学科类别进行检索。

（5）学位分类。选择相应的学位分类进行检索。

（6）基金类别。选择相应的基金类别进行检索。

2）被引文献检索

被引文献检索主要用来查询作者,论文,期刊等的被引情况,其检索途径有被引作者、被引文献篇名、被引文献期刊、被引文献细节、被引文献年代、被引年份和被引文献类型。利用CSSCI 的"被引文献检索",读者可以检索到论文(含学位论文)、专著、报纸等文献被他人引用的情况。下面将对以上几种检索途径进行详细的介绍。

（1）被引作者检索。通过此项检索,可以了解到某一作者在 CSSCI 中被引用的情况,支持精确检索。例如:查询曲格平先生的论著被引用情况,可在此框中输入"曲格平"得到结果,以及排除作者自引之后的结果。

（2）被引文献篇名检索。查询被引文献篇名的检索与来源文献的篇名检索相同,可输入被引篇名,篇名中的词段或逻辑表达式进行检索,支持精确检索。

（3）被引文献期刊检索。被引文献期刊检索主要用于查询期刊被引情况,输入某期刊刊名,可以检索到该刊在 CSSCI 中所有被引情况。

（4）被引文献细节检索。该检索具有较强的灵活性,可对文献题录信息进行检索,如输入某人的名字,既可以对作者为某人的文献进行检索,也可以检索篇名(词)中含有某人的文献信息。

（5）被引年代检索。在此框中输入某刊名,可得被引年代检索,通常作为某一出版物某年发表的论文被引用情况的限制。

（6）被引年份检索。在选项框中直接选择某一年或者某几个年份进行检索。

（7）被引文献类型检索。被引文献类型检索主要用于查询期刊论文、报纸、汇编(丛书)、会议文集、报告、标准、法规、电子文献等的被引情况。

另外,在使用中文社会科学引文索引数据库时,应注意以下几点:①检索框支持"and(＋)""or()""and/or""not(－)"逻辑算符检索,如在篇名(词)检索框中输入"心理学 and 研究";②在进行精确短语检索时,可在短语上使用""符号;③通配符的使用(＊、ˋ),分别代表多个字符和作为开头的标识;④临近算符 Same,检索词必须出现在同一句子中(指两个句号之间的字符串),检索词在句子中的顺序是任意的。

2.3 循环法

2.3.1 循环法定义

循环法,又称作分段法、综合法。循环法是循环交替使用上述两种方法,也就是工具法和引文法,从而精确无误地检索到有用信息的检索方法。具体来说,就是先使用工具法,使用检索工具查找某医疗器械近几年的相关信息和资料,再利用该资料末尾所附参考文献追溯查找,将引文法的检索手段插入其中。一般 5 年之内的文献被引用参考的较多,因此可以只追溯 5 年左右的时间,然后再用检索工具查出一批文献进行追溯,这样分批分段地交替循环进行,如此往复,直到查到足量的文献为止。

当然,实际进行医疗器械信息检索之时,需要根据情况而定。一是根据课题研究的需要,二是视所能利用的检索工具和检索手段。在检索工具比较丰富且都能检索到需要信息时利用工具法作为主要检索方法,用引文法进行辅助;在获得针对性很强文献的条件下即可利用引文法为主来检索相关性较强的文献。总之,只有视条件的可能和课题的需要选用相应的检索方法,才能迅速获得相关文献,完成医疗器械信息检索的重要任务。

2.3.2　循环法举例

由于循环法是上文中工具法与引文法的结合,在资料库的使用方面上文已做了比较详细的叙述,因此本节将更多的篇幅分配在了使用循环法检索医疗器械信息的举例上。一是能令读者更深入地了解循环法的使用,理解循环法的原理;二是可以让读者熟悉上文中关于工具法和引文法的使用,从而更扎实地学习到相关的医疗器械信息检索知识。

举例:呼吸机不良事件的相关信息检索

利用循环法检索呼吸机不良事件的相关信息,由于呼吸机不良事件的相关文献在CNKI 和维普中文科技期刊数据库中都有大量的记录,并且此课题在近几年相对热门,有大量的文献记载,所以本例我们将以工具法为主、以引文法为辅。利用 CNKI 和维普中文科技期刊数据库作为工具,对呼吸机不良事件的相关文献进行检索,在使用工具法获取到足量信息之后再使用引文法,通过检索已获得文献结尾处参考文献中的相关文献,来获取更多关于呼吸机不良事件的文献信息,以免漏检。步骤如下。

(1)利用快速检索简单浏览所有关于呼吸机不良事件的相关信息。这里拿维普举例,在维普数据库中使用快速检索来检索呼吸机不良事件相关文献,如图 2-3-1 所示。可以看到所有主题中带有"呼吸机"和"不良事件"的论文或期刊文献均出现在检索结果中,由于数量庞大,若全部下载引用容易造成误检的情况发生,所以这时需要用到高级检索,对呼吸机不良事件的相关信息进行筛选,选择对自己有用的信息。

(2)利用高级检索,对呼吸机不良事件进行进一步筛选及检索。首先,在维普的高级检索界面将头两个检索框里的内容输入"呼吸机"与"不良事件",二者之间的关系选择"与",从而确保检索的主题中既包括"呼吸机"又包括"不良事件",提升检索的精准度,除此之外,可以在检索精准度一栏中将两个关键词的检索精准度都调整为精准,再次提升检索的精准度,以免检索到无关信息;然后,对文献的发表时间进行限定,此例将时间限制在 5 年以内,不同课题不同医疗器械的时间限定不一样,需要结合实际情况对时间进行限定,保证信息的最新;最后,选择检索期刊范围,为避免漏检情况发生,建议在此项目中选择"全部期刊"选项。如图 2-3-2 所示。

(3)对检索到的文献下载及整理并更换检索数据库重复以上两步。在任何数据库内,文献的下载都是十分方便的,直接打开文献选择下载即可,也可以在网页上直接选择在线阅读文献;但往往一个数据库中的文献数量是有限的,因此,在检索完维普中文科技期刊数据库后可再登录其他的数据库(如 CNKI、万方数字化期刊全文数据库或其他一些外文数据库)重复以上两步检索下载有关呼吸机不良事件的相关文献,并将下载的文献进行整理,在阅读整理的过程中也可以继续利用引文法继续检索,最大限度地避免漏检的情况发生。

(4)利用引文法,继续对呼吸机不良事件进行检索。在文献的末尾处一般会撰写出本

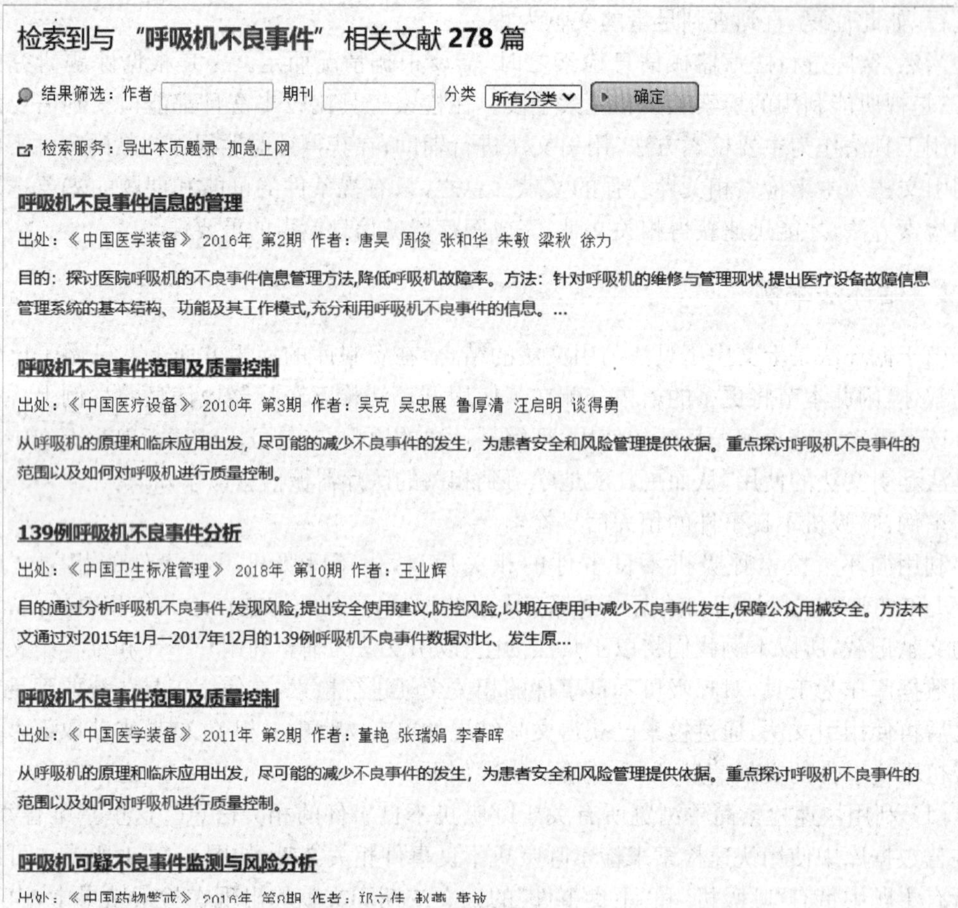

检索到与 "呼吸机不良事件" 相关文献 **278** 篇

🔍 结果筛选：作者 _____ 期刊 _____ 分类 [所有分类 ▾] ▸ 确定

📄 检索服务：导出本页题录 加急上网

呼吸机不良事件信息的管理

出处：《中国医学装备》 2016年 第2期 作者：唐昊 周俊 张和华 朱敏 梁秋 徐力

目的：探讨医院呼吸机的不良事件信息管理方法,降低呼吸机故障率。方法：针对呼吸机的维修与管理现状,提出医疗设备故障信息管理系统的基本结构、功能及其工作模式,充分利用呼吸机不良事件的信息。…

呼吸机不良事件范围及质量控制

出处：《中国医疗设备》 2010年 第3期 作者：吴克 吴忠展 鲁厚清 汪启明 谈得勇

从呼吸机的原理和临床应用出发,尽可能的减少不良事件的发生,为患者安全和风险管理提供依据。重点探讨呼吸不良事件的范围以及如何对呼吸机进行质量控制。

139例呼吸机不良事件分析

出处：《中国卫生标准管理》 2018年 第10期 作者：王业辉

目的通过分析呼吸机不良事件,发现风险,提出安全使用建议,防控风险,以期在使用中减少不良事件发生,保障公众用械安全。方法本文通过对2015年1月—2017年12月的139例呼吸机不良事件数据对比、发生原…

呼吸机不良事件范围及质量控制

出处：《中国医学装备》 2011年 第2期 作者：董艳 张瑞娟 李春晖

从呼吸机的原理和临床应用出发,尽可能的减少不良事件的发生,为患者安全和风险管理提供依据。重点探讨呼吸不良事件的范围以及如何对呼吸机进行质量控制。

呼吸机可疑不良事件监测与风险分析

出处：《中国药物警戒》 2016年 第8期 作者：郑立佳 敖薇 董放

图 2-3-1 利用维普快速检索得到的呼吸机不良事件相关文献

高级检索 检索式检索   ⑦ 查看更多规则

	关键词 ▾	呼吸机	同义词扩展+	精确 ▾
与 ▾	关键词 ▾	不良事件	同义词扩展+	精确 ▾
与 ▾	作者 ▾	请输入检索词		模糊 ▾ ⊕⊖

时间限定 ∧

◉ 年份： 2010 ▾ — 2020 ▾   ○ 更新时间： 一个月内 ▾

期刊范围 ∧

☑ 全部期刊   ☐ 核心期刊   ☐ EI来源期刊   ☐ SCI来源期刊   ☐ CAS来源期刊   ☐ CSCD来源期刊   ☐ CSSCI来源期刊

学科限定 全选 ✓   〉

🔍检索   清空   检索历史

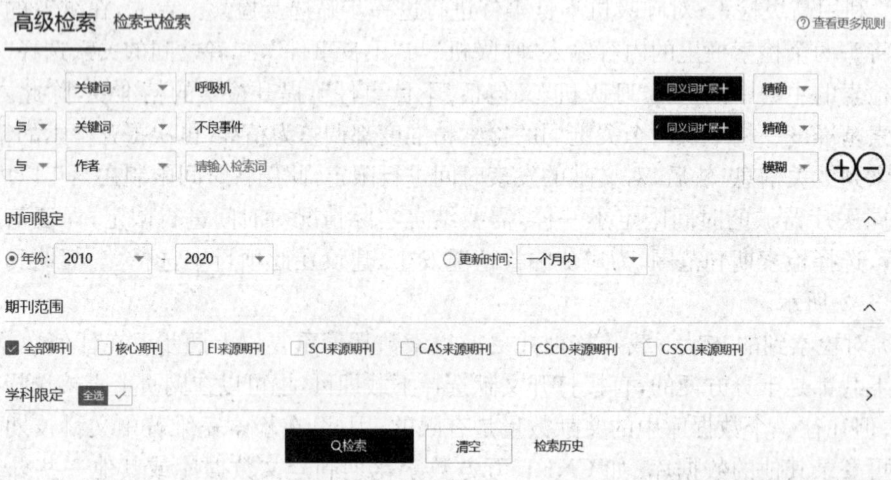

图 2-3-2 利用维普高级检索对医疗器械不良事件进行检索

篇文献的相关参考文献,如图 2-3-3 所示。可以利用这些参考文献回溯,通过 SCI,CSCD 等引文索引数据库查找更多有关呼吸机不良事件的文献资料,丰富该课题的资料信息。

[1] 李天庆,陈学斌,王华庆,王庆锋,白飞,林夏.呼吸机运行可靠性现状分析及应对措施[J].医疗卫生装备,2019,40(03):73-77.

[2] 陈庆,沙益夫.呼吸机安全风险评估[J].医疗卫生装备,2015,36(06):118-120.

[3] 郑立佳,赵燕,董放.呼吸机可疑不良事件监测与风险分析[J].中国药物警戒,2016,13(08):503-504.

[4] 王毅.呼吸机在临床应用中的不良事件分析与质量控制[J].中国卫生产业,2019,16(17):168-169.

[5] 郭军海,季家红,李国栋,田晓东.呼吸机的分类与购置选择方法[J].生物医学工程与临床,2005(05):311-312.

图 2-3-3　文献末尾的参考文献信息

(5) 反复使用工具法与引文法,对呼吸机不良事件的信息进行检索。如以上步骤所示,文献的检索是枯燥乏味的过程,需要检索人员静下心来,反复使用多种方法检索,最后对检索到的信息归纳总结从而得到合适的信息。

以上步骤简述了如何使用循环法检索呼吸机不良事件这个课题的有关信息,但在实际操作过程中未必能像例子中这么顺利,在不能通过工具法检索大量相关文献时,应及时转换到引文法,利用已检索到文献后参考文献中的文献继续检索。

2.4　其他方法

其他的一些医疗器械信息检索方法主要是利用计算机检索工具进行检索。计算机检索工具主要分为以下三类。

(1) 光盘检索。即采用计算机作为手段、以光盘作为信息存储载体和检索对象进行的信息检索系统。

(2) 联机检索。联机检索是一台主机带多个终端的计算机信息检索系统,它具有分时操作能力,能使许多相互独立的终端同时进行搜索。这种检索方式用户使用计算机终端设备通过通信线路,直接与主机对话,用户可输入提问表达式并马上得到答案。联机检索系统一般都设有数百个数据库,而每个数据库又包括几十万、几百万条信息。

(3) 网络检索。该系统同联机检索系统的主机和用户终端的主从关系不同,网络检索是基于客户机/服务器的网络支撑环境的,客户机和服务器是同等关系,只要遵守共同协议,一个服务器可被多个客户访问,一个客户也可以访问多个服务器。Internet 便是该系统的典型。网络信息检索是基于 Internet 的分布式特点开发和应用的,用户只要通过网络接口软件,可在任一终端机上查询世界各地上网的信息资源。随着信息技术的发展,网络将成为信息源传递的主要渠道。

目前,联机检索和网络检索都是通过 Internet 进行检索,只是联机数据库由专门机构管理维护、数据内容全、准确、回溯年代长、具有权威性，在人们科研立项、项目鉴定等学术活动中起着举足轻重的作用，但收费也高。网络信息资源既没有统一的网络管理机构、统一的资源管理机构，也没有统一的信息索引标准，与联机检索相比，信息杂乱无序，可靠性差，但费用低、检索界面友好，颇受用户青睐。光盘数据库与联机数据库相比，虽然存在着更新时间慢、数据容量小、专业范围窄等缺点，但由于它使用时操作方便易学易用、费用低廉，而且检索效果优于联机检索，发展速度及普及程度都相当惊人，很快便成为一个能够与联机检索平分秋色的竞争对手。因此这 3 种检索各有特色，目前许多检索系统既有光盘检索、联机检索又有网络检索，可供用户选择。

2.4.1　搜索引擎搜索

搜索引擎是指根据一定的策略、运用特定的计算机程序对互联网上的信息进行收集、处理，并将处理后的信息存储在数据库中，通过交互界面为用户提供检索服务的系统，从用户的角度来看，搜索引擎提供一个包含搜索框的页面，在搜索框输入检索词，通过浏览器提交给搜索引擎后，搜索引擎就会返回与检索内容相关的信息列表，用户通过点击信息列表中超链接就可以直接打开原始网页。

1. 按照不同标准可以把搜索引擎分为不同类别

1）按照检索范围划分

（1）综合搜索引擎。综合搜索引擎是指在资源收录的范围、类型等方面没有作明确限制的搜索引擎，这类搜索引擎收录范围包括整个互联网，资源类型涉及网页、视频、音频、图像、文件等所有常见资源类型。比较知名的综合搜索引有百度、谷歌、必应、Yahoo、搜狗等。

（2）垂直搜索引擎。垂直搜索引擎是指资源收录范围限制在某一特定领域或特定类型的专业搜索引擎，是搜索引擎的细分和延伸，是对互联网中特定领域内的信息进行整合，是针对综合搜索引擎查准率较低、检索深度不够等不足提出的搜索引擎服务新模式。垂直搜索引擎种类繁多，综合搜索引擎也有独自的垂直搜索功能，如 MP3 搜索、图片搜索、地图搜索、新闻搜索等，独立的垂直搜索引擎也逐渐受到用户的青睐，在生活搜索，娱乐搜索、行业搜索、学术搜索、本地搜索等方面出现了较为成熟的搜索产品，目前比较典型的搜索引擎既包括综合搜索引擎相继推出的垂直搜索产品，也包括专业的垂直搜索引擎，如去哪儿网、淘宝、优酷等。

2）按照工作机制划分

（1）独立搜索引擎。独立搜索引擎是指独立拥有搜索器、索引器、索引数据库、检索器、用户接口，工作不依赖其他搜索引擎的搜索引擎，比较常见的独立搜索引擎有谷歌、百度、必应等。之所以强调"独立"，是因为主要相对于元搜索引擎（meta search engine）和集成搜索引擎而言。

（2）元搜索引擎。元搜索引擎是指通过一个统一的用户界面帮助用户在多个搜索引擎中实现检索，并对检索结果进行优化处理的搜索引擎。用户只需一次输入检索式，便可检索一个或多个独立搜索引擎。例如，Excite 可实现对谷歌、Yahoo!、Ask.com、About.com 等多个搜索引擎的检索，检索结果可按相关度和不同的搜索引擎分别进行查看。MEDBOT 汇集 Yahoo!、谷歌等多个综合性搜索引擎以及 Medical Matrix、MedWeb、MedGuide 等医学专业搜索引擎,用户最多可同时选择其中 4 个,只需在统一的检索框中输入检索式,系统将同时检索选中的多个数据库并在同一页面显示各搜索引擎的检索结果。

有的搜索引擎是独立搜索引擎与元搜索引擎的集成。如"万维搜索"在初级检索状态下相当于独立搜索引擎,而在高级检索状态下是元搜索引擎,集中文的百度、新浪、搜狐、天网、雅虎、谷歌以及英文的谷歌、Yahoo! 等 8 个搜索引擎统一界面,在同一时间内启动并实现 8 大搜索引擎并行工作,搜索速度快,搜索结果可按相关度、时间、域名等多种方式排序。

2. 典型的搜索引擎

1) 百度(https://www.baidu.com/)

百度现为我国网民最常用的搜索引擎,百度搜索引擎面向用户提供了初级检索和高级检索两种检索方式。

(1) 初级检索:初级检索是百度默认的主界面,只要在输入框中输入检索词,点击"百度一下"就可以进行搜索了。在初级检索界面上,系统还提供了专门针对视频、图片、贴吧、地图等的检索功能。输入多个词语搜索(不同字词之间用一个空格隔开)或一句话,可以获得更精确的搜索结果。

(2) 高级检索:在搜索框中除了根据提示输入相关关键词以外,还可以根据提示设置一些查询条件,如图 2-4-1 所示。

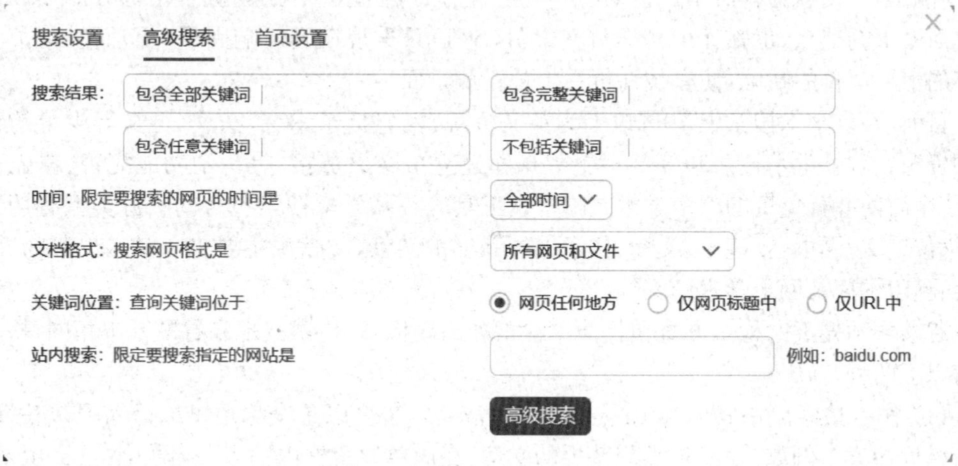

图 2-4-1　百度高级检索界面

2) 必应(https://www.bing.com/)

必应(Bing)是美国微软公司于 2009 年推出的用以取代 Live Search 的全新搜索引擎服务,是针对中国用户的搜索特点而提供的互联网搜索引擎。主要提供图片、视频、词典、资讯、地图、必应导航、当前热点、图片故事等。必应搜索引擎于 2009 年才在中国正式上线,故其搜索特色并不像百度一样被用户熟知。

3) 谷歌(https://www.google.com/)

谷歌是美国斯坦福大学博士生佩基和布林在 1998 年创立的,谷歌的名字源于 googol,意为 10 的 100 次方,谷歌可检索的网页高达 13.27 亿个,该网站每天的访问量高达 4 000 万人次。谷歌具有非常强大的检索功能,主要包括:①谷歌支持多语种检索,其支持的语种超过 132 种;②谷歌的搜索速度极快,可以在几秒钟内精确定位想要查找的信息;③谷歌的专业网页级别技术—— PageRank 能够提供高命中率的搜索结果;④谷歌的"网页快照"功能,能从谷歌服务器里直接取出缓存的网页。

谷歌搜索引擎面向用户提供了初级检索和高级检索两种检索方式。

(1) 初级检索:初级检索是谷歌默认的主界面,只要在输入框中输入检索词,点击"谷歌搜索"就可以进行搜索了;若点击"手气不错"按钮将自动进入谷歌检索到的第一个网页,而完全看不到其他的搜索结果。在初级检索界面上,系统还提供了专门针对视频、图片、要闻、地图、博客搜索、热榜和网站导航信息等的检索功能,如点击进入"要闻",就可以进行"财经""科技""体育""娱乐""社会"等方面资讯信息的检索。

(2) 高级检索:在高级检索界面中,可以对语言、文件格式、日期、字词位置、网域以及使用权限进行限定。

4) 谷歌学术(https://scholar.google.com/)

在谷歌搜索引擎的基础上,2004 年谷歌推出了免费的学术文献搜索服务产品——谷歌学术搜索(Google Scholar)(scholar.google.com),并引用牛顿的名言"站在巨人的肩膀上(*Stand on the shoulders of giants*)"作为口号。谷歌学术搜索是一个可以免费搜索学术文章的谷歌网络应用,内容涵盖自然科学、人文科学、社会科学等多种学科。

谷歌学术搜索为科研用户提供了一个强有力的学术搜索工具,弥补了部分专业数据库学科面太窄的缺点,也弥补了科学引文索引(SC1)只重视期刊影响因子(IF)而忽略了文章内容的水平评价的缺陷,使科技评价更加公正和全面。

目前,谷歌学术搜索中 80% 以上为英文资源,也包括了中文、法文、德文等少量的其他语种资源。谷歌学术搜索和 300 多个数据库建立了交叉链接,是一个功能完善、覆盖范围广、使用简便并且免费的网络学术文献检索工具。谷歌学术搜索包含的资源类型有期刊论文、学位论文、图书、预印本、文摘、技术报告等学术文献,文献源主要来自学术出版物、专业学会、预印本库及网上学术论文等。

谷歌学术搜索的检索方式包括简单检索和高级检索,检索技术和谷歌基本相同,检索途径有以下两种。

(1) 作者检索。格式为 author:姓+空格+名,名可以是全称也可以是缩写,缩写代表执行模糊检索。例如:检索陆小华教授的文章,在简单检索框内输入 author:lu xiaohua。

(2) 主题词检索。支持布尔逻辑算符以及词组检索。

谷歌学术搜索返回的记录可能是论文、图书、引文和 PS 文件等几种形式的文献。谷歌学术搜索的每一个搜索结果都提供了文章标题、作者以及出版信息等相关信息。另外,谷歌学术搜索对于检索到的文章还提供了以下几项功能,方便检索者使用:①"被引用次数"链接,该项功能能让用户发现文献被引用的次数;②"相关文章"链接,提供与该篇文章类似的其他论文;③"同组文章"链接,用于提供与该项研究成果相关的一组文章,其中有文章的预印版本、学术会议上宣读的版本、期刊上发表的版本以及编入选集的版本等;④"网页搜索"链接,提供谷歌搜索中关于该项研究的所有相关信息;⑤"图书馆搜索"链接,将得到的搜索结果和收藏该文献的图书馆之间建立链接。

谷歌学术搜索按照相关性对检索结果进行排序。跟谷歌 Web 搜索一样,最有价值的信息会显示在页面顶部,谷歌排名技术会考虑到每篇文章的完整文本、作者、刊登文章的出版物以及文章被其他学术文献引用的频率。谷歌学术搜索的统计指标是谷歌 2012 年 4 月 1 日发布的学术计量(Google Scholar Metrics),是谷歌进入引文分析领域的一个重要标志,谷歌学术搜索的统计指标是提供英、中、葡、德、西、法、意、日、荷 9 种文种中热门出版物和引用次数最多的文章,谷歌学术统计指标采用 H5 指数和 H5 中位数。H5 指数是指在过去整整 5 年中所发表文章的 H 指数;H5 中位数是指出版物的 H5 指数所涵盖的所有文章获得的引用次数的中位值。

3. 生物医学工程专业搜索引擎

1) PubMed 专业搜索(https://www.ncbi.nlm.nih.gov/)

在生物医学工程方面,以 PubMed 搜索引擎最为著名。PubMed 系统是由美国国立生物技术信息中心(NCB)开发的用于检索 Medline 和 PreMED-LINE 数据库的网上检索系统。MEDLINE 是美国国立医学图书馆(U.S. National Library of Medicine)最重要的书目文摘数据库,内容涉及医学、护理学、牙科学、兽医学、卫生保健和基础医学。它收录了全世界 70 多个国家和地区的 4 000 余种生物医学期刊,不仅能搜索 Medline,还能搜索基因银行、STS、genome、proteln、structure 等,再加上全球许多免费杂志与它建立起的链接关系,另外还有 book、引文等,它的功能几乎无所不包。

2) Highwire 专业搜索(https://www. highwire.org/)

Highwire 由 Stanford 大学图书馆 1995 年创立。目前其网站上可提供期刊 869 种,以及 PubMed 的 4 500 种期刊,主要覆盖的学科领域有生命科学、医学、物理学以及社会科学。HighWire 网站自称拥有全球最大的免费全文学术文献。

3) MedSile(https://www.medsite.com/)

MedSile 是由美国 Medsitepublishing 公司于 1997 年 7 月建立的著名医学搜索引擎,共收集了 1 万多个医学以及与健康相关的站点,收录范围主要以美国、加拿大为主,提供医学主题的分类目录浏览和站点检索的功能。

4) HealthWeb(https://www. heahhwel.org/)

HealthWeb 是美国中两部地区健康科学图书馆合作开发的健康相关资源指南系统。该系统收集了全球范围的医学信息资源,提供按医学主题词浏览相关资源站点和按关键词检索相关资源站点的功能。

5) Healthatoz(https://healthayoz.com/)

Healthayoz 是美国 Medical Network 公司于 1996 年建立的健康与医学专业搜索引擎。该引擎收集了全球范围的网上生物医学资源(以美国为主),资源类型有 Web、讨论组、P、新闻组、Gopher 等,所有资源都经过医学专业人员人工分类和标志。

6) MedExplorer(https://www.medexplorer.com/)

MedExplorer 是由加拿大人 MarljnGlaspey 在 1996 年 3 月建立的医学信息资源搜索引擎。该引擎主要收录了美国和加拿大的医学资源,有少量其他国家和地区的资源,但收录不丰富。提供分类目录浏览和目录检索的功能。

7) Med Engine(https://www.themedengine.com/Med Engine/)

Med Engin 是由美国 Goldberger & As-ociates 公司在网上建立的生物医学信息资源的专业搜索引擎。它提供分类目录浏览和网站检索的功能。收录范围是全球网站的医学信息资源,是网上生物医学工程资源搜索引擎的引擎或导航系统。

8) Medical Matrix(https://www.medmatrix.org/)

Medical Matrix 是由美国 Healthtel 公司基于 Web 建立的临床医学信息资源指南系统,是一个以医学主题词(Mesh)为基础的智能型检索引擎,主要提供临床医学资源分类目录浏览和医学主题词检索功能,是临床工作者重要的网上资源导航系统。

2.4.2 其他网络信息资源

1. 百链云图书馆(https://www.blyun.com/)

除了使用搜索引擎检索医疗器械信息之外,也可以使用一些网络电子图书馆在其中检索相关医疗器械信息。目前,电子图书产品已经得到了迅速发展,出现了一些专门的中外电子图书数据库。其中在医疗器械领域能检索到大量信息的要归百链云图书馆所属。

百链是超星集团推出的资源补缺型服务产品。目前,实现了 368 个中外文数据库系统集成,利用百链云服务可以获取到 900 多家图书馆几乎所有的文献资料,为读者提供更加方便全面的获取资源服务。

百链拥有 5.9 亿条元数据(包括文献有期刊、学位论文、会议论文、专利、标准等),并且数据数量还在不断增加中,百链可以通过 368 个中外文数据库获取元数据,其中收录中文期刊 10 100 万篇元数据、外文期刊 21 785 万篇元数据。利用百链不仅可以从获取到图书馆所有的文献资料,包括纸本和电子资源,如期刊、论文、标准、专利和报纸等,还可以通过文献传递方式获取到图书馆中没有的文献资料。中文资源的文献传递满足率可以达到 96%,外文资源的文献传递满足率可以达到 90%。

登录百链云图书馆,选择文献类型,在搜索框中输入查询词,点击"中文搜索"或"外文搜索"按钮,将在海量的资源中查找相关文献。其中,"中文搜索"搜索中文语种文献,"外文搜索"搜索外文语种文献。

左侧聚类是对搜索结果按类型、年代、学科等进行的聚类,能帮助读者精确搜索结果;搜索结果显示文献相关信息和获取途径;可收藏喜欢的文献到"我的图书馆"或"专题图书馆"。如果搜索结果不佳,可以选择相关查询词再次搜索,可以选择模糊搜索和精确搜索,百链默认为模糊搜索,选择精确搜索将不对查询词进行拆分处理;词典功能可点击翻译后的词,直接按该词进行搜索。用以下案例说明如何利用百链获取文献资源在搜索结果页面选择需要的文献,进入详细页面,查看文献详细信息,并从页面右侧"获取资源"栏目获取文献。查看文献相关信息,包括作者、出版日期、页码、全国拥有该文献的单位,获取该文献资源的方式等。

获取方式一:本馆全文链接——如果有"本馆全文链接",可直接点击进入图书馆数据库的详细页面阅读和下载全文。

获取方式二:邮箱接收全文——没有"本馆全义链接"的文献,点击"邮箱接收全交"方式共享获取,进入"全国图书馆参考咨询服务平台"页面,填写自己常用的邮箱地址和验证码,点击"确认提交",查看填写的邮箱,将会收到所需文献,中请外文图书,除了需要填写常用的邮箱和验证码,还要填写申请的页码范围。

提示,如果长时间未收到邮件,请试用以下方法:①邮件可能被误识为垃圾邮件,请检查被过滤的邮件中是否有回复给的信件;②请更换邮件地址再次提交参考咨询申请。

百链具有以下的使用技巧：

（1）高级搜索。点击搜索框后面的"高级搜索"链接，进入高级搜索页面，通过高级搜索更精确地定位需要的文献。

（2）二次检索。在搜索结果页面输入新查询词，点击"在结果中搜索"，将在当前搜索结果页面中再进行搜索。

（3）精确匹配。在搜索结果中，长查询词可能被分，为了达到精确搜索的目的，可以给查询词加半角双引号，百链将不对查询词进行拆分。

2. 开放获取

开放获取兴起于 20 世纪 90 年代，是一种依托网络技术，采用"发表付费，阅读免费"的新型学术信息传播形式，是国际科技界、学术界、出版界、信息传播界为推动科研成果利用因特网自由传播而发起的运动，是一种学术信息共享的自由理念和出版机制。在这种出版模式下，学术成果可以无障碍的传播，研究人员可以在任何地点和任何时间不受经济状况的影响平等免费地获取和使用网上的学术成果，是未来学术出版的模型，也是促进科研信息交流、沟通学界与大众的有效途径。

1) DOAJ(https://www.doaj.org/)

开放获取期刊目录（Directory of Open Access Journals，简称 DOAJ）是由瑞典隆德大学图书馆 2003 年 5 月推出的开放获取期刊的检索系统，是 2002 年 10 月在哥本哈根召开的第一届北欧学术交流会的成果，截止到 2017 年 6 月，该系统可提供 6 000 多种开放获取期刊的访问，开放存取的论文数量达 190 多万篇，该系统提供刊名检索、期刊浏览以及文章检索等功能。DOAJ 学科领域包括农业与食品科学、艺术与建筑、生物及生命科学、化学、数学与统计、物理及天文学、工程学、地球及环境科学、保健科学、自然科学总类、历史及考古学、语言及文学、法律与政治、经济学、哲学与宗教、社会科学、综合性等。

2) ArXiv(https://arxiv.org/)

ArXiv 是美国国家科学基金会和美国能源部资助的项目，由物理学家 1991 年在美国洛斯阿拉莫斯实验室建立的电子印本仓储，从 2001 年起，由康奈尔大学维护和管理，是当今全世界物理研究者最重要的交流平台，随着用户的增加，其覆盖领域也从单一的物理理论扩展成为涵盖数学、计算机科学、非线性科学、定量生物学和统计学的重要开放获取知识库。除作者提交的论文外，它还收录了美国物理协会、英国物理学会等出版的电子期刊全文。支持全部研究论文的自动化电子存储和发布，已经收集了超过 100 万篇学术性文献，目前已在俄罗斯、德国、日本、英国等 17 个国家和地区设立了镜像站点，在我国的站点设在中科院理论物理研究所，目前包含物理学、数学、非线性科学、计算机科学和量化生物等 5 个学科，研究者按照一定的格式将论文进行排版后，通过 Email、FTP 等方式，按学科类别上传至相应的库中。ArXiv 电子印本文档库没有评审程序，不过同行可以对文档库的论文发表评论，与作者进行双向交流。论文作者在将论文提交 E-print ArXiv 的同时，也可以将论文提交学术期刊正式发表，论文一旦在某种期刊上发表，在 E-print ArXi 的该论文记录中将会加入文献正式发表期刊的卷期信息。

3) HighWire Press(https://highwire.stanford.edu/)

HighWire 是由美国斯组福大学图书馆 1995 年创立的科学与医学文献库，是目前世界上最大的免费期刊文献全文数据库之一。目前其网站上可提供阅览的包括该出版社协助出版的期刊 1 300 多种,其中 30 多种为免费期刊,200 多种为延时开发获取期刊,还有 700 多种单篇付费的学术论文,电子刊通常比印刷本提前 2～3 天出版,具备完备的全文检索功能,实现与 PubMed 中的全部期刊交叉查询,主要覆盖学科领域有生命科学、医学、物理学以及社会科学。

4)麻省理工学院的开放式课件(https://ocw. mit. edu/ index. Him)

麻省理工学院的开放式课件是全世界教师,学生和学者不可多得的,基于因特网电子出版倡议的免费开放教育资源,开放的目标是为世界各地的学习者提供免费的教育教材,公布麻省理工学院的所有本科和研究生课程的材料,以扩大麻省理工学院开放式课程的影响和范围。

5)古登堡项目(https://www.gutenberg.org/)

古登堡项目是由美国伊利诺伊大学创建的,目的是鼓励电子图书的创造和传播。由志愿者合作,将版权过期的书籍转化为电子版,为全世界的读者提供免费下载。澳大利亚古登堡计划、德国古登堡计划、欧洲古登堡计划相继启动。其中图书主要是 txt 格式,少量的 THML 和 PDF 格式。网站除文本内容外,还包括音频资料。这个网站全部依靠志愿者的合作和捐款来维持和发展。目前已有几十种语言的书籍纳入了其体系,有 5 万多种电子图书供读者下载。

6)中国科学论文在线系统(https://www.paper.edu.cn/)

中国科技论文在线是经教育部批准,由教育部科技发中心主办,针对科研人员普遍反映的论文发表困难、学术交流渠道窄,不利于科研成果快速、高效地转化为现实生产力而创建的科技论文网站,其利用现代信息技术手段,打破传统出版的限制,免去传统的评审、修改、编辑流程,是形式灵活、查询方便的交流渠道,具有发表速度快、保护版权等特点。内容主要是自然科学,社会科学领域仅涉及教育学、管理学、经济学。根据文责自负的原则,只要作者所投论文符合该网站的投稿要求,均可以在一周内发表。论文格式多为 PDF 格式,该网站提供论文发表时间的证明,并允许作者向其他专业学术刊物投稿,使更多的科研人员尽快地分享科研成果,并保护作者的知识产权。

7)中国预印本服务系统(https://www.nstl.gov.cn/preprint/main.html? action＝Findex/)

中国预印本服务系统由中国科研技术信息研究所与国家科技图书文献中心联合建设,于 2004 年 3 月开通使用,以提供预印本文献资源为主要服务目的。由国内预印本服务子系统和国外预印本门户子系统构成。国内预印本服务子系统主要收录国内科研人员自由提交的预印本文章,国外预印本门户子系统是由中国科学技术信息研究所与丹麦技术知识中心合作开发完成,实现对全球 17 个知名预印本系统的一站式检索,并可获得全文。收录范围覆盖自然科学、农业、医药、工程与技术、图书情报学等,目前已经累积 70 多万条预印本文献记录。

医疗器械法规检索

3.1 概述

3.1.1 法律法规检索的目的和作用

在医疗器械管理领域,法的指引作用使得医疗器械领域的从业者,无论行政执法人员,还是在医疗器械研发、注册、生产、经营、使用等环节的从业人员,均可以从医疗器械法律法规中找到指引,如研发的产品属于三类医疗器械的,应当获得医疗器械产品注册证后才能上市。亦可以了解违反这类规定时,应当承担的某种法律后果。法的评价作用使得在医疗器械交易等环节中能够判断、衡量他人行为是否合法或有效。如一个从事医疗器械经营的主体可以根据法律法规清晰判断他的供货商是否符合法律法规要求。法的教育作用体现在有人因违法而受到制裁,受制裁人本人及其他相关人具有教育作用,同样,人们的合法行为以及其法律后果也同样对一般人的行为具有示范作用。如在某企业因经营无医疗器械注册证的产品,其被处罚的结果必然对了本企业及能够查询到该信息的起到教育作用。法的强制作用在于对于违法行为予以制裁,并起到警示并预防犯罪的作用。如某公司因其行为属于《中华人民共和国刑法》生产、销售不符合标准的医用器材罪的情形,应受到相应制裁。

检索法律法规可以让医疗器械行业的从业人员了解最新的法律法规。医疗器械企业作为受法规变化影响最大的相关方,可以密切关注最新法规动态,提前做好战略规划,确保企业合法合规生产经营,及时避免出现不知法、不懂法而承担法律责任的窘境。医疗器械领域的行政管理人员,也可以避免经验主义的束缚,及时了解最新法规和案例,避免不依法执法而被追责的后果。

3.1.2 医疗器械法律法规检索规则

法律检索从大类上可以分为法律法规检索和案例文书检索两大类。从全球法制实践来看,成文法国家法律法规制定以法律法规条文为主,在实践中也会积累大量具有指导意义的案例文书,包括行政和司法不同领域;判例法国家立法以判例为主,但在医疗器械领域也大量存在着各种成文法规。法律检索和案例检索适用于各个不同的法系。

1. 建立体系化检索思维

无论检索何种信息,要进行高效的法律检索,需要建立体系化的检索思维,以提高法律法规检索的全面性、准确性和检索效率。第一,需要明确检索目的,可以从宏观和微观两个层面进行规划。宏观上可以归纳为法条理解、行为策略指引、裁判尺度研究、理论研究等多个方面。微观上可以从需要解决的具体问题入手,分析检索目的,如是为了验证行为的合法性、寻找行为指引规范还是对某个法条的理解。第二,要明确检索范围、制定检索策略。从横向上看,明确检索范围包括哪些国家和地区,从纵向上看,划定检索的关键要点,确定可能用到的检索方法。需结合具体的检索目的和问题来选择最适合的检索策略。第三,及时调整检索策略和范围,记录检索内容。因检索的不确定性,常常需要不断地调整或改变检索方式、关键词、检索工具等,因此及时的记录检索路径和检索词在法律检索的过程中十分重要。通过记录有效以及无效的检索过程,不仅能避免检索内容的遗漏、重复,也能帮助我们理清思路,及时发现问题,进而调整检索方向。

2. 具备基本法律知识

要做到体系化检索,还需要有基本的知识储备。第一,需要建立法律法规的体系化知识,基本了解各个国家和地区法律法规体系的特点、法律法规发布规则。准确掌握法律法规的效力层级体系和部门法体系。第二,需要掌握几个法律法规数据库的使用方法,如北大法宝、威科先行、Westlaw、Lexis、Hein 等。第三,医疗器械作为一个具有强监管特色的专业领域,需要了解并关注与其相关的政府官网,如我国的药品监督管理局、美国 FDA、日本厚生劳动省、欧盟等,能够及时找到发布的法律法规以及案例。

3. 灵活运用各检索方法

比较常见的检索方法包括体系化检索法、关键词检索法、案号检索法、案例倒查法等。体系化检索法是指针对具体的法律问题,依据法律的效力层级体系,在与医疗器械相关的法律部门中自上而下的从宪法、法律到法规、规章依次进行检索,直至穷尽地完成检索。体系化的检索方法能够有效解决检索结果的全面性问题,确保检索结果没有遗漏。关键词检索法是适用范围最广泛,也是被使用频率最高的检索方法,其核心在于关键词的确定。由于检索问题的文本描述常常与法律条文存在很大的差别,因此在检索过程中关键词可能需要多次进行修正和调整。案号检索法是指掌握某一案件的案号,根据案号去检索查找该案。案例倒查法是指先依据要检索的问题找到类似情形的案例,然后在案例的裁判文书中查找适用法条的方法。这个方法在检索不熟悉或者完全陌生的法律问题领域时十分有效。

3.2 国内医疗器械法规检索

3.2.1 国内医疗器械法规体系

1. 我国法律的层级和效力

根据《中华人民共和国宪法》(以下简称《宪法》)和《中华人民共和国立法法》(以下简称《立法法》)的规定,我国法律法规包括法律、行政法规、地方性法规、国务院部门规章和地方人民政府规章等几种。根据《宪法》《立法法》等规定,我国的法律由全国人民代表大会及其常务委员会依照法定立法程序制定,由国家主席签发公布。法律是制定行政法规、地方性法规和规章的依据。行政法规由国务院根据宪法和法律制定、发布,其效力等级低于宪法、法律。地方性法规由省、自治区、直辖市的人大及其常委会根据本行政区域的具体情况和实际需要制定和公布,其效力等级低于宪法、法律和行政法规,高于本级地方政府规章。部门规章是国务院所属的各部、委员会根据法律和行政法规在本部门的权限范围内制定和发布的调整本部门范围内的行政管理关系的、并不得与宪法、法律和行政法规相抵触的规范性文件,其数量较多。地方政府规章是省、自治区、直辖市、设区的市、自治州的人民政府和广东省东莞市、海南省三沙市等四个不设区的市人民政府比照适用,可以根据法律、行政法规和本省、自治区、直辖市的地方性法规,制定规章。

2. 法的效力

我国《立法法》根据法的效力原理规定了法的位阶问题,详细规定了属于不同位阶的上位法与下位法和属于同一位阶的同位法之间的效力关系。即:下位法不得与上位法的规定相抵触;同位法之间具有同等效力,在各自的权限范围内施行。《立法法》第 78 条规定:"宪法具有最高的法律效力,一切法律、行政法规、地方性法规、自治条例和单行条例、规章都不得同宪法相抵触。"《立法法》第 79 条规定:"法律的效力高于行政法规、地方性法规、规章。行政法规的效力高于地方性法规、规章。"《立法法》第 80 条规定:"地方性法规的效力高于本级和下级地方政府规章。省、自治区的人民政府制定的规章的效力高于本行政区域内的较大的市的人民政府制定的规章。"可见,这些法律渊源之间属于上位法和下位法的关系。《立法法》还规定:"部门规章之间、部门规章与省、自治区、直辖市人民政府规章之间具有同等效力,在各自的权限范围内施行。"也就是说,这些法律渊源之间属于同位法的关系。

在一般法和特别法的效力问题方面,法理上适用的是"特别法优于一般法"的原则。在新法和旧法的效力问题方面,法理上适用的是"新法优于旧法"的原则。我国《立法法》根据法的效力原理和法理的原则,具体规定了一般法和特别法、新法和旧法的效力关系。《立法法》规定:"同一机关制定的法律、行政法规、地方性法规、自治条例和单行条例、规章,特别规定与一般规定不一致的,适用特别规定;新的规定与旧的规定不一致的,适用新的规定。"对于由同一机关制定的各种规范性文件,优先适用特别规定而不是一般规定,是因为:一般规定是对普遍的、通常的问题进行规定的,而特别规定是对具体的特定的问题进行规定,有明确的针对性,所以当它们处于同一位阶时,当然应当优先适用特别法。对于由同一机关制定的各种规范性文件,优先适用新的规定而不是旧的规定,是因为:当同一机关就同一问题进行了新的规定时,也就意味着对旧的规定进行了修改或补充,当然应当适用新法。

《立法法》还对各种规范性文件之间出现不一致,不能确定如何适用时,规定了效力的裁决程序。法律之间对同一事项的新的一般规定与旧的特别规定不一致,不能确定如何适用时,由全国人民代表大会常务委员会裁决。行政法规之间对同一事项的新的一般规定与旧的特别规定不一致,不能确定如何适用时,由国务院裁决。同一机关制定的新的一般规定与旧的特别规定不一致时,由制定机关裁决。地方性法规与部门规章之间对同一事项的规定不一致,不能确定如何适用时,由国务院提出意见,国务院认为应当适用地方性法规的,应当决定在该地方适用地方性法规的规定;认为应当适用部门规章的,应当提请全国人民代表大会常务委员会裁决。部门规章之间、部门规章与地方政府规章之间对同一事项的规定不一致时,由国务院裁决。根据授权制定的法规与法律规定不一致,不能确定如何适用时,由全国人民代表大会常务委员会裁决。

3. 医疗器械法律法规概述

医疗器械专门领域的法律法规位阶不高,其中《医疗器械监督管理条例》属于行政法规,《医疗器械注册管理办法》《医疗器械生产监督管理办法》《医疗器械不良事件监测和再评价管理办法》《医疗器械网络销售监督管理办法》《医疗器械标准管理办法》等属于规章,《国家药监局综合司关于印发医疗器械生产质量管理规范独立软件现场检查指导原则的通知》《国家药监局关于印发医疗器械检验工作规范的通知》等属于部门规范性文件,《国家药监局综合司关于进一步加强医疗器械强制性行业标准管理有关事项的通知》《国家药监局综合司关于加强无菌和植入性医疗器械监督检查的通知》等属于部门工作文件。

3.2.2 国内医疗器械法规发布平台

1. 法律的公布和检索

根据《立法法》规定,法律签署公布后,及时在全国人民代表大会常务委员会公报和中国人大网以及在全国范围内发行的报纸上刊载。全国人大常委会公报是我国公布法律的法定载体。根据《立法法》规定,在常务委员会公报上刊登的法律文本为标准文本。因此,《中华人民共和国全国人大常委会公报》是最为权威的法律检索途径。

目前,全国人大常委会已将公报等法律文件全文上网。登录"中国人大网"(http://www.npc.gov.cn),如图 3-2-1 所示。通过"中国法律法规检索系统"查询。该系统由全国人大信息中心创设,分类设计了法律、行政法规、地方性法规和政府规章等多个数据库,并提供了颁布单位、主题分类、标题检索和正文检索等多种检索途径。

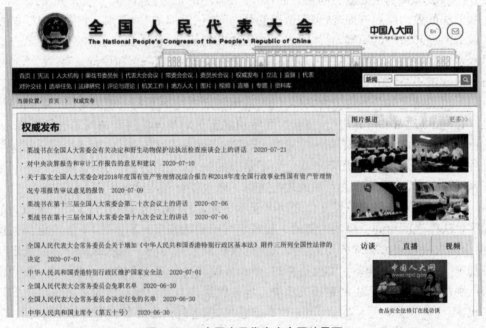

图 3-2-1 全国人民代表大会网站界面

全国人大会对重要的法律制修订开设专栏,如 2020 年 5 月 28 日第十三届全国人大三次会议表决通过的《中华人民共和国民法典》(以下简称《民法典》)就开设了关注民法典立法的专栏,对草案内容、代表审议意见、评论文章等做了汇集,对《民法典》总则、物权、合同、人格权、婚姻家庭、继承、侵权责任,以及附则七编分别做了介绍,如图 3-2-2 所示。有关法律修订的过程和修法愿意可以从该类专题中获悉。

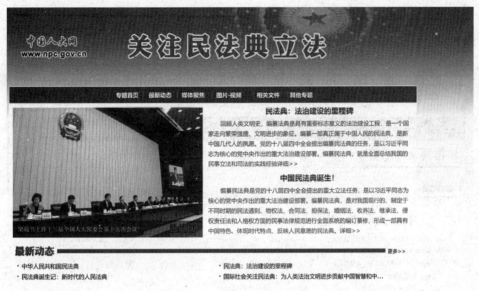

图 3-2-2　全国人大网民法典专栏

同样,我们可以看到,《中华人民共和国药品管理法》《中华人民共和国疫苗管理法》(以下简称《疫苗管理法》)等法律的制修订过程,人大阐明了《疫苗管理法》将实行"最严格"的管理制度,对违法者施以最严厉的处罚。同时,它对人的生命安全施以呵护,预防接种异常反应补偿、疫苗责任强制保险等新制度,彰显了法律的温度。疫苗企业的主体责任大大增强、现场检查和延伸检查让监管更有力。如图 3-2-3 所示。

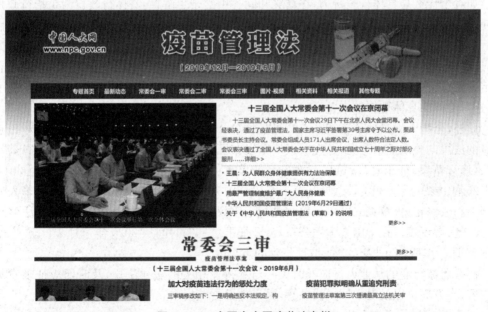

图 3-2-3　全国人大网疫苗法专栏

全国人大还开设专栏,公开法律释义和问答(http://www.npc.gov.cn/npc/c1793/flsyywd.shtml),如与医疗器械相关的释义包括《中华人民共和国行政许可法释义》《中华人民共和国行政复议法释义》《中华人民共和国立法法释义》等。这些释义和问答属于立法解释,具有法律效力。如图 3-2-4 所示。

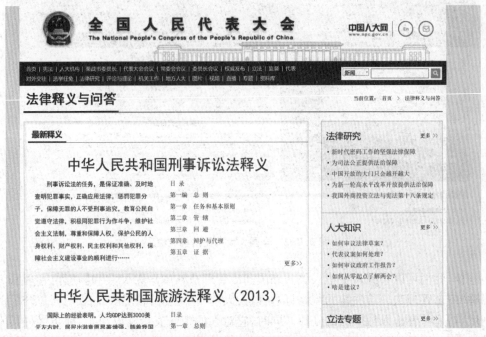

图 3-2-4　全国人大网法律释义与问答界面

如对于什么是具体行政行为,在释义和问答中给予了解释,具体行政行为是指行政机关行使行政权力,对特定的公民、法人和其他组织做出的有关其权利义务的单方行为。具体行政行为有四个要素:①行政机关实施的行为,这是主体要素;②行使行政权力所为的单方行为,这是成立要素;③对特定的公民、法人或者其他组织作出的,这是对象要素;④作出有关特定公民、法人或者其他组织的权利义务的行为,这是内容要素。并对每一个要素做了解释,这对法律的具体理解带来益处。

此外,全国人大设置了草案征求意见板块(http://www.npc.gov.cn/flcaw/),对正在制修订的法律向公众征求意见,并在次板块中发布征求意见稿,如图 3-2-5 所示。如《药品管理法(修订草案)征求意见》最后一次公开征求意见的时间从 2019 年 4 月 26 日至 2019 年 5 月 25 日共获得了 8 443 条意见。第十三届全国人大常委会第二十次会议对《中华人民共和国专利法修正案(草案二次审议稿)》进行了审议。例如,《中华人民共和国专利法修正案(草案二次审议稿)》在中国人大网公布,公开征求意见的时间从 2020 年 7 月 3 日至 2020 年 8 月 16 日。然后,全国人大会听取征集到的意见。

医疗器械行业的从业人员应及时关心与本行业相关的法律法规,及时回应征求意见稿的内容,一方面可以及时掌握立法动态,另一方面更能发出立法的声音。

2. 行政法规的公布和检索

按照《立法法》的规定,在国务院公报上刊登的行政法规文本为标准文本。因此,检索国务院办公厅编辑出版的《国务院公报》是首选途径。就行政法规的检索而言,司法部主办的"中国政府法制信息网"(http://www.moj.gov.cn/)"法律法规规章"板块是一个重要的途径。

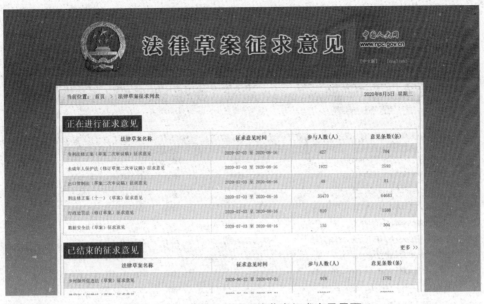

图 3-2-5 全国人大网法律草案征求意见界面

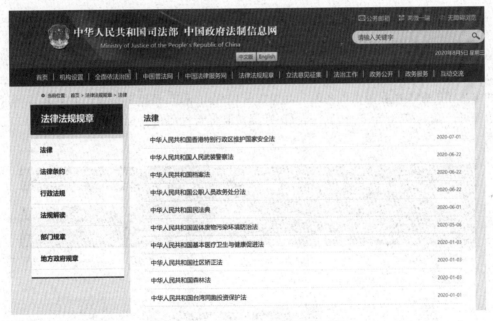

图 3-2-6 中国政府法制信息网网站

中国政府法制信息网(图 3-2-6)设有意见征集板块(http://zqyj.chinalaw.gov.cn/index),对行政法规草案和部门规章草案进行征集意见,如图 3-2-7 所示。

在医疗器械领域,《医疗器械监督管理条例》修订工作就是一个典型的案例。2018 年 6 月 25 日,为深化审评审批制度改革,鼓励医疗器械创新,发布《医疗器械监督管理条例修正案(草案送审稿)》,向公众征求意见。如将第十九条改为第二十一条,第一款修改为:"第三类医疗器械进行临床试验对人体具有较高风险的,应当经国务院药品监督管理部门批准。

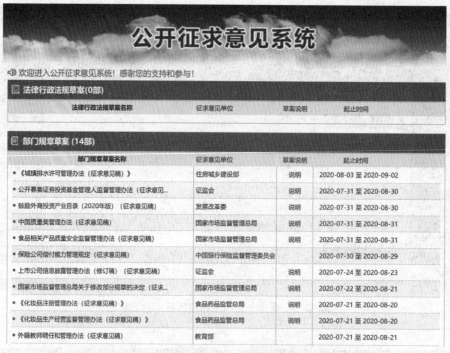

图 3-2-7　中国政府法制信息网意见征集板块

国务院药品监督管理部门应当自受理临床试验申请之日起 60 个工作日内决定是否同意开展临床试验;逾期未作决定的,注册申请人可以开展临床试验。临床试验对人体具有较高风险的第三类医疗器械目录由国务院药品监督管理部门制定、调整并公布。"把明示许可改为默示许可。截至 2020 年 8 月,新一轮《医疗器械监督管理条例》修订尚未结束,如图 3-2-8所示。

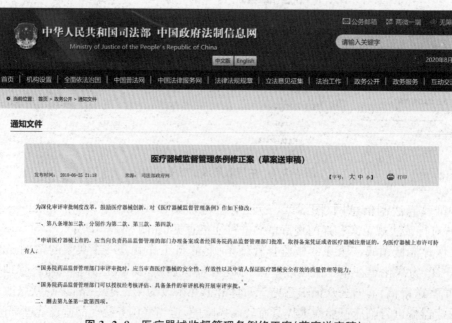

图 3-2-8　医疗器械监督管理条例修正案(草案送审稿)

3. 部门规章和规范性文件的公布和检索

1) 各委办局

部门规章和规范性文件的制定主体是国务院各委办局,可以从这些委办局的网站上获悉最新的制修订动向。

(1) 国家市场监督管理总局(http://www.samr.gov.cn)如图 3-2-9 所示。根据《国务院关于机构设置的通知》(国发〔2018〕6 号),设立市场监管总局,为国务院直属机构。负责市场综合监督管理。起草市场监督管理有关法律法规草案,制定有关规章、政策、标准,组织实施质量强国战略、食品安全战略和标准化战略,拟订并组织实施有关规划,规范和维护市场秩序,营造诚实守信、公平竞争的市场环境。负责市场主体统一登记注册。指导各类企业、农民专业合作社和从事经营活动的单位、个体工商户以及外国(地区)企业常驻代表机构等市场主体的登记注册工作。建立市场主体信息公示和共享机制,依法公示和共享有关信息,加强信用监管,推动市场主体信用体系建设。负责统一管理标准化工作。依法承担强制性国家标准的立项、编号、对外通报和授权批准发布工作。制定推荐性国家标准。依法协调指导和监督行业标准、地方标准、团体标准制定工作。组织开展标准化国际合作和参与制定、采用国际标准工作。负责统一管理检验检测工作。推进检验检测机构改革,规范检验检测市场,完善检验检测体系,指导协调检验检测行业发展。管理国家药品监督管理局、国家知识产权局。

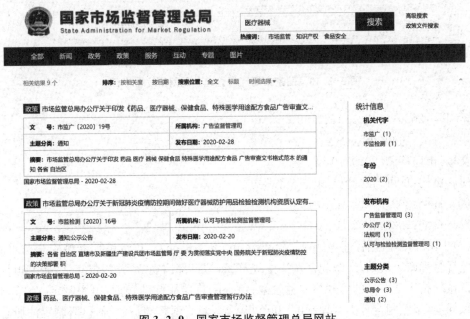

图 3-2-9　国家市场监督管理总局网站

在其网站上开设了发布栏目(http://gkml.samr.gov.cn),对市场总局职责项下的规章、规范性文件等进行了公开,如图 3-2-10 所示。

可以通过总局网站搜索功能进行全文或标题搜索,如搜索"医疗器械",可以看到与之相关文件。

如标题:市场监管总局办公厅关于新冠肺炎疫情防控期间做好医疗器械防护用品检验检测机构资质认定有关工作的通知

序号	名称	发文日期	文号
1	市场监管总局关于预防违法分子假冒电子营业执照骗取收费的公告	2020年07月31日	2020年第35号
2	市场监管总局关于发布131种产品质量国家监督抽查实施细则的公告	2020年07月31日	2020年第36号
3	市场监管总局关于12批次食品不合格情况的通告	2020年07月30日	2020年第19号
4	市场监管总局关于2020年上半年食品安全监督抽检情况分析的通告	2020年07月29日	2020年第18号
5	市场监管总局关于发布《小麦粉中三聚硫氰酸三钠盐的测定》等3项食品补充检…	2020年07月29日	2020年第34号
6	2019年市场监管总局所监管企业工资总额信息披露	2020年07月28日	
7	市场监管总局办公厅 国家统计局办公室 商务部办公厅关于开展涉外调查专项执…	2020年07月27日	市监注〔2020〕80号
8	市场监管总局办公厅关于提升信息化水平统一规范市场主体登记注册工作的通知	2020年07月27日	市监注〔2020〕85号
9	市场监管总局关于8批次食品不合格情况的通告	2020年07月23日	2020年第17号
10	市场监管总局办公厅关于组织开展2020年度国家市场监管重点实验室和技术创…	2020年07月21日	市监科财函〔2020〕124…
11	农用薄膜管理办法	2020年07月21日	
12	市场监管总局办公厅关于开展2020年市场监管科技周活动的通知	2020年07月21日	市监科财〔2020〕81号
13	市场监管总局办公厅关于加强防汛救灾期间市场价格监管工作的通知	2020年07月20日	市监竞争[2020]78号
14	市场监管总局关于公布道路货运车辆"三检合一"检验检测机构名单的公告	2020年07月17日	2020年第32号
15	市场监管总局等16部门关于印发《市场监管领域 部门联合抽查事项清单（第一…	2020年07月16日	国市监信〔2020〕111号
16	市场监管总局关于5批次食品不合格情况的通告	2020年07月16日	2020年第16号
17	市场监管总局关于开展"长江禁捕 打非断链"专项行动的公告	2020年07月15日	2020年第31号
18	国家市场监督管理总局关于废止部分规章的决定	2020年07月15日	国家市场监督管理总局令…
19	国家烟草专卖局 国家市场监督管理总局关于印发电子烟市场专项检查行动方案…	2020年07月14日	国烟专〔2020〕101号
20	市场监管总局关于两家认证机构被撤销《认证机构批准书》的公告	2020年07月14日	2020年第30号
21	市场监管总局关于16批次食品不合格情况的通告	2020年07月13日	2020年第15号
22	国家市场监督管理总局2020年度考试录用公务员面试有关安排的公告	2020年07月09日	
23	市场监管总局外聘法律顾问选聘公告	2020年07月07日	
24	市场监管总局关于发布《机动车尾气遥感检测系统校准规范》等20项国家计量…	2020年07月06日	2020年第29号
25	体育总局 教育部 公安部 民政部 人力资源社会保障部 卫生健康委 应急部 市场…	2020年07月01日	体规字〔2020〕2号

图 3-2-10 国家市场监督管理总局网站发布栏目

索引号:2020—1582513427738

主题分类:通知、公示公告

文号:市监检测〔2020〕16 号

所属机构:认可与检验检测监督管理司

成文日期:2020 年 02 月 20 日

发布日期:2020 年 02 月 24 日

（2）国家药品监督管理局(http://www.nmpa.gov.cn)。负责医疗器械安全监督管理,拟订监督管理政策规划,组织起草法律法规草案,拟订部门规章,并监督实施,研究拟订鼓励医疗器械新技术新产品的管理与服务政策;负责医疗器械标准管理,组织制定、公布国家医疗器械标准,组织制定分类管理制度,并监督实施;负责医疗器械注册管理,制定注册管理制度,严格上市审评审批,完善审评审批服务便利化措施,并组织实施;负责医疗器械质量管理,制定研制质量管理规范并监督实施,制定生产质量管理规范并依职责监督实施,制定经营、使用质量管理规范并指导实施;负责医疗器械上市后风险管理,组织开展医疗器械不良事件的监测、评价和处置工作,依法承担医疗器械安全应急管理工作;负责组织指导医疗器械监督检查,制定检查制度,依法查处医疗器械注册环节的违法行为,依职责组织指导查处生产环节的违法行为;负责医疗器械监督管理领域对外交流与合作,参与相关国际监管规则和标准的制定。

国家药品监督管理局网站是国内最官方的发布医疗器械信息的网址,可查阅医疗器械政策法规动态、不良事件安全警示、科普宣传和 IMDRF 专栏内容,如图 3-2-11、图 3-2-12 所示。

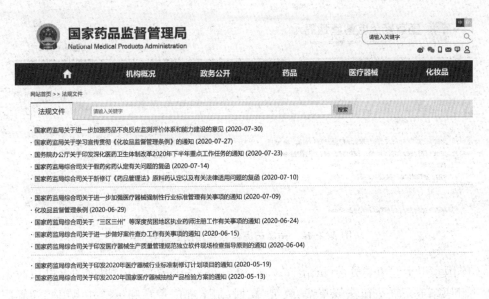

图 3-2-11　国家药品监督管理局医疗器械法规文件

已发布的与医疗器械相关的部门规章包括:

- 医疗器械注册管理办法(国家食品药品监督管理总局令第 4 号)
- 体外诊断试剂注册管理办法(国家食品药品监督管理总局令第 5 号)
- 医疗器械说明书和标签管理规定(国家食品药品监督管理总局令第 6 号)
- 医疗器械生产监督管理办法(国家食品药品监督管理总令第 7 号)
- 医疗器械经营监督管理办法(国家食品药品监督管理总局令第 8 号)
- 药品医疗器械飞行检查办法(国家食品药品监督管理总局令第 14 号)
- 医疗器械分类规则(国家食品药品监督管理总局令第 15 号)
- 医疗器械使用质量监督管理办法(国家食品药品监督管理总局令第 18 号)
- 医疗器械通用名称命名规则(国家食品药品监督管理总局令第 19 号)
- 医疗器械临床试验质量管理规范(国家食品药品监督管理总局国家卫计委令第 25 号)
- 医疗器械召回管理办法(国家食品药品监督管理总局令第 29 号)
- 体外诊断试剂注册管理办法修正案(国家食品药品监督管理总局令第 30 号)
- 关于调整部分医疗器械行政审批事项审批程序的决定(国家食品药品监督管理总局令第 32 号)
- 医疗器械标准管理办法(国家食品药品监督管理总局令第 33 号)
- 医疗器械网络销售监督管理办法(国家食品药品监督管理总局令第 38 号)
- 医疗器械不良事件监测和再评价管理办法(国家市场监督管理总局令第 1 号)
- 药品、医疗器械、保健食品、特殊医学用途配方食品广告审查管理暂行办法(国家市场监督管理总局令第 21 号)

例如,部门规章《进口医疗器械代理人监督管理办法(征求意见稿)》由国家市场监督管理总局在中国政府法制信息网(http://zqyj.chinalaw.gov.cn/index)向公众征求意见,从2018年12月24日至2019年1月23日。

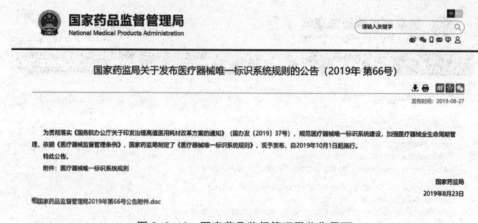

图 3-2-12　国家药品监督管理局公告界面

(3)国家卫生健康委员会(http://www.nhc.gov.cn/)负责组织拟订国民健康政策,拟订卫生健康事业发展法律法规草案、政策、规划,制定部门规章和标准并组织实施等职能。国家卫生健康委员会、国家医疗保障局等部门在医疗、医保、医药等方面加强制度、政策衔接,建立沟通协商机制,协同推进改革,提高医疗资源使用效率和医疗保障水平。国家药品监督管理局会同国家卫生健康委员会组织国家药典委员会并制定国家药典,建立重大药品不良反应和医疗器械不良事件相互通报机制和联合处置机制。可以在该网站及时查询到相关的法律法规,如图 3-2-13 所示。

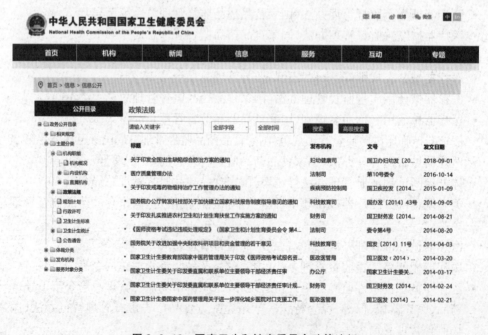

图 3-2-13　国家卫生和健康委员会政策法规

在其信息公开栏目中,有专门的政策法规一栏,供公众查询,如图 3-2-14 所示。

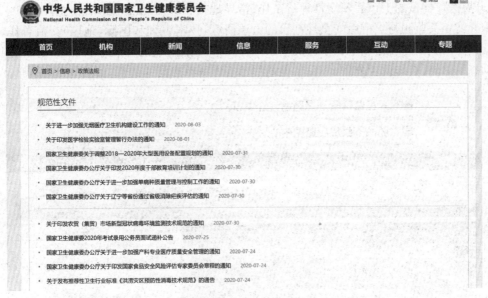

图 3-2-14　国家卫生和健康委员会规范性文件

2) 各直属事业机构

(1) 国家药监局医疗器械技术审评中心(https://www.cmde.org.cn)负责申请注册的国产第三类医疗器械产品和进口医疗器械产品的受理和技术审评工作;负责进口第一类医疗器械产品备案工作;参与拟订医疗器械注册管理相关法律法规和规范性文件。组织拟订相关医疗器械技术审评规范和技术指导原则并组织实施;承担再生医学与组织工程等新兴医疗产品涉及医疗器械的技术审评等。该网站可查阅医疗器械技术审查指导原则等,如图 3-2-15 所示。

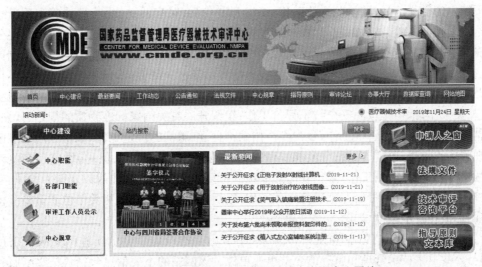

图 3-2-15　国家药监局医疗器械技术审评中心网站

（2）国家药品不良反应监测中心（http://www.cdr-adr.org.cn）负责组织制定修订医疗器械不良事件监测与上市后安全性评价的技术标准和规范；组织开展医疗器械不良事件监测；开展医疗器械的上市后安全性评价工作；指导地方相关监测与上市后安全性评价工作。组织开展相关监测与上市后安全性评价的方法研究、技术咨询和国际（地区）交流合作。该网站是国内上报医疗器械不良事件的登录网址，可查阅医疗器械不良事件相关政策法规、监管动态、飞行检查与质量公告、不良事件通报和查询所有产品的信息，如图3-2-16所示。

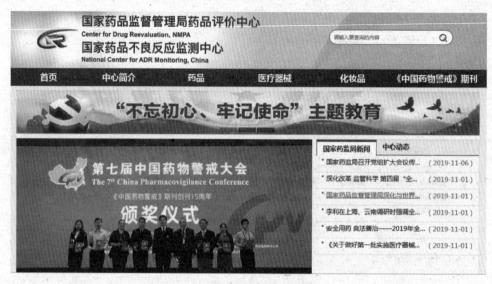

图3-2-16　国家药品不良反应监测中心网站

（3）中国食品药品检定研究院（https://www.nifdc.org.cn/nifdc/，简称中检院），前身是1950年成立的中央人民政府卫生部药物食品检验所和生物制品检定所。1961年，两所合并为卫生部药品生物制品检定所。中检院是国家检验药品生物制品质量的法定机构和最高技术仲裁机构，主要承担食品、药品、医疗器械、化妆品及有关药用辅料、包装材料与容器（以下统称为食品药品）的检验检测工作，组织开展药品、医疗器械、化妆品抽验和质量分析工作，负责相关复验、技术仲裁，组织开展进口药品注册检验以及上市后有关数据收集分析等工作；承担药品、医疗器械、化妆品质量标准、技术规范、技术要求、检验检测方法的制修订以及技术复核工作，组织开展检验检测新技术新方法新标准研究，承担相关产品严重不良反应、严重不良事件原因的实验研究工作；负责医疗器械标准管理相关工作；承担生物制品批签发相关工作；承担化妆品安全技术评价工作；组织开展有关国家标准物质的规划、计划、研究、制备、标定、分发和管理工作；负责生产用菌毒种、细胞株的检定工作，承担医用标准菌毒种、细胞株的收集、鉴定、保存、分发和管理工作；承担实验动物饲育、保种、供应和实验动物及相关产品的质量检测工作；承担食品药品检验检测机构实验室间比对以及能力验证、考核与评价等技术工作；负责研究生教育培养工作，组织开展对食品药品相关单位质量检验检测工作的培训和技术指导，如图3-2-17所示。

（4）中国疾病预防控制中心（www.chinacdc.cn）是由政府举办的实施国家级疾病预防控制与公共卫生技术管理和服务的公益事业单位。该网站的主要信息包括科技文献服务系统、公共卫生数据共享工程、法定传染病疫情报告、突发卫生事件信息、国家卫生统计数据、

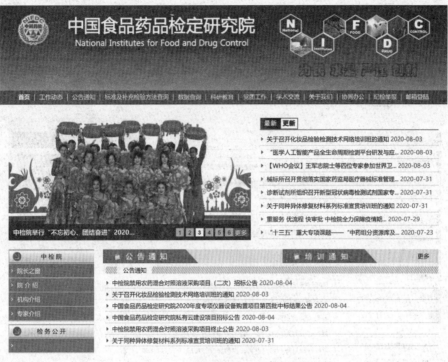

图 3-2-17　中国食品药品检定研究院网站

技术报告及相关资料、CDC 论文专注一览、重点图书、艾滋病信息资源中心等，如图 3-2-18 所示。

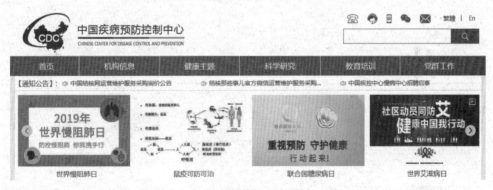

图 3-2-18　中国疾病预防控制中心网站

4. 司法解释等的公布和检索

（1）最高人民法院（http：//www.court.gov.cn）是公布司法解释等文件的官方途径，如图 3-2-19 所示。最高人民法院权威发布栏目（http：//www.court.gov.cn/fabu.html），包括了司法解释、司法文件等内容。

（2）中国法院网（https：//www.chinacourt.org/law.shtml）是由人民法院新闻传媒总社主办，最高人民法院主管的资讯类网站，可以从该网站通过检索的方式查询到司法解释、中外条约、法律法规等内容，如图 3-2-20、图 3-2-21 所示。

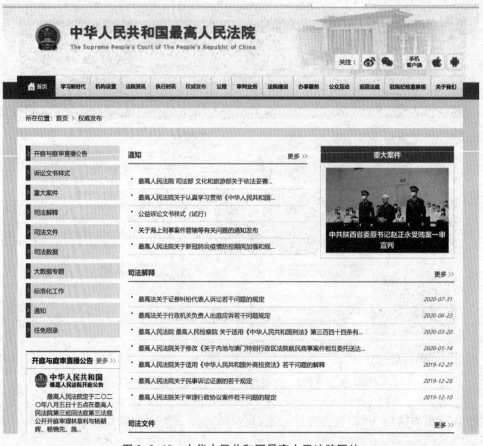

图 3-2-19　中华人民共和国最高人民法院网站

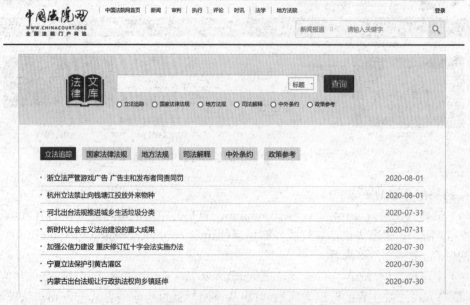

图 3-2-20　中国法院网网站

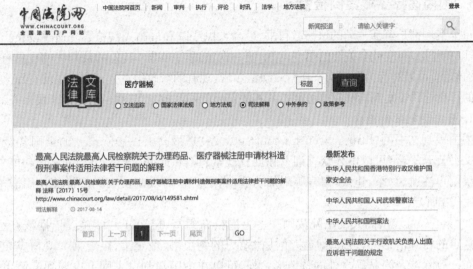

图 3-2-21　中国法院网法律文库

（3）最高人民检察院（https://www.spp.gov.cn）设立了专门的检察法规库，由最高人民检察院主办、检察日报社承办（https://www.spp.gov.cn/spp/flfgk/index.shtml），如图 3-2-22 所示。

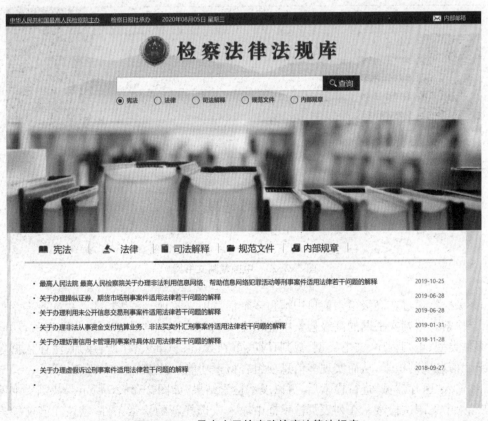

图 3-2-22　最高人民检察院检察法律法规库

3.2.3 国内医疗器械案例检索

每个案例都是鲜活生动的法治教科书,最高人民法院和最高人民检察院通过发布指导性案例,以案释法,回应社会关切的热点问题,统一司法适用标准。其他的裁判案例也具有类案指导的作用,可以对行为做指引。在行政执法领域,现有的行政信息公开制度也使得原来无法窥见的行政处罚等案例能够有迹可循。各相关部门的网站收录了这类案件,便于民众查询。

1. 司法裁判案例检索

中国裁判文书网(http://wenshu.court.gov.cn)是最高人民法院设立的全国各级法院裁判文书公开平台,可以供公众查询。除拥有检索、查看、收藏、分享、下载的主体功能外,同时提供用户注册、登录,建议,留言等附加功能,满足公众对裁判文书网多样的使用需求,如图 3-2-23 所示。

2013 年 7 月,《最高人民法院裁判文书上网公布暂行办法》正式实施。依据该办法,除法律规定的特殊情形外,最高法院发生法律效力的判决书、裁定书、决定书一般均应在互联网公布。故除涉及隐私等之外的特情形之外,可以在中国裁判文书网上查询到已经生效的判决书、裁决书等。

裁判文书网可以实现快捷检索支持关键词联想推荐功能。在快捷检索框中输入关键词后,联想推荐案由、关键词、审理法院、当事人、审理人员、律师、律所、法律依据八个类型的信息。快捷检索支持拼音检索,包括全拼和简拼。

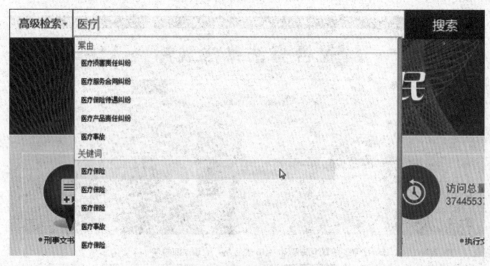

图 3-2-23　中国裁判文书网

高级检索通过在高级检索窗口中填写多个信息项来实现。高级检索可以实现多个信息项组合检索。裁判文书网的高级检索中提供全文、案由、案件名称、案号、法院名称、法院层级、案件类型、审判程序、文书类型、裁判日期、审判人员、当事人、律所、律师、法律依据等共计 15 个信息项的检索,从而实现多信息项组合检索功能,如图 3-2-24 所示。

如输入"医疗器械"进行检索后,可以展示检索结果,如图 3-2-25 所示。裁判文书网支持在结果中无限次检索。在列表页检索框中输入或选择新的检索条件,默认在当前检索结

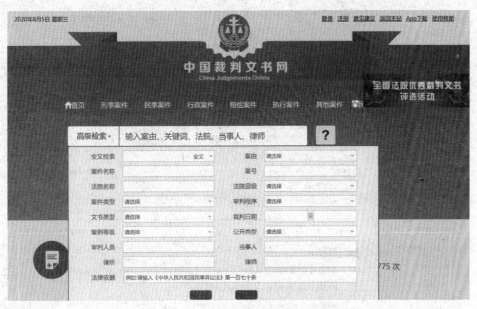

图 3-2-24　中国裁判文书网高级检索

果的基础上检索裁判文书。中国裁判文书网的检索结果分别在列表页和全文页展现。在裁判文书列表中,除展现符合检索条件的裁判文书外,还有关联文书以及分类引导树的显示。关联文书通过文书案号,将一、二审文书关联在一起显示,客观、完整的展现案件的最终结果。关联文书会显示文书的审理程序、审理法院、案号、裁判日期、结案方式五项信息。分裂引导树,列表页左侧,分为关键词、案由、法院层级、地域及法院、裁判年份、审理程序、文书种类七种分类引导。

在裁判文书网全文页,除展示裁判文书的具体内容,还有裁判文书关联文书、目录、概要的展示。全文页的关联文书展示与列表页关联文书相同的内容。点击全文页的目录图标,会展开当前裁判文书的目录;点击目录中的段落名称,会自动定位到裁判文书的相应位置。点击全文页的概要图标,会展开当前裁判文书的基本信息和法律依据。

也可以输入行政处罚再次进行检索。检索前规划好需要检索的对象,可以快速地找到该案或类案,如图 3-2-26 所示。

进入每一个裁判案例,能够看到文书全文,并能通过概要按钮掌握案件基本信息及关联法条。并可以通过"关联"等功能关联到同案的其他文书以及庭审视频等内容。

同时,司法裁判文书网还具有指导案例和推荐案例的功能,可以使得案件查询人员快速掌握指导案例并关联到推荐案例。

司法裁判文书网还能实现案例文书下载功能。登录的用户,在列表页点击、在全文页点击、在个人中心—我的收藏—案例包—文书列表页中点击"下载"按钮,可以实现单篇裁判文书下载。登录的用户,在列表页点击"批量下载"按钮,可以将已选中的多篇裁判文书以压缩包格式下载到本地。

根据我国的案号编写规定,每个案件的案号具有唯一性,因此利用案号这一独特标识,采用案号检索法能够精准检索特定案例的裁判文书。同时,由于案号的编写具有特定规则,案号检索法还能实现某类型案件全部案例的快速检索,是案件类型化检索的利器。

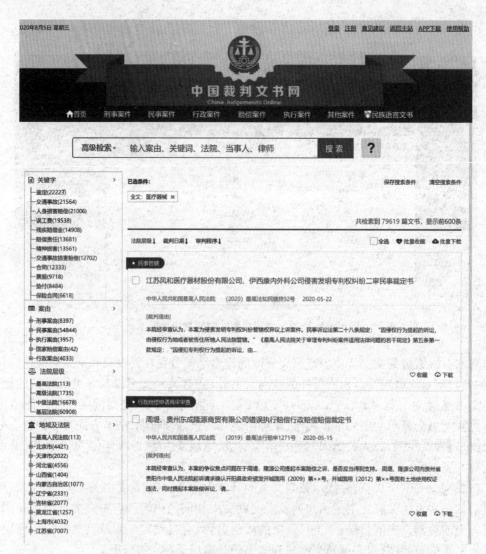

图 3-2-25　中国裁判文书网高级检索结果

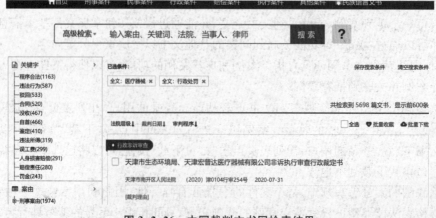

图 3-2-26　中国裁判文书网检索结果

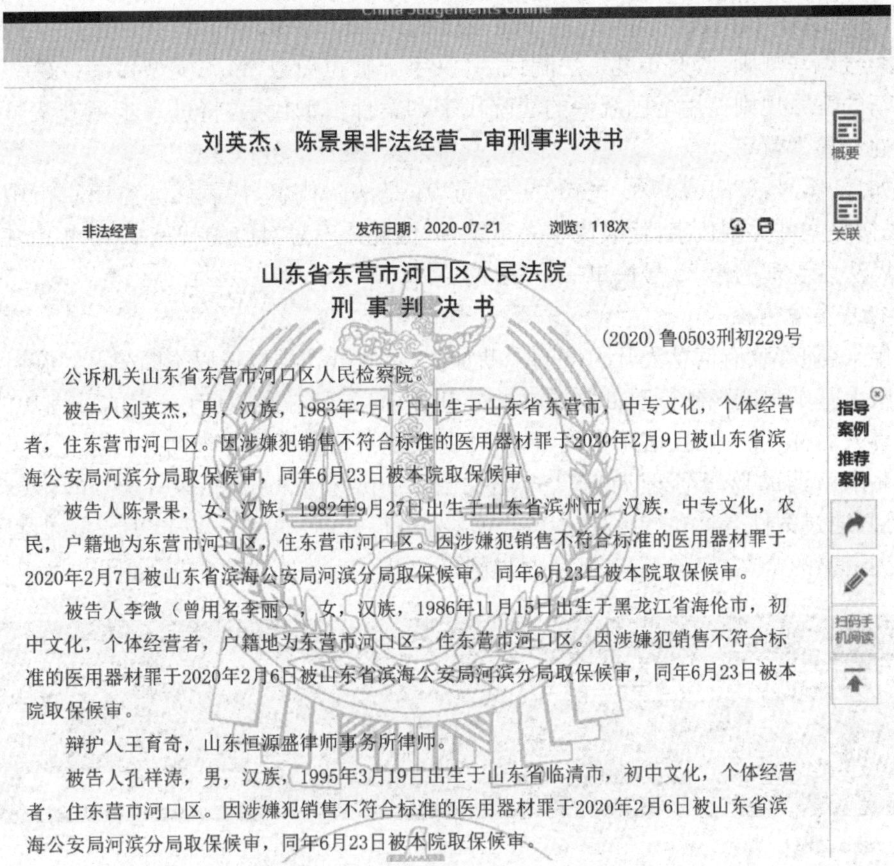

China Judgements Online

刘英杰、陈景果非法经营一审刑事判决书

非法经营　　　　　　发布日期：2020-07-21　　　浏览：118次

山东省东营市河口区人民法院
刑事判决书

(2020)鲁0503刑初229号

公诉机关山东省东营市河口区人民检察院。

被告人刘英杰，男，汉族，1983年7月17日出生于山东省东营市，中专文化，个体经营者，住东营市河口区。因涉嫌犯销售不符合标准的医用器材罪于2020年2月9日被山东省滨海公安局河滨分局取保候审，同年6月23日被本院取保候审。

被告人陈景果，女，汉族，1982年9月27日出生于山东省滨州市，汉族，中专文化，农民，户籍地为东营市河口区，住东营市河口区。因涉嫌犯销售不符合标准的医用器材罪于2020年2月7日被山东省滨海公安局河滨分局取保候审，同年6月23日被本院取保候审。

被告人李微（曾用名李丽），女，汉族，1986年11月15日出生于黑龙江省海伦市，初中文化，个体经营者，户籍地为东营市河口区，住东营市河口区。因涉嫌犯销售不符合标准的医用器材罪于2020年2月6日被山东省滨海公安局河滨分局取保候审，同年6月23日被本院取保候审。

辩护人王育奇，山东恒源盛律师事务所律师。

被告人孔祥涛，男，汉族，1995年3月19日出生于山东省临清市，初中文化，个体经营者，住东营市河口区。因涉嫌犯销售不符合标准的医用器材罪于2020年2月6日被山东省滨海公安局河滨分局取保候审，同年6月23日被本院取保候审。

图 3-2-27　中国裁判文书网检索详情

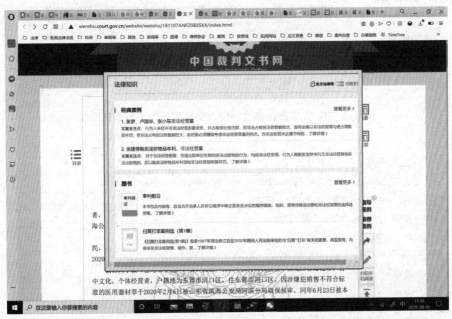

图 3-2-28　中国裁判文书网法律知识

2016 年以前,我国没有统一的案号编写规则。2016 年 1 月开始,我国法院正式施行统一的新案号编写规则:收案年度+法院代字(汉字+阿拉伯数字)+类型代字(汉字)+案件编号。新的案号规则使用全国统一的法院代字和案件类型代字,将进一步提升案号检索法的准确性和检索效率。

例如,新案号:(2016)苏 01 民初 29 号,苏 01 是法院代字,代表江苏省南京市中级人民法院,民初是案件类型代字,代表民事一审案件,因此该案号对应的就是 2016 年由江苏省南京市人民法院受理的第 29 号民事一审案件。

2. 行政类案例检索

近年来,随着政府信息公开力度的不断加大,行政处罚类也得以不断公开。在各行政机关的官网上基本都能找到行政处罚文书的公开界面。这些网站具有一定的查询功能,可以通过当事人名称、统一社会信用代码、行政处罚决定书文号等进行查询。

如北京市药品监督管理局信息查询栏目(http://yjj.beijing.gov.cn/yjj/xxcx/index.html)可以通过案件名称和行政处罚决定书文号进行查询,如图 3-2-29 所示。但目前无法查询到决定书的全文。有的省市已经通过网络公开了行政处罚的全文,如图 3-2-30 所示。

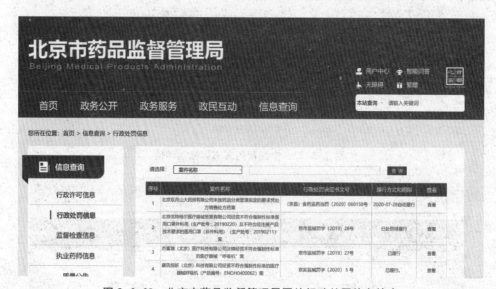

图 3-2-29 北京市药品监督管理局网站行政处罚信息检索

行政处罚决定书文号:	京市监械罚字〔2019〕27号
案件名称:	杰富瑞（北京）医疗科技有限公司涉嫌经营不符合强制性标准的医疗器械"呼吸机"案
当事人名称:	杰富瑞（北京）医疗科技有限公司
组织机构代码或身份证号:	91110302MA0192WM6U
法定代表人:	陈唯青
违反法律、法规或规章的主要事实:	杰富瑞（北京）医疗科技有限公司经营不符合强制性标准的医疗器械"呼吸机"
处罚依据:	罚款 《医疗器械监督管理条例》第六十六条第一款
履行方式和期限:	已履行
作出处罚的机关和决定日期:	北京市市场监督管理局--2019-12-24

图 3-2-30 北京市药品监督管理局公开的行政处罚全文

新设立的国家市场监督管理局也推出了中国市场监管行政处罚文书网（http://cfws.samr.gov.cn），收录了从 2019 年至 2020 年的市场监管领域的行政处罚文书，如图 3-2-31 所示。

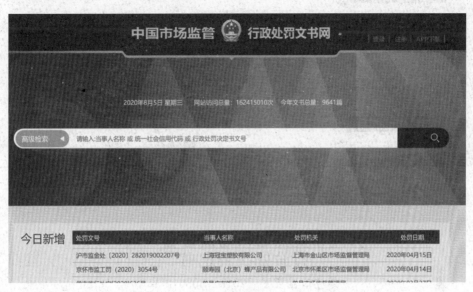

图 3-2-31　中国市场监管行政处罚文书网

该网站具有较强的查询功能。可以通过当事人名称、统一社会信用代码、处罚种类、处罚依据、处罚机关、处罚文号、处罚日期等进行检索。更为方便的是，还可以通过全文检索进行查询，如图 3-2-32 所示。

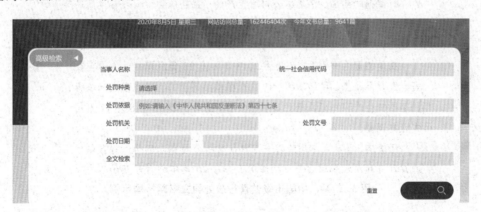

图 3-2-32　中国市场监管行政处罚文书网检索界面

如通过高级查询选项检索"《医疗器械监督管理条例》第六十三条"，可以检索到该法条关联的案例。该网站收录的是行政处罚决定书全文，如图 3-2-33、图 3-2-34 所示。

3.2.4　国内法规检索数据库

1. 部分法律数据库概览

除以上由官方权威机构发布的信息渠道外，我国还有专门的法律数据库，具有比较强大的检索功能，部分数据库需要付费才能获得全部功能，如表 3-2-1 所示。

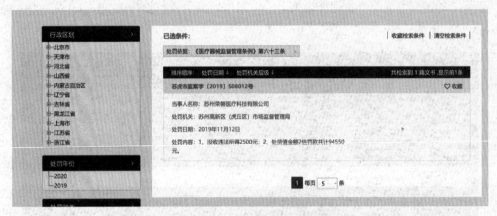

图 3-2-33　中国市场监管行政处罚文书网检索结果

苏州市虎丘区市场监督管理局
行政处罚决定书

苏虎市监案字〔2019〕S08012 号

当事人：苏州荣磐医疗科技有限公司；营业执照统一社会信用代码：913205053312123313；法定代表人姓名：林齐渊；联系电话：**********；住所：苏州市高新区湘江路 1428 号；成立日期：2015年 04 月 01 日；经营范围：研发、生产第二类、第三类医疗器械及体外诊断试剂的药品。销售本公司所生产的产品；自营和代理各类商品及技术的进出口业务。当事人未取得医疗器械生产许可证和医疗器械注册证。

我局接匿名举报后，我局于 2018 年 8 月 15 日组织执法人员前往当事人开展检查，现场发现 281 盒血糖试纸等产品，但当事人未取得医疗器械生产许可证及医疗器械注册证，我局于 2018 年 8 月 17 日正式立案调查。

经查实，当事人苏州荣磐医疗科技有限公司在未取得医疗器械生产许可证和医疗器械注册证的情况下，从 2014 年 8 月起开始生产血

图 3-2-34　中国市场监管行政处罚文书网检索示例

表 3-2-1　部分法律数据库一览表

序号	名称	网址	收费情况
1	北大法宝	https://www.pkulaw.com	全文查看需付费
2	法信网	http://www.faxin.cn	全文查看需付费
3	威科先行	https://law.wkinfo.com.cn	付费
4	律商网	http://hk.lexiscn.com	付费

（续表）

序号	名称	网址	收费情况
5	无讼案例	https://www.itslaw.com	搜索功能免费，服务付费
6	Openlaw	http://openlaw.cn	搜索功能免费

......

1) 北大法宝

北大法宝法律法规数据库（www.pkulaw.com/law），1985 年诞生于北京大学法律系，经过 30 多年的改进和完善，是目前国内成熟、专业、先进的法律法规检索系统。具有较强的检索和联想功能。

收录了①中央法规：全国人大（常委会）、国务院、国务院行政机构、国家监察委、最高人民法院、最高人民检察院批准或颁布的法律、行政法规、监察法规、司法解释、部门规章、军事法规规章、规范性文件，收录中共中央及其组成部门发布的党内法规，同时也收录社会团体、行业协会等机构发布的团体规定、行业规定。②地方性法规：收录全国各地方人大（常委会）、地方政府、地方政府行政机构、地方各级人民法院、地方各级人民检察院颁布的省级、设区市地方性法规、经济特区法规、自治条例和单行条例、地方政府规章、规范性文件、地方司法文件、地方工作文件、行政许可批复。③立法资料：收录立法草案及说明、立法草案审议意见、全国人大常委会工作报告、全国人大常委会执法检查报告、国务院政府工作报告、最高人民法院工作报告、最高人民检察院工作报告、地方政府工作报告、地方人大常委会工作报告、地方人民法院工作报告、地方人民检察院工作报告、白皮书、法规解读等各类立法相关资料。④中外条约：收录新中国成立以来中国与世界各国、国际组织签订的双边条约，以及中国缔结或加入的多边条约。根据缔约国、条约种类、所属行业领域等进行多维度分类。⑤外国法规：收录外国法律、国际组织发布的国际惯例和规范性文件。根据法规所属国家及国际组织、所属行业领域等进行多维度分类。⑥合同范本：主要收录了国家工商行政管理局和有关管理机关提供的合同示范文本和非官方合同范本。⑦境外法律信息资源指引：内容覆盖全球法律信息中心 LII、外国法与国际法查询指引、国际法资源、外国法资源、法宝项目资源以及英文期刊书籍资源等。⑧法律文书：收录刑事诉讼法律文书、民事（含经济）诉讼法律文书、经济合同纠纷诉讼法律文书、行政诉讼法律文书、仲裁法律文书、公证法律文书、行政案件类法律文书、公司法律文书、通用法律文书以及其他常用文书范本和格式文书。⑨党内法规制度专题：本专题是由北大法宝团队经过深入调研，基于现有党内法规的清理成果、参考中央办公厅法制局编写的《中央党内法规和规范性文件汇编》，着眼于中央党内法规"二五"制定计划的顶层设计而对该类数据进行的一次较为系统、科学的分类梳理。该专题分中央和地方两个子库，为各机关团体党建、纪检监察工作提供专业支持。⑩律师业务操作指引：本专题内容全部来源于中华全国律师协会编写、北京大学出版社出版的书籍《中华全国律师协会律师业务操作指引》，由全国律协组织各专业委员会以法律法规和司法解释为准绳，总结各地优秀律师的实践经验，开展课题研究而集中编纂而成。

2) 法信网

"法信"平台的承建单位人民法院电子音像出版社，是最高人民法院主管的以电子、音像、互联网出版,法律知识定制化服务,司法文书大数据分析,电影电视剧制作为主业的新媒体出版社。人民法院电子音像出版社将以法院系统信息资源为依托,在已有的渠道和经验基础上,利用先进的信息化知识平台和大数据分析技术,发展成为权威、专业、独具品牌影响力的,集法律产品、资讯、服务为一体的定制化一站式解决方案供应商。

"法信"平台汇聚了目前中国法律人所需的全量法律知识文献和案例数据资源,囊括法律文件、法律释义、案例要旨、法律观点、裁判文书、图书论著、期刊论文、文书范本、行业标准等内容资源,目前有 12 个一级库,总文献数达 9 875 万篇,总字数达 790 亿字。"法信"平台以 2 小时一次的频率,每天快速更新国内立法、行政和司法机关上万篇最新发布的法律文件和案例,其存量资源的容量和增量文件的更新速度国内领先。能够提供法律知识和案例导航体系及一站式法律知识解决方案。实现基于机器学习和人工智能算法的全案由"类案推送"与"同案智推"系统。具备法信智能问答系统。

3)威科先行

北京威科亚太信息技术有限公司总部位于北京,并在上海、成都、广州等地设有分公司或办事机构。威科亚太不仅依托威科集团全球领先的信息服务技术及经验,更植根于中国本土环境,根据中国市场特色与本土客户的切实需求,为中国的财税、法律、金融、医疗领域的专业人士提供及时、准确、权威、内容丰富的信息解决方案和服务。

威科亚太是荷兰威科集团(Wolters Kluwer)旗下成员。荷兰威科集团是一家全球领先的专业信息服务提供商。来自世界各地法律、商业、税务、会计、金融、审计、风险管理、合规和医疗卫生等领域的专业人士依靠威科集团提供的信息工具及软件解决方案,来高效管理其业务,为其客户提供卓有成效的服务。

4)律商

Lexis®China 律商网是律商联讯 LexisNexis 在中国推出的旗舰法律信息数据库产品。Lexis®China 律商网的内容和功能持续更新。除了收录海量法律法规信息,律商网还支持一站式查询中英双语法律评论内容,对重点法律领域、热点话题、新兴问题进行追踪,提供多层次、有深度的法律评论和分析,助力法律专业人士提升办公效率,解决法律实务难题。

律商还开设了名家专栏针对法律前沿热点话题,通过个性化专栏文章,陈述观点,聚焦重点法律领域,对重点法律问题进行系统、深入梳理,从不同角度透视法律问题对实务的影响,提供风险控制的策略与方法。律商的特点是双语转化,可个性化定制服务。适合公司等商用环境。

5)无讼

无讼源于律师事务所,推出了法律+互联网产品:无讼案例、无讼法规、无讼名片、无讼合作、人工智能法小淘等。无讼希望基于专业法律服务的基因,借助互联网和先进信息技术。主要以企业法律服务为主,法规和案例搜索是其中一部分功能。

6)OpenLaw

OpenLaw 开放法律联盟,2014 年成立于上海。是一个面向律师、法官、检察官、法学教师、学者、学生以及从事法律相关的工作人员的 NGO 开放型组织,OpenLaw 的用户被视为法律技术和知识的源泉,共同分享法律专业知识以及智慧和经验成果。

2. 检索示例

各个数据库基本都支持关键词检索,有的不仅能够支持关键字段的关键词检索,还可以支持全文关键词检索,这给法律法规的检索和案例的查找带来了极大的方便。但关键词的确定不能凭空想象,而应当从具体法律问题的描述中发现关键词。

主要的关键词选取范围以已有信息和检索目标为两个主要的考量依据。可以从法律问题或案例的事实描述中选取关键词。可以根据法律问题的法理或者法律关系确定关键词。也可从初步找到的法律法规的标题、条文或者相似案例的文书表述中发现关键词。由于语言表达具有多样性,对于该直接选取的关键词有时需要进行同义处理,即将其转换为同义词、近义词,或者是上位词等。因为法理或者法律关系通常是与检索目的相关性最高的检索条件,因此利用与法理或者法律关系相关的关键词进行检索,在多数情况下是效率最高的检索方式。

举例 1:检索现有与医疗器械不良反应监测相关的法律法规

以法信和北大法宝为例,如果在检索框中输入"医疗器械不良事件"这个检索条件,默认的检索范围为标题和发文字号中搜索,搜索结果为:8 个规章中,有 4 个已经失效,4 个仍然生效,挑选想要的进行下载,如图 3-2-35 所示。

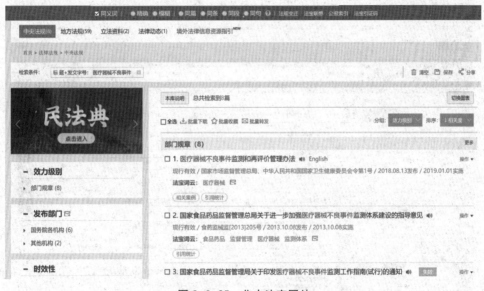

图 3-2-35 北大法宝网站

(1)医疗器械不良事件监测和再评价管理办法

现行有效 / 国家市场监督管理总局、中华人民共和国国家卫生健康委员会令第 1 号 / 2018.08.13 发布 / 2019.01.01 实施

(2)国家食品药品监督管理总局关于进一步加强医疗器械不良事件监测体系建设的指导意见

现行有效 / 食药监械监〔2013〕205 号 / 2013.10.08 发布 / 2013.10.08 实施

(3)国家食品药品监督管理局关于印发医疗器械不良事件监测工作指南(试行)的通知

失效 / 国食药监械〔2011〕425 号 / 2011.09.16 发布 / 2011.09.16 实施

(4)国家食品药品监督管理局办公室关于开展《医疗器械不良事件监测和再评价管理办法(试行)》专项检查的通知

现行有效／食药监办械〔2010〕125 号／2010.11.22 发布／2010.11.22 实施

（5）国家食品药品监督管理局、卫生部关于印发医疗器械不良事件监测和再评价管理办法（试行）的通知

现行有效／国食药监械〔2008〕766 号／2008.12.29 发布／2008.12.29 实施

（6）国家食品药品监督管理局关于进一步加强医疗器械不良事件监测有关事宜的公告

失效／国食药监械〔2006〕406 号／2006.08.02 发布／2006.08.02 实施

（7）国家药监局综合司关于贯彻实施《医疗器械不良事件监测和再评价管理办法》有关事项的通知

现行有效／药监综械管〔2018〕35 号／2018.10.23 发布／2018.10.23 实施

（8）国家药品监督管理局关于开展医疗器械不良事件监测试点工作的通知失效

失效／国药监械〔2002〕400 号／2002.11.07 发布／2002.11.07 实施

从法信网中我们可以看到，除了部门规章，还有 41 个地方政府规章，可以逐一查看，也可以根据地区进行筛选，如图 3-2-36 所示。

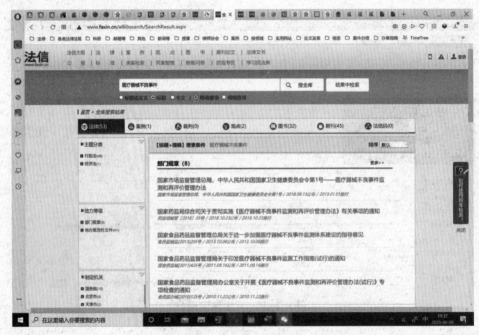

图 3-2-36　法信网网站

通过以上检索，我们可以查找到标题中带着"医疗器械不良事件"的法规，但还未把与医疗器械不良事件相关的法律法规找全。我们需要通过全文搜索，这时，我们就不能使用"医疗器械不良事件"作为关键词，而是要把词组进行组合，分几次进行搜索。

如"医疗器械＋不良事件"

先在全文中搜索"医疗器械"，全文中包含医疗器械的中央法规（3 227）；地方性法规（27 308）；立法资料（271）；立法计划（47）；中外条约（221）；澳门法规（2）；台湾法规（35）。其中，包含医疗器械的中央法规包括：法律（44）；行政法规（198）；司法解释（30）；部门规章（2 870）；军事法规规章（2）；党内法规（44）；团体规定（10）；行业规定（29）。

初步搜索的结果显然数量太多,如图 3-2-37 所示。

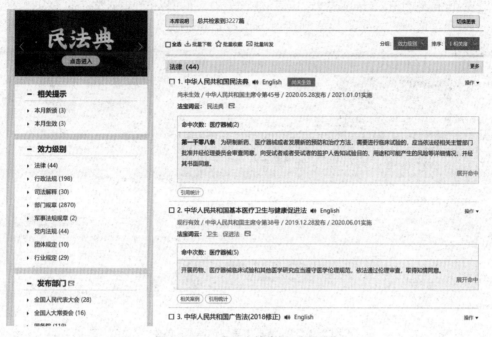

图 3-2-37　全文中搜索"医疗器械"

在结果中二次搜索"不良事件",中央法规可搜到行政法规（15）；司法解释（1）；部门规章（174）；党内法规（3）。包括《医疗器械监督管理条例(2017 修订)》《国务院关于在海南博鳌乐城国际医疗旅游先行区暂停实施〈医疗器械监督管理条例〉有关规定的决定》等,如图 3-2-38 所示。

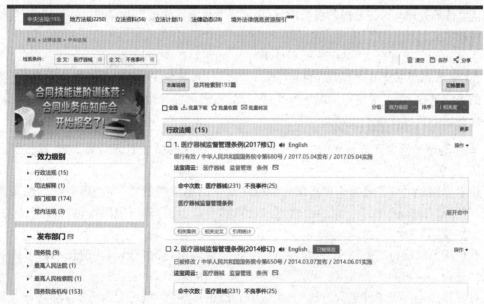

图 3-2-38　在结果中二次搜索"不良事件"

单独选择部门规章列后,可以看到包括部门规章(20);部门规范性文件(72);部门工作文件(82)。其中,现行有效(141);失效(31);已被修改(2)。亦可以单独根据发布部门来进行搜索。

可以通过这种方式基本检索到所有与医疗器械不良事件相关的现行法律法规,如图 3-2-39 所示。

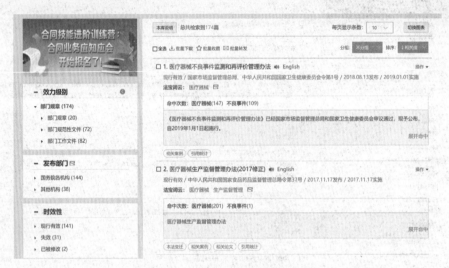

图 3-2-39　结果中单独选择部门规章

举例 2：检索医疗器械不良事件的定义

梳理检索思路,一是医疗器械不良事件在《医疗器械监督管理条例》中有相关规定,在《医疗器械监督管理条例》查看有没有相应定义。通过标题检索的方式,找到《医疗器械监督管理条例》全文,可以看到数据库中有 5 个行政法规,有 2 个标志"已被修改",选择 2017 年新修订的《医疗器械监督管理条例》,如图 3-2-40 所示。在全文中检索不良事件,可以看到第五章不良事件的处理与医疗器械的召回,专章规定了不良事件的相关内容,但并未对医疗器械不良事件做定义。

二是在标题接着搜索"医疗器械不良事件",如图 3-2-41 所示。

在《医疗器械不良事件监测和再评价管理办法》中,规定了"医疗器械不良事件,是指已上市的医疗器械,在正常使用情况下发生的,导致或者可能导致人体伤害的各种有害事件。"对医疗器械不良事件做了规定。

举例 3：想要检索江苏省有关"生产、经营未取得医疗器械注册证的第二类、第三类医疗器械的"案例

检索思路:从生产、经营未取得医疗器械注册证的第二类、第三类医疗器械的法条内容判断,句子过于长,不利于一次性检索,可以尝试"生产、经营未取得医疗器械注册证的"＋"第二类"或"第三类"的做法。

在市场监管局行政处罚文书网,检索"生产、经营未取得医疗器械注册证的",可以看到检索结果为 23 篇,如图 3-2-42 所示。

可以按照地区等条件进行二次、三次分类。点击江苏省,进行二次分类,看到有 3 篇文书。可逐一对文书进行下载阅读,如图 3-2-43 所示。

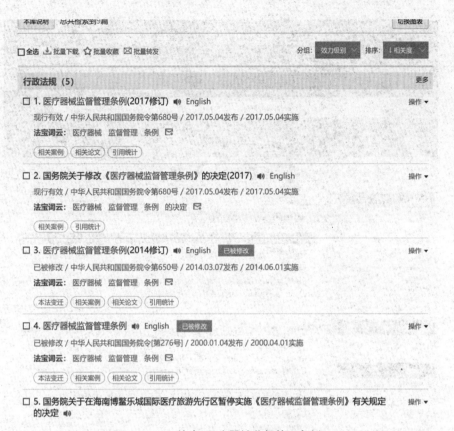

图 3-2-40　检索《医疗器械监督管理条例》

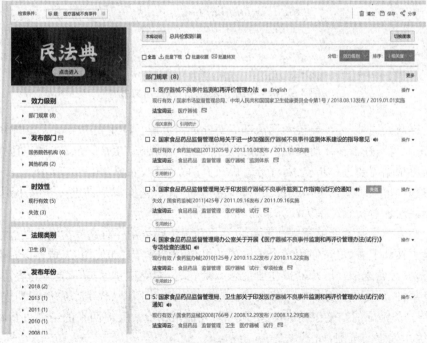

图 3-2-41　搜索"医疗器械不良事件"

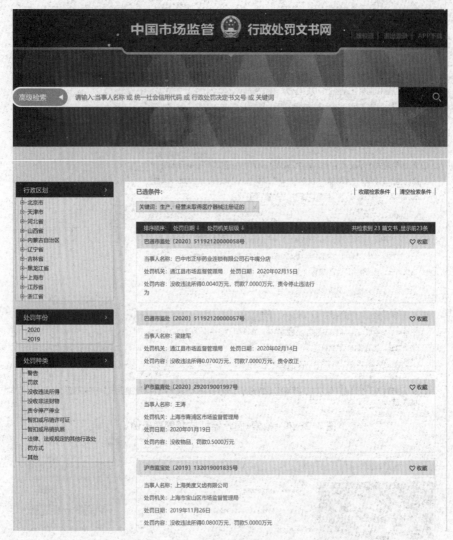

图 3-2-42　中国市场监管行政处罚文书网

除了行政处罚外,还需要检索司法部门对此如何审理。在北大法宝司法案例中检索"生产、经营未取得医疗器械注册证的",也可以在"无讼"中搜索"生产、经营未取得医疗器械注册证的",再根据需要进一步检索,江苏省内只有两个判例,如图 3-2-44 所示。

考虑到当事人可能仅生产或仅经营,有漏掉的可能,把检索条件进一步缩小到"未取得医疗器械注册证",检索结果为江苏省有 6 个案例。

以上检索结果基本能够覆盖江苏省内行政和司法两条途径对这一类案子的看法。

从检索技巧上看,尽量使用多个关键词的组合,而非长句;如使用"未取得医疗器械注册证",而不是"经营未取得医疗器械注册证怎么处罚"。避免错别字或不准确的表述,如医疗器械不良事件,而不是医疗器械不良反应。尽量使用法律用语如"生产质量管理规范"而不是"GMP"。关键词的调整在确定关键词之后,还需根据检索反馈回来的结果进行相应的调整,不断缩小检索的范围,如图 3-2-45 所示。

在用多个关键词进行检索时,检索词之间有时不是简单的"和"的逻辑关系,也会出现

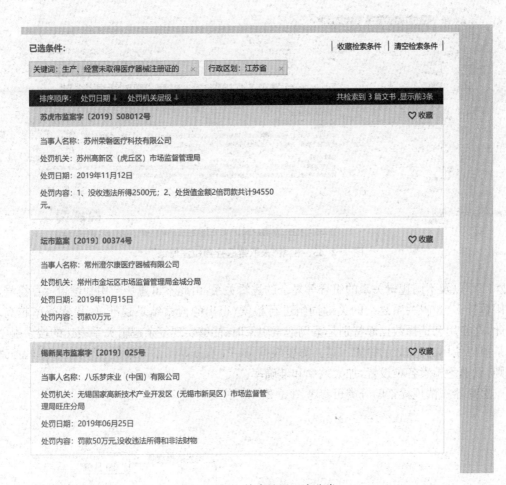

图 3-2-43 检索结果二次分类

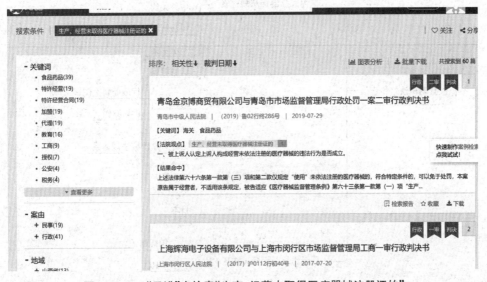

图 3-2-44 "无讼"中检索"生产、经营未取得医疗器械注册证的"

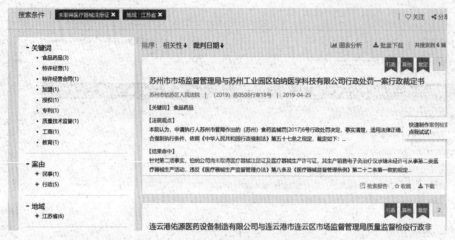

图 3-2-45　检索"未取得医疗器械注册证"

"或""非"以及不同逻辑关系的组合等复杂的逻辑关系,由此不可避免会用到逻辑运算符号。若用数量多、逻辑关系复杂的关键词组进行检索,得出的检索结果越准确,检索效率越高。因此,在使用和选择数据库特别是案例搜索引擎时,能够实现复杂逻辑关系表达的搜索引擎才是值得使用的、高效的检索工具。需要根据每一个数据库的不同设置,学习数据库的搜索规则,以熟悉检索各项设置,加大效率和准确率。

医疗器械法规检索的分类可参考图 3-2-46 所示。

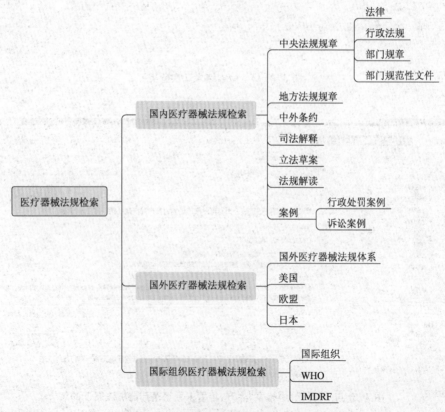

图 3-2-46　医疗器械法规检索思维导图

3.3　国外医疗器械法规检索

3.3.1　国外医疗器械法规体系和检索特点

　　检索国外的法律法规或案例,必须了解当地的法律法规体系,知晓各类别法律法规和案例发布的部门。中国商务部主办的全球法律网站(http://policy.mofcom.gov.cn/law/index.shtml)可对全球各国的法律有基本了解。涵盖了五大洲的大部分国家和地区。如在澳大利亚的介绍中,介绍了澳大利亚的法律体系,澳大利亚的正式法律渊源包括宪法、制定法、判例法。并给出了联邦法律库的链接地址(https://www.legislation.gov.au),便于公众查询。除此之外,该网站集中介绍了各国与经贸相关重要法规,与医疗器械相关的法律法规需要在数据库中进行查询,如表 3-3-1 所示。

　　查找相关的法律法规和案例最直接的方式是从其官方网站上直接检索和下载,但受限于语言和对外国机构了解的不够深入,检索往往会遇到困难。这时可以向国外的法律数据库寻求帮助。

表 3-3-1　国外的主要法律法规数据库

序号	名称	网址	备注
1	West law	www.Next.Westlaw.com	收费/美国、英国等法律法规和案例
2	LexisNexis	http://www.lexisnexis.com.cn	收费/美国、英国、中国、意大利、日本、韩国、澳大利亚、芬兰、法国等国家和地区的法律法规和案例
3	Beck-Online	https://beck-online.beck.de/Home	收费/全球收录德文法律信息最全和最权威的数据库之一
4	国际条约集数据库	https://legal.un.org/ola/	免费,可查询国际条约

　　Westlaw 法律在线数据库是全球最强大的在线法律研究工具,它提供来自全球的大量法律信息以及时事新闻和商业资讯。Westlaw International 是法律出版集团 Thomson Legal and Regulators 开发的互联网的搜索工具,其丰富的资源来自法律、法规、税务和会计信息出版商。用户可以通过 Westlaw International 迅速地存取案例、法令法规、表格、条约、商业资料和更多的资源。通过布尔逻辑搜索引擎,用户可以检索数百万的法律文档。

　　包含了美国资料,内容包括美国联邦法与各州的法律,并提供法律案例的全文资料、判例法(case law)、专论与最新的"My Westlaw"。英国资料,包括威尔士与英格兰地区的议会报告、军事法案、Sweet & Maxwell 所出版的英国法律,还包括 Sweet & Maxwell 出版的法律判决与立法案,并附加引证案例的参考文献、二次文献以及与案例相关的对照资料。欧洲联盟资料,此资料库广泛收集了 Sweet & Maxwell 和 Ellis Publications 这两家领先的欧洲法律出版商出版的欧洲法律资料,内容包括 CELEX-欧盟正式法律数据库、Official Journal C and L Series、Full Text Parliamentary Questions、Merger Control Decisions 和欧盟最新资料通告。加拿大资料,包括联邦和各省判例的法律报告(Carswell)、加拿大各专案主题系列的法律报告(Carswell)。该数据库也包含了我国香港地区的资料,包括香港诉讼案件摘要、香港法律草案的最新通告服务、香港法院诉讼案件的全文报告。

LexisNexis 为 Reed Elsvier 集团下属的公司,专业从事法律、商业、新闻信息和出版服务。Lexis Advance 法律专业数据库拥有超过 15 万个法律资料来源,是面向法律专业人员设计的大型综合法律资料数据库。其中包括美国联邦和州政府、美国国际商业委员会、国际商务管理局约 300 年的法律全文案例,美国最高法院从 1790 年 1 月到现在的案例和最高法院上诉案例,美国地方法院从 1789 年到目前的案例,来自破产法庭、国际贸易法庭、税务法庭、商标和专利权上诉法庭、商业和军事法庭的判决书及 50 个州中各级别法院的判决书,自 1988 年至现在的所有联邦律法包括联邦记录、联邦法规、美国首席检察官意见、联邦获取规则和增补在内的所有联邦规则,50 个州的州宪法、法院规则与美国首席检察官意见等,超过 600 种法律评论杂志中的法律评论等。同时,Lexis Advance 法律专业数据库也包括了欧洲的联邦法律和法规,欧洲、美国、日本和其他国家近 24 年来的全文专利资料,大不列颠及北爱尔兰联合王国、加拿大、澳大利亚、新加坡和中国香港等世界绝大多数国家和地区的法律法规和案例等。

Beck-Online 法律数据库主要收录 C.H.Beck 出版社出版的出版物(期刊、专著、教科书、论文集)等的电子版本,同时也收录相关的法律信息和法律资源,比如像法律、法规条文、关于法律条文的相关的注释类资源,比如著名的《Staudinger 德国民法典注释》丛书等。另外还包括德国联邦法院的相关判例。其收录范围涵括了:法律原始文献、二次文献、法律新闻,包括:法律法规、期刊、专著、教科书、法律注释图书、论文集、文书范本、判例、法律新闻等,涵盖了所有的法学体系,其收录的内容超过 1 000 种法律图书、550 万份可以检索的文献、最早可以回溯到 1954 年,成为研究德国法律和欧洲法律不可或缺的资源。Beck-Online 数据库资源涵括的法律领域主要包括民法、商法和贸易法、诉讼法、劳动和社会法、公法、刑法、交通法、税法及审计规则、国际法和欧盟法等。

3.3.2 美国医疗器械法规检索

美国是联邦制的普通法系国家。美国现行法律体系由判例法和成文法共同构成,形成 5 种法律渊源:宪法、制定法、条约、行政法律法规和普通法。

就普通法而言,虽在法律实体及程序方面均有诸多变动,但无论从美国联邦或州的法律层面来看,美国现行法律体系很大程度上均继承了英国的普通法传统。美国的《联邦宪法》具有最高法律效力,且美国存在直接适用《宪法》的审查制度。《宪法》规定美国国会通过的法律、参议院批准的条约、行政机构颁布的行政法规及联邦司法机构作出的判例法组成了美国联邦法律体系。美国国会是美国联邦法律的立法机关。联邦法律及国际条约不得与《宪法》相冲突,其法律效力高于美国州法及附属领地法。每届国会通过的新法均会在此届国会卸任之年汇编入美国成文法律大全。美国政府行政机构根据诸多联邦法律的明确立法授权制定行政法规,并由联邦法律登记处出版进行发布并编入每年更新的《联邦法规汇编》。各联邦行政机构除制定行政法规外,亦颁布了大量的规则、手册、政策陈述、函、决定等,但此类规范性文件仅作为发布机构对法律法规的机构性解释,在案件审判中仅具有说服力而非强制适用性。

联邦最高法院是美国最高司法机关,并是对法律进行违宪性审查的机构。美国联邦法院系统拥有《宪法》第三条规定的司法审判权,但其所作判决并不必然具有普通法上的判例法效力,但联邦最高法院自身所作的关于《宪法》及法律的适用和解释的判决除外,所有州法院必须遵守。直至 2007 年美国联邦法庭规则通过之前,美国联邦上诉判决中只有约十五分之一进行公布并成为有法律强制力的判例,即美国没有联邦普通法,联邦法院系统没有州法院所拥有的充分普通法造法权。根据 Erie 规则,除《宪法》中明确规定的在航海法等领域美国联邦法律沿用英国普通法之外,联邦法院具法律强制力的判例必须与相应的宪法或法律条款相链接。联邦法院在审理其由于多样性管辖权而受理的州法下的诉讼请求时,必须适用其属地的州法。美国州法院并不受联邦法院适用其州法所作判决的强制约束。

美国 50 个州均具有完全主权,拥有各自的州宪法、政府及法院,分别制定州法律、法规、根据州立法授权制定地方条例并进行适用、解释与司法审查,而联邦政府则仅拥有宪法明确列举规定的权力权限。美国公民日常适用的法律大多为各州州法,比如州合同法、侵权法、财产法、刑法、家庭法。20 世纪以前,美国联邦法律主要集中在由《宪法》明确授权的军事、货币、外交事务及国际条约、关税、知识产权(尤其专利与版权)等领域立法。但 20 世纪以来,随着对《宪法》商业与费用条款的广义解释,联邦法律立法范围扩展至航空、远程通信、铁路、医院、反垄断及商标等领域。在如航空与铁路等领域,联邦法律效力完全排斥各州州法的适用;在如家庭法等领域,州法占主要比例,联邦制定法仅存有关跨州及国际婚姻等法律规定;在如保险法等法律领域,美国国会颁布了关于只要存在该法律领域的州立法,则联邦不予立法的法律规定;在如商标、劳动等法律领域,在联邦及州层面上并存有大量现行有效法律,美国法律法规数据库如表 3-3-2 所示。

作为医疗器械主管部门的 FDA 是美国人类和健康服务部(Department of Health & Human Services,简称 DHHS)的下设机构之一,其组织架构类似于我国的海关系统,为垂直管理,由 FDA 总部和美国各大区、地区派驻机构组成,人员统一由 FDA 管理。从立法层面来看,1976 年美国国会正式通过了《食品、药品和化妆品法》(Federal Food, Drug, and Cosmetic Act,简称"FD & C Act")修正案,加强了对医疗器械进行监督和管理的力度,并确立了对医疗器械实行分类管理的办法。这是国际上第一个国家立法,并规定由政府行政部门对医疗器械进行监督管理。而在后续的 30 多年间,美国国会又先后通过了医疗器械安全法案(SMDA)、FDA 监管现代化法案(FDAMA)、医疗器械申报费用和现代化法案(MDUFMA)、医疗器械申报费用稳定法案(MDUFSA)、FDA 修正法案(FDAAA)等一系列规定。医疗器械领域的监管立法主要集中在联邦领域。

表 3-3-2 美国法律法规数据库

序号	名称	网址	备注
1	美国宪法协会数据库	www.Constitution.org	官方
2	美国最高法院多媒体数据库	www.oyez.org	官方
3	美国国会数据库	http://heinonline.org/HOL/Welcome	官方
4	美国司法部的网站	www.doj.gov	官方
5	美国 FDA 网站	https://www.fda.gov	官方

FDA 有专门的法律法规信息板块(https://www.fda.gov/regulatory-information),可以在此板块中搜索到与医疗器械相关的法律法规、指南等内容。如美国联邦食品药品和化妆品法令(https://uscode.house.gov/browse/prelim@title21&edition=prelim)是美国联邦法典第九章,通常称其为标题 21(Title 21)。此部分是对食品、药物、医疗器械的规定,共九卷。可以通过章卷号来进行检索,也可以通过关键词查找的方式在文本内查找需要的内容。

3.3.3　欧盟医疗器械法规检索

所谓欧盟法,指以建立欧盟、规制欧盟各国的国际条约为核心而建立起来的,包括欧盟自己为实施条约而制定的各项条例、指令、决定和判例以及欧盟各国的相关国内法,旨在调整欧盟各国对内和对外关系的国际法和国内法规范的总称,是一个将国际条约的内容逐渐发展成为国内法规范的法律体系。主要包括三个方面。

第一方面是成立欧盟及其前身欧共体的国际条约以及后续修改的一系列条约《巴黎条约》《布鲁塞尔条约》《阿姆斯特丹条约》《尼斯条约》《里斯本条约》等。条约由作为欧盟及其前身欧洲共同体成员的各缔约国制定,由各缔约国按条约规定的程序批准生效。与具有普遍约束力的国内法不同,它只对缔约国产生特定法律约束力,产生所缔结条约约定事项的国家责任,具有国际法的所有特性。

第二方面是欧洲议会、部长理事会等欧盟主要机构根据基本条约,以解释条约和执行条约的方式制定的,具有国内法属性的条例、指令、决定等法规及欧洲法院的判例。欧盟立法机构颁布的法规主要有条例,它具有普遍意义,各个组成部分都具有约束力,可以直接适用于所有成员国;指令,它所规定的应达到何种结果的要求,对任何接受指令的成员国都具有约束力,但应采取何种形式或方法,由有关成员国决定;决定,它仅对所下达的有关对象具有拘束力。上述三种形式的法规,是欧盟法的重要渊源。这个层面的欧盟法律大多是对社会生活各领域进行管理、管制的公法性规范,既有受国际条约制约的一面,也有自上而下制定法律约束各缔约国国内法成为各缔约国国内最高法的一面。

第三方面是各成员国的国内法。这类法律既包括成员国的公法,如刑法、诉讼法,也包括各成员国国内的私法,如民法、商法。以德国为例,德国的法律体系是民法体系,其最高法律来源是 1949 年的《德意志联邦共和国基本法》,德国法律本质上主要是法典性质的。以法国为例,法国是典型的大陆法系国家,法国现行法律体系中私法主要包括民法(droit civil)、商法(Droit commercial)、劳动法(Droit du travail)、知识产权法等法律部门,公法则主要包括宪法(Constitution)、行政法(Droit administratif)和刑法(Droit pénal)等。

在医疗器械领域,新版医疗器械法规(MDR)和体外诊断器械法规(IVDR)由欧盟当时 28 个成员国于 2017 年 3 月 7 日一致投票表决同意,旨在确保所有医疗器械(MD)和体外诊断器械(IVD)产品和程序的安全性。原计划新版医疗器械法规(MDR)于 2020 年 5 月 25 日强制实施,但由于新冠肺炎疫情,将延期一年。体外诊断器械法规(IVDR)也将在 2022 年 5 月 25 日强制实施。欧盟的法规和法令特点是规定比较详细,且比较集中。

但如果适用到每一个欧盟成员国,还需要根据各国国内法的环境去适用,欧盟法律法规数据库如表 3-3-3 所示。

表 3-3-3　欧盟法律法规数据库

序号	名称	地址	备注
1	欧盟法律数据库	https://eur-lex.europa.eu/homepage.html	免费/包含法律法规和案例,有多种语言可选择
2	法国最高法院判决数据库	https://www.courdecassation.fr	数据库中文版提供最高法院的部分重要判决
3	法国法律文本法律数据库	https://www.legifrance.gouv.fr	政府总秘书处(SGG)负责编辑
4	意大利法律数据库	https://www.gazzettaufficiale.it	以意大利语汇编发布意大利国内所有法律法规
5	德国法律翻译库	http://www.gesetze-im-internet.de/Teilliste_translations.html	提供部分英语文本数据
6	德国联邦法律数据库	https://www.bgbl.de	是德国的官方联邦法律数据库

3.3.4　日本医疗器械法规检索

日本法律的早期现代化主要基于欧洲大陆法系,受英美法系的影响较小。在明治时代初期,欧洲的法律制度,特别是德国和法国的民法,是日本司法和法律制度的主要模式。第二次世界大战后,受到美国法律的影响,日本对法律制度进行了改革,对其宪法(事项别索引指定「憲法」)、刑事诉讼法(事项别索引指定「刑事」)、劳动法(事项别索引指定「労働」),以及公司法(事项别索引指定「民事」)都进行了重大修改。在日本,司法权属于最高法院及下属各级法院,采用"四级三审制"。最高法院为终审法院,审理违宪和其他重大案件。日本法律法规数据库如表 3-3-4 所示。

表 3-3-4　日本法律法规数据库

序号	名称	网址	备注
1	日本法律译文数据库	http://www.japaneselawtranslation.go.jp	官方
2	日本法律数据库	https://ipos.lawlibrary.jp/Law/LoginForm.aspx	需注册
3	日本厚生劳动省	https://www.mhlw.go.jp/index.html	官方

日本法律译文数据库由日本法务省提供,可按英语或日语关键词检索,网站提供日英对照的法律全文。但英语译文不属于日本官方版本,如果法律的英语版和日语版冲突,以日语版为准,如图 3-3-1、图 3-3-2 所示。

日本法律数据库是由日本总务省提供的日语版日本法律数据库,提供按日语的法令标题关键字(法令名の用语索引)、法令标题第一个字的五十音读音(五十音索引)、法令所属的事项类别(事项别分类索引)、法令的编号(法令番号检索)进行检索,或者进行关键字全文检索(法令用语检索)。

2001 年 1 月 6 日,基于中央政府机构改革方案,日本由原厚生省和原劳动省合并为现在的厚生劳动省。原厚生省设立于 1938 年 1 月,由内务省卫生局、社会局等整合而成,主要

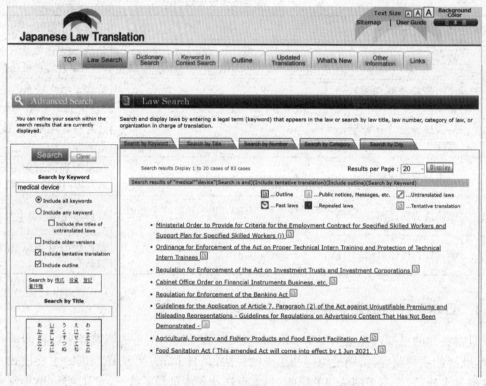

图 3-3-1　日本法律译文数据库网站

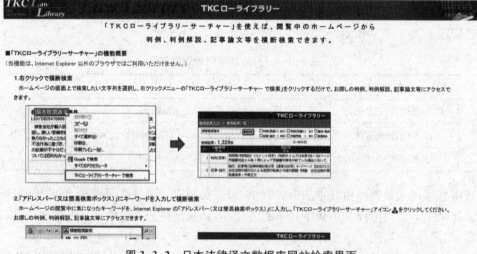

图 3-3-2　日本法律译文数据库网站检索界面

负责社会福利、社会保障和公共卫生的促进和完善，如图 3-3-3、图 3-3-4 所示。整体来说，厚生劳动省交叉涵盖了我国民政部、科学技术部、国家卫生健康委员会、国家市场监督管理总局等行政机关的部分职能。

2004 年 4 月 1 日，国立医药品食品卫生研究所下属医药品医疗器械审查中心、医药品机构以及医疗器械中心的部分(医疗器械审查工作)合并为全新的独立行政法人医药品医疗器械综合机构(PMDA)。厚生劳动省是日本医疗器械的管理机构,其诸多法令等由其发布。其网站具有法令的检索功能,可以通过日语关键词进行检索。

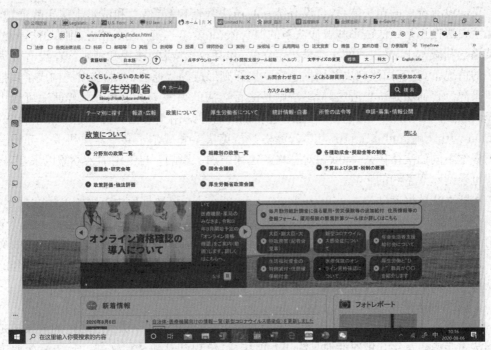

图 3-3-3 日本厚生劳动省网站

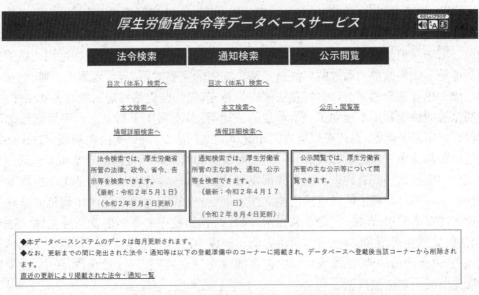

图 3-3-4 日本厚生劳动省网站检索界面

3.3.5 其他国家和地区医疗器械法规检索

1. 英国法律体系及检索

英国没有统一的司法体系,也没有统一的司法管辖权:英格兰和威尔士属于普通法系,苏格兰司法体系是民法法系和普通法系的混合体,北爱尔兰实行与英格兰相似的法律制度。在英格兰和威尔士,最权威的法律是法定立法,包括议会立法、法规和细则。在没有任何法定法的情况下,基于司法判决并依据遵循先例原则形成的普通法、习惯和惯例构成了其他的法律来源。普通法是法官造法,衡平法则是法官造法的另一个历史渊源。普通法可以由议会修改或废除。国际条约只有在议会通过和批准后才适用于英国。自 1707 年《联合法案》(Union with England Act 1707)以来,苏格兰与英格兰和威尔士共享立法机关。苏格兰保留了根本不同的法律体系,但欧盟对苏格兰法律施加了影响。自英国加入欧盟以来,苏格兰法律也受到欧盟条约的影响。

英国立法数据库(https://www.legislation.gov.uk),该数据库由英国国家档案局运行,提供全英国的立法及说明性文件,包括英国议会、苏格兰议会、北爱尔兰议会的立法及全国的附属性立法。提供按立法机关、法律名称、年份等查询,不可用谷歌浏览器翻译成中文阅读。该数据库有大部分(但不是全部)类型的立法及其随附的说明文件。1988 年至今的所有立法均可以在该数据库上查阅,大部分 1988 年以前的主要立法都可以找到。

2. 俄罗斯法律体系及检索

从历史上看,俄罗斯联邦法律体系属于大陆法系,根据既定立法程序通过的成文法是主要的法律渊源。每年在俄罗斯通过约一万项法律、法规和其他法律文件。其法律渊源主要有宪法,宪法在俄罗斯全境具有最高法律效力、直接作用并适用。联邦宪法性法律与组织法相似。只有俄罗斯联邦立法机构才会通过它们。联邦宪法性法律需获得联邦委员会(立法机关上议院)的至少四分之三成员以及国家杜马(下立法机关下院)的至少三分之二成员的赞成方能通过。俄罗斯联邦总统不能否决联邦宪法性法律。联邦法律是第二效力等级的法律渊源。宪法保护整个俄罗斯境内联邦法律的优先性以及联邦法律的直接适用。俄罗斯的法律基本是以法典的形式通过的。法典是整个领域的完整规则集合,例如民法典、刑法典和劳动法典。尽管法典通常由许多特殊法律作为补充,但法典仍是特定领域的主要法律渊源。俄罗斯总统的法令和指示建立了一个单独的法律类别,不属于下属立法。如果有效的联邦法律没有规定某个问题,总统可以通过关于这个问题的法令,除非宪法明确规定这个问题需要通过以联邦法律立法。联邦政府、各部委、委员会和其他联邦机构也会发布大量的规范性法律文件。所有这些具有约束力的文件都要服从法律,通常他们的目的是实施更高效力等级的法律。联邦行政机关的规范性法律文件发展、补充和明确现有的法律规范。这些规范性法律文件有不同形式:法规、命令和指示,因其内容和程序而异。俄罗斯遵循民法法系传统,司法机关只能适用和解释法律,司法先例不能成为法定的法律渊源。根据俄罗斯的法律原则,法官只能适用法典、法规或法规中包含的成文法来判定案件;然而,实践中,俄罗斯宪法法院先前的决定应被遵循。

俄罗斯联邦法律数据库(http://www.pravo.gov.ru)该数据库由俄罗斯联邦议会提供。库内法规全部是俄语版本,可按关键词、文件类型、发布机构和发布日期来检索,并可下载法规。

第4章

医疗器械标准检索

4.1 概述

4.1.1 标准的思维导图

医疗器械标准是医疗器械全生命周期中各阶段活动的重要技术文件,对保障医疗器械的安全性和有效性发挥关键作用。医疗器械标准具有数量多、种类多、涉及技术面广等特点。了解标准的分类和标准的检索方法的逻辑关系,能更好的掌握标准的相关知识,见图4-1-1。

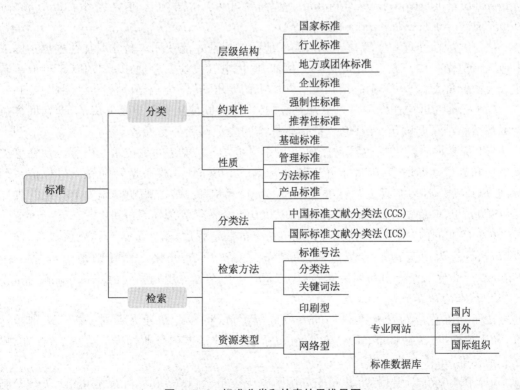

图 4-1-1 标准分类和检索的思维导图

4.1.2 标准的基础知识

标准是按照规定的程序经协商一致制定,为各种活动或其结果提供规则、指南或特性,供共同使用和重复使用的文件。标准是经济社会活动的技术依据,在国家治理体系和治理能力现代化建设中,发挥着基础性、引领性、战略性作用。

1. 标准的特点

(1)标准的目的:标准同其他规范一样都是用来调整社会秩序,但标准调整的重点是人与自然规律的关系,它规范人们的行为,使之尽量符合客观的自然规律和技术法则,其目的是要建立起有利于社会发展的技术秩序。标准必须建立在科学技术和经验的综合成果基础上,始终反映最新技术状况。但是,由于标准规范的是成熟的技术,它必然滞后于最新技术。

(2)标准的民主性:标准是社会和社会群体意志的体现,是通过利益相关方之间的平等协商达到的产物。标准是各方利益协调的产物,协商一致的结果,这是标准民主性的特征。

(3)标准的权威性:标准本身并不具有强制力,即使所谓的强制性标准,其强制性质也是法律授予的,如果没有法律支持,它是无法强制执行的。但是,标准必须由一个公认机构批准,这个公认机构可能不是官方的,却具有足够的权威性,例如国际电工委员会(International Electrotechnical Commission,简称 IEC)和国际标准化组织(International Organization for Standardization,简称 ISO)。

任何国际标准首要先转化成本国或本地区的标准才能使用。转化时往往根据本国或本地区情况做一些修改,这是允许的。例如,医用电气设备安全通用要求 IEC60601-1 转化成美国标准 UL60601-1 时增加了一些防火的要求,转化为我国的标准为 GB9706.1。

(4)标准的可操作性和可重复性:标准必须是共同使用的和重复使用的,即在同样条件下的试验结果应该是一致的,从而体现标准的公平性和公正性。

(5)标准内容的广泛性:最初的标准是技术标准,它规范的是技术性内容。现在这类标准类和数量逐渐增多,出现了管理体系标准,如 ISO9000 族质量管理和质量保证系列标准 ISO14000 环境管理系列标准、OHSAS18000(GBT28000)职业健康安全标准管理体系、ISO17799 信息安全管理体系标准、SA8000 社会责任管理体系标准。

(6)标准的内容、格式和规则:标准有特定的制定程序、编写原则和体例格式,以便于理解、执行。为规范标准的制定,我国颁布了 GB/T1 标准化工作导则系列标准、GB/T20000 标准化工作指南系列标准和 GB/T20001 标准编写规则系列标准等基础性标准。

2. 标准的分类

按照标准化层级和标准作用的有效范围,可以将标准划分为不同层次和级别的标准,如国际标准、区域标准、国家标准、行业标准、地方标准和企业标准(企业联盟标准、集团企业标准、单体企业标准)等。

(1)国际标准:国际标准化组织如国际电工委员会(IEC)和国际标准化组织(ISO)制定的标准,如 IEC601 系列标准等。

(2)国家标准:国家质量技术监督管理部门委托相关标准化技术委员会及其分支机构组织相关机构和人员制定、修订、转化、发布、实施(废除)的用于对生产、销售、维修和使用的同类医疗器械进行规范的标准为国家标准,中国国家标准编号以 GB 开头表示。

（3）行业标准:由国家食品药品监督管理部门相关标准化技术委员会及其分支机构组织相关机构和人员制定、修订、转化、发布、实施（废除）的用于对行业内生产、销售、维修和使用的同类医疗器械进行规范的标准为医药行业标准（简称行业标准）,标准编号以 YY 开头表示。

国家、行业标准是专业技术法规或规范,是法律、法规、规范的专业表现形式,按约束力不同,可分为强制性标准和推荐性标准。具有法律属性,在一定范围内通过法律、行政法规等手段强制执行的标准是强制性标准;其他标准是推荐性标准。国家标准分为强制性标准（以 GB 表示,如 GB9706.1-2020）和推荐性标准（以 GB/T 表示,如 GB/T 16886.1-2011）,行业标准分为强制性标准（以 YY 表示,如 YY0708-2009）和推荐性标准（以 YY/T 表示,如YY/T 0467-2016）。

除了国家和行业为同类器械制定的通用安全标准和并列安全标准之外,国家和行业还为具有相同预期用途的同类医疗器械制定专用安全标准,也可认为是技术性能标准或性能标准。该类标准主要对已经证实安全有效性且具有相同预期用途的同类器械的性能指标制定满足临床安全使用的基本要求。

3. 标准名称的构成

标准名称由几个尽可能短的独立要素,即引导要素、主体要素和补充要素等三个要素构成。引导要素（肩标题）表示标准隶属的专业技术领域或类别,即标准化对象所属的技术领域范围。主体要素（主标题）表示在特定的专业技术领域内所讨论的主题,即标准化的对象。补充要素（副标题）表示标准化对象具体的技术特征。

构成标准名称的三要素,是按从一般到具体（或者说是从宏观到微观）排列的。各要素间既相互独立和补充,而内容又不重复和交叉。如 GB/T 17451-1998 技术制图 图样画法视图,其中"GB/T 17451"为标准代号,"技术制图"为引导要素（肩标题）,"图样画法"为主体要素（主标题）,"视图"为补充要素（副标题）。

每个标准必须有主体要素,即标准的主标题不能省略。如果主标题和副标题一起使用便可清楚、明确地表达标准的主题时,可省略肩标题,如 GB/T 2900.18-1992 电工名词术语低压电气。

在系列标准中,每个分标准的名称中均包括副标题,如 GB/T 4459.6-1996 机械制图 动密封圈表示法、GB/T 4459.7-1998 机械制图 滚动轴承表示法。

如果主标题包括了主题的全部技术特征,则副标题也可省略。如 GB/T 3374-1992 齿轮基本术语。

4.1.3　标准文献的分类法

标准文献是记录标准化活动、知识、成果的各种载体。狭义的标准文献即技术标准、管理标准、工作标准及其他类似文件。广义的标准文献则还包括了标准化法律法规、标准分类资料、标准检索工具、标准化期刊、标准化专著、标准化管理文件和标准化手册等。本书所述的标准文献指常用的狭义的标准文献。

标准文献的分类是根据标准化对象的性质,参照标准文献自身的特点,在具有一定体系的分类组织中给每一种标准以相应的位置,并通过一定类号加以反映的一种过程,其目的在于对标准文献实行科学管理,将其内容系统地揭示出来,便于检索和使用。在分类方法中,目前常用的是《国际标准分类法》和《中国标准文献分类法》两种。

1.《中国标准文献分类法》

《中国标准文献分类法》类目的设置以专业划分为主,采用二级分类,序列采取从总到分、从一般到具体的逻辑系统。《中国标准文献分类法》的体系结构如下。

(1)一级主类的设置主要以专业划分为主,由 24 个大类组成,每个大类有 100 个二级类目;一级分类由单个拉丁字母组成,如"A 综合,B 农业、林业,C 医药、卫生、劳动保护……"。

(2)二级类目设置采取非严格等级制的列类方法;二级分类由双数字组成,如 J13 紧固件。

《中国标准文献分类法》体系也可以通过在二级类目标记符号之后加一圆点、再用 0~9 十个数字的方式扩充三级类目,如 J13 紧固件,如需要细分三级类时,可扩充成 J13.1 螺栓。

由于《中国标准文献分类法》适合我国国情,操作性强,类目设置较为合理。目前已广泛应用于国家标准、行业标准和地方标准。

其中医疗器械在一级目录 C 医药、卫生、劳动防护中的二级目录 30/49 医疗器械中,表 4-1-1 为医疗器械在《中国标准文献分类法》中的分类。

表 4-1-1　医疗器械在《中国标准文献分类法》中的分类

代码	名称	代码	名称
C30	医疗器械综合	C40	医用光学仪器设备与内窥镜
C31	一般与显微外科器械	C41	医用超声、激光、高频仪器设备
C32	眼科与耳鼻咽喉科手术器械	C42	理疗与中医仪器设备
C33	口腔科器械、设备与材料	C43	医用射线设备
C35	矫形外科、骨科器械	C44	医用化验设备
C36	其他专科器械	C45	体外循环、人工脏器、假体装置
C37	医疗设备通用要求	C46	手术室设备
C38	普通观察器械	C47	公共医疗设备
C39	医用电子仪器设备	C48	医用卫生用品

2.《国际标准分类法》

《国际标准分类法》采用数字分类体系,包含三级类目:一级类目由两位数字组成,二级类目由三位数字组成,三级类目由两位数字组成,类目之间用实圆点分隔,详见表 4-1-2。体系结构如下。

(1)第一级包括 40 个专业领域和 1 个空类目,共 41 个大类组成,每个大类以两位数字表示,如 11 医药卫生技术。

(2)第一级的各个专业又被细分为 407 个组(二级类),其类号由一级类的类号和被一个实圆点隔开的三位数组成,如 43.040 道路车辆装置。407 个二级类中的 134 个又被进一步分为 896 个组(三级类),类号由一、二级类的类号和被一个实圆点隔开的两位数组成,如

43.040.50 传动装置、悬挂装置。

这种分类方式对将来的补充发展留有较大余地。具有扩充方便(一级类目即可分为100 个大类)、计算机管理方便等优点,有利于交流与推广。

表 4-1-2　医疗器械在《国际标准分类法》中的分类

代码	名称	代码	名称
11.020	医学科学和保健装置综合	11.040.01	医疗设备综合
11.040	医疗设备	11.040.10	麻醉、呼吸和复苏设备
11.060	牙科	11.040.20	输血、输液和注射设备
11.080	消毒和灭菌	11.040.30	外科器械和材料
11.100	实验室医学	11.040.40	外科植入物、假体和矫形
11.120	制药学	11.040.50	射线照相设备
11.140	医院设备	11.040.55	诊断设备
11.160	急救	11.040.60	治疗设备
11.180	残障人员用设备	11.040.70	眼科设备
11.200	人口控制、避孕器具	11.040.99	其他医疗设备
11.220	兽医学		

4.1.4　标准文献的检索方法

标准文献是标准化工作的成果,是技术标准、生产组织标准、管理标准以及其他具有标准性质的文件所组成的特种科技文献体系。标准文献结构严谨、统一编号、格式一致,其中标准号是标准文献区别于其他文献的重要特征,还是查找标准的重要入口。标准文献检索,主要是运用各种检索工具,寻找和调取所需的各类标准的过程。因此如何运用合适的检索方法和途径。

标准文献是一种内容丰富的科技信息源,也是企事业单位在科研开发、生产管理、商品流通、国际贸易和政府监管等活动中所必需的依据或重要的参考。企事业单位的科学技术、经营管理人员,以及标准化人员掌握了标准文献的检索方法,可以花费较少的时间,较快、较全面和准确地查找到所需的标准文献信息。标准文献检索方法可分为三种,详见表 4-1-3。

表 4-1-3　标准文献检索方法分类表

分类方法	方法简介	方法特点
常用法(直接法)	直接利用适当的检索工具(如各国各机构的标准化期刊、标准目录等)查找标准文献。	最常用的方法;可以与其他方法配合使用。
追溯法	从已知的标准文献中列出的参考文献或引用的标准编号、名称等线索,逐一追查,不断扩检。	可以由 A→B,再由 B→C,不断扩大检索的线索,进行滚动检索。
循环法(分段法)	先采用直接法查找出所需的标准文献,再用追溯法查出相关的标准文献。如此交替使用。	是直接法与追溯法的结合,可弥补因检索工具不全面而可能造成的漏检。

标准文献可以通过传统的印刷型工具书检索，也可以通过网络进行检索。我国传统标准文献工具书主要包括《中华人民共和国国家标准和专业标准目录》《中华人民共和国国家标准目录及信息总汇》《中国国家标准汇编》《中国标准导报》《中国标准化年鉴》《中人民共和国行业标准目录》《中华人民共和国国家标准目录》《进出口商品检验标准目录》以及报道标准的期刊和行业标准检索工具等。网络检索工具主要包与医疗器械相关的网站和一些医疗器械标准数据库等。相对传统印刷型的标准信息源而言，网上的标准文献信息具有更新速度快、查找方便、查询范围广等特点。

标准文献常用的检索方法主要有标准号法、分类法和关键词法三种。

1. 标准号法

通过已知标准号来查找文献的途径，称"标准号法"。标准号是标准的重要特征，标准号的格式一般为标准代号＋标准序号＋批准年代号。标准文献的检索工具往往按标准号顺序编制，特别是书本式目录常附有标准号索引。因此，当知道了所需标准的标准号后，查找起来就十分方便了。具体检索步骤如下：

通过相应收藏机构或通过标准全文数据库，已知某一标准号→通过标准号索引→查到目录正文→了解该标准的相关线索（名称、制定机构、制定和修改日期、文摘等）→获取标准全文。

标准号检索是在已知标准号的情况下，一对一的检索途径。当标准号准确时，能达到很高的准确度。

2. 分类法

分类法是通过标准文献分类法的分类目录索引进行检索的方法。在标准分类方法中，目前我国最常用的是《国际标准分类法》(ICS)和《中国标准文献分类法》(CCS)两种。分类法是一种依据 ICS 和各国标准分类法，将标准文献按学科、专业体系编排和查找的方法。

常用的检索工具有"分类目录""分类索引"等。从揭示标准文献的广度和深度来看，分类法检索既可以根据标准涉及的内容来查找，又能把同类标准查找齐全，是一种很好的查找途径。具体检索步骤如下：

确定标准的学科、专业→根据"分类目录"或"分类索引"确定其各级类目→查到类目所在目录正文的页码→得到相关标准的线索（名称、标准号、制定机构、制定和修改时间、文摘等）→获取标准全文。

使用正确的分类检索，会得到一个相对查全率、查准率均较好的结果。特别是需要查找一类标准时，通过输入相关分类号，可以找到一系列相关标准，从中分析出哪几个是比较合适的。分类法涉及的内容很多，需要筛选的标准多，单一性差，比较花费时间，一般与其他条件配合使用。例如，依据已知的标准号，需要查找与该标准同类的其他标准时，采用标准号法与分类法进行组合查询。

3. 关键词法

关键词法是通过能表达文献内容的主题词来检索文献的方法，是利用主题索引以及关键词索引进行查找文献，这是目前用途最广泛的检索方法。随着计算机网络的发展，越来越多的标准信息可以从网上获得，这大大扩展了关键词检索的范围。关键词检索一般分为两种：第一种是纯文本检索，即只在标准名称中匹配，对关键词的选取要求较高；第二种是全文检索，包括题名和全文，查全率高，对检索结果需要筛选。关键词检索时，要注意使用规范用词,避免通用词汇。

检索过程就像查字典一样,按字母顺序即可找到所需的主题词。此方法的优点是表达概念准确、灵活,不论专业程度多深多新,都可以从相应的主题词切入,且能将分散在各个领域中的文献集中在一个主题词下,便于综合检索。

具体检索步骤如下:确定标准化对象的主题词→检索主题索引→查找到标准号和分类号→得到该标准的有关信息→获取标准全文。

4.2 国内医疗器械标准检索

4.2.1 我国医疗器械标准概述

根据《医疗器械标准管理办法》,医疗器械标准是指由国家食品药品监督管理总局依据职责组织制修订,依法定程序发布,在医疗器械研制、生产、经营、使用、监督管理等活动中遵循的统一的技术要求。2009 年 6 月,为进一步加强对医疗器械标准化工作的宏观管理和技术指导,中央机构编制委员会办公室(中编办)批复成立医疗器械标准管理中心(简称"标管中心")。2010 年 3 月,标管中心正式挂牌成立。形成了总局、标管中心、标准化(分)技术委员会三级标准组织结构。在明确组织结构的基础上,标管中心一方面深入开展基础研究,完善标准组织管理体系。强化医疗器械标准体系的顶层设计和宏观规划,提出了医疗器械标准体系建设思路,合理构建了标准体系框架。另一方面注重合理布局,统筹技委会建设工作。标管中心发挥指导作用,协调解决技委会发展问题,从全系统、全体系的角度,统筹新技委会筹建工作。在国家发展战略部署和监管亟须领域积极筹建新技委。截止到 2019 年 4 月,我国共有 33 个医疗器械领域的专业标准化(分)技术委员会或技术归口单位,明确了辅助生殖医疗器械、医用生物防护产品、卫生材料及敷料产品标准化技术归口单位,纳米医疗器械生物学评价、有源植入物、增材制造技术、人工智能医疗器械等 5 个专业标准化(分)委员会或归口单位正在筹建中。全国医疗器械专业标准化(分)技术委员会及归口单位见表 4-2-1。

表 4-2-1 医疗器械专业标准化(分)技术委员会一览表

序号	代号	技术委员会名称	秘书处承担单位名称
1	SAC/TC10	全国医用电器标准化技术委员会	上海市医疗器械检验研究院
2	SAC/TC10/SC1	全国医用电器标准化技术委员会医用 X 射线设备及用具分技术委员会	辽宁省医疗器械检验检测院
3	SAC/TC10/SC2	全国医用电器标准化技术委员会医用超声设备标准化分技术委员会	湖北省医疗器械质量监督检验研究院
4	SAC/TC10/SC3	全国医用电器标准化技术委员会放射治疗、核医学和放射剂量学设备分技术委员会	北京市医疗器械检验所
5	SAC/TC10/SC4	全国医用电器标准化技术委员会物理治疗设备分技术委员会	天津市医疗器械质量监督检验中心

（续表）

序号	代号	技术委员会名称	秘书处承担单位名称
6	SAC/TC10/SC5	全国医用电器标准化技术委员会医用电子仪器标准化分技术委员会	上海市医疗器械检验研究院
7	SAC/TC94	全国外科器械标准化技术委员会	上海市医疗器械检验研究院
8	SAC/TC95	全国医用注射器（针）标准化技术委员会	上海市医疗器械检验研究院
9	SAC/TC99	全国口腔材料和器械设备标准化技术委员会	北京大学口腔医学院
10	SAC/TC99/SC1	全国口腔材料和器械设备标准化技术委员会齿科设备与器械分技术委员会	广东省医疗器械质量监督检验所
11	SAC/TC106	全国医用输液器具标准化技术委员会	山东省医疗器械产品质量检验中心
12	SAC/TC110	全国外科植入物和矫形器械标准化技术委员会	天津市医疗器械质量监督检验中心
13	SAC/TC110/SC1	全国外科植入物和矫形器械标准化技术委员会骨科植入物分技术委员会	天津市医疗器械质量监督检验中心
14	SAC/TC110/SC2	全国外科植入物和矫形器械标准化技术委员会心血管植入物分技术委员会	天津市医疗器械质量监督检验中心
15	SAC/TC110/SC3	全国外科植入物和矫形器械标准化技术委员会组织工程医疗器械产品分技术委员会	中国食品药品检定研究院
16	SAC/TC110/SC4	全国外科植入物和矫形器械标准化技术委员会有源植入物分技术委员会	上海市医疗器械检验研究院
17	SAC/TC116	全国麻醉和呼吸设备标准化技术委员会	上海市医疗器械检验研究院
18	SAC/TC136	全国医用临床检验实验室和体外诊断系统标准化技术委员会	北京市医疗器械检验所
19	SAC/TC158	全国医用体外循环设备标准化技术委员会	广东省医疗器械质量监督检验所
20	SAC/TC169	全国计划生育器械标准化技术委员会	上海市医疗器械检验研究院
21	SAC/TC200	全国消毒技术与设备标准化技术委员会	广东省医疗器械质量监督检验所
22	SAC/TC248	全国医疗器械生物学评价标准化技术委员会	山东省医疗器械产品质量检验中心
23	SAC/TC248/SC1	全国医疗器械生物学评价标准化技术委员会纳米医疗器械生物学评价分技术委员会	中国食品药品检定研究院
24	SAC/TC221	全国医疗器械质量管理和通用要求标准化技术委员会	中国食品药品检定研究院、北京国医械华光认证有限公司

序号	代号	技术委员会名称	秘书处承担单位名称
25	SAC/TC103/SC1	全国医用光学和仪器标准化分技术委员会	浙江省医疗器械检验研究院
26	SAC/TC338/SC1	全国测量、控制和实验室电器设备安全标准化技术委员会医用设备分技术委员会	北京市医疗器械检验所
27	标准化技术归口单位	生物防护用品归口单位	北京市医疗器械检验所
28	标准化技术归口单位	医用卫生材料及辅料归口单位	山东省医疗器械产品质量检验中心
29	标准化技术归口单位	人类辅助生殖技术用医疗器械技术归口单位	中国食品药品检定研究院
30	标准化技术归口单位	医用增材制造技术归口单位	中国食品药品检定研究院
31	标准化技术归口单位	医用电声设备归口单位	江苏省医疗器械检测所
32	标准化技术归口单位	人工智能医疗器械归口单位	中国食品药品检定研究院
33	标准化技术归口单位	医用机器人归口单位	中国食品药品检定研究院

医疗器械标准由国家药品监督管理部门依据职责组织制修订，依法定程序发布，是在医疗器械研制、生产、经营、使用、监督管理等活动中遵循的统一的技术要求。医疗器械标准是医疗器械监管的技术依据，在指导医疗器械设计、生产、使用和服务于监管等方面均发挥着重要作用。在国际贸易中，标准是贸易仲裁的依据。

医疗器械标准根据其效力分为强制性医疗器械标准和推荐性医疗器械标准。强制性标准依据《标准化法》的有关规定制定，由政府批准发布，是社会各方必须执行的技术文件，主要用于生产和流通领域。强制性标准在我国具有强制约束力，属于技术法规的范畴。《标准化法》第十四条规定："强制性标准，必须执行。不符合强制性标准的产品，禁止生产、销售和进口。"推荐性标准（GB/T）是一种可供选择的技术约定，它不是技术法规，也不具有法律强制性。《标准化法》第十四条规定："推荐性标准，国家鼓励企业自愿采用。"

根据《医疗器械标准管理办法》，对保障人体健康和生命安全的技术要求，应当制定为医疗器械强制性国家标准和强制性行业标准。对满足基础通用、与强制性标准配套、对医疗器械产业起引领作用等需要的技术要求，可以制定为医疗器械推荐性国家标准和推荐性行业标准。

根据《医疗器械监督管理条例》（国务院令第 650 号），医疗器械产品应当符合医疗器械强制性国家和行业标准。医疗器械推荐性标准为鼓励采用。而国际标准除被法规引用外均为推荐性的。截至 2020 年年底，我国现行医疗器械标准共计 1 758 项，其中国家标准 226 项，行业标准 1 532 项，国际标准转化率已超过 90%。其中，GB9706 医用电气安全要求系列标准、YY0505 电磁兼容性要求、GB/T16886 医疗器械生物学评价系列标准、ISO13485 医疗器械质量保证体系标准、YY/T0316 医疗器械风险分析标准与医疗器械灭菌过程的确认和控制系列标准等构成了我国医疗器械标准体系的基础框架，与各产品类型的专用安全要求覆盖了主要医疗器械安全要求和重要产品通用技术条件的要求。

4.2.2 我国的医疗器械标准类型

医疗器械标准按照其效力分为强制性标准和推荐性标准。对保障人体健康和生命安全的技术要求，应当制定为医疗器械强制性国家标准和强制性行业标准。对满足基础通用、与强制性标准配套、对医疗器械产业起引领作用等需要的技术要求，可以制定为医疗器械推荐性国家标准和推荐性行业标准。医疗器械标准按照其规范对象分为基础标准、方法标准、管理标准和产品标准。按照标准化层级和标准作用的有效范围，可以将标准划分为国家标准、行业标准、地方标准和企业标准等。这里介绍具有标准编号的国家标准和行业标准。

1. 国家标准

医疗器械国家标准由国家食品药品监督管理局审查并报送国务院标准化行政主管部门批准、发布。医疗器械国家标准的代号由大写汉语拼音字母等构成。强制性行业标准的代号为"GB"，推荐性行业标准的代号为"GB/T"，如 GB 9706.1-2020《医用电气设备　第 1 部分：基本安全和基本性能的通用要求》、GB/T 16886.1-2011《医疗器械生物学评价 第 1 部分：风险管理过程中的评价与试验》。

2. 行业标准

医疗器械国家标准的编号按照国务院标准化行政主管部门的规定编制。医疗器械行业标准的代号由大写汉语拼音字母等构成。强制性行业标准的代号为"YY"，推荐性行业标准的代号为"YY/T"。

行业标准的编号由行业标准的代号、标准号和标准发布的年号构成。其形式为 YY ××××1—××××2 和 YY/T ××××1—××××2。其中，××××1 为标准号、××××2 为标准发布年号。如 YY 0505-2012《医用电气设备 第 1-2 部分：安全通用要求 并列标准：电磁兼容 要求和试验》。

4.2.3 医疗器械标准相关网站

1. 国家标准全文公开系统(http://openstd.samr.gov.cn/)

《中华人民共和国标准化法》规定"强制性标准文本应当免费向社会公开。国家推动免费向社会公开推荐性标准文本"。根据国务院标准化协调推进部际联席会议办公室印发《推进国家标准公开工作实施方案》，为进一步加快推进国家标准公开工作，满足社会各界便捷地查阅国家标准文本的迫切需求，"国家标准全文公开系统"于 2017 年 3 月 16 日正式上线运行，如图 4-2-1 所示。

该系统提供了国家标准的题录信息和全文在线阅读，具有"分类检索""热词搜索"等功能。任何企业和社会公众都可以通过国家标准委官方网站"国家标准全文公开系统"，或通过微信公众号"中国标准信息服务网"查阅国家标准文本。其中涉及采用国际(国外)标准的推荐性国家标准文本在遵守国际(国外)标准组织版权政策前提下进行公开。

2. 全国标准信息公共服务平台(http://std.samr.gov.cn/)

全国标准信息公共服务平台是国家标准委标准信息中心具体承担建设的公益类标准信息公共服务平台，服务对象是政府机构、国内企事业单位和社会公众，目标是成为国家标准、国际标准、国外标准、行业标准、地方标准、企业标准和团体标准等标准化信息资源统一入

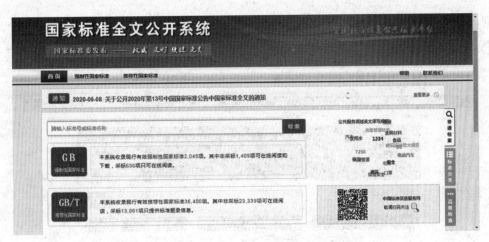

图 4-2-1　国家标准全文公开系统网站首页

口,为用户提供"一站式"服务,如图 4-2-2 所示。

在该网站可以查询国家标准相关信息,如已经发布的国家标准的全文信息;制修订中的国家标准过程信息;国家标准意见反馈信息;技术委员会及委员信息;以及国内、国外、行业、地方、企业、团体标准的目录信息和详细信息链接。

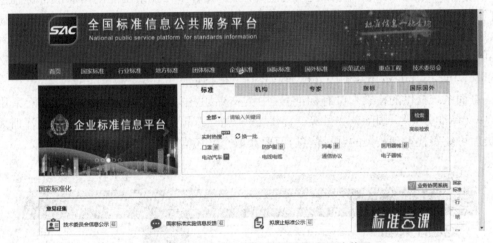

图 4-2-2　全国标准信息公共服务平台网站首页

3. 国家市场监督管理总局(http://www.samr.gov.cn/)

主管医疗器械的国家药品监督管理局为国家市场监督管理总局下属机构。国家市场监督管理总局对外保留国家认证认可监督管理委员会、国家标准化管理委员会牌子。登录国家市场监督管理总局官网,通过服务入口可以进入国家标准全文公开系统。

4. 中国国家标准化管理委员会(http://www.sac.gov.cn/)

登录国家标准委官网,通过右侧通道可以进入国家标准全文公开系统、全国标准信息公共服务平台以及标准化业务协同系统等。

5. 中国政府网(http://www.gov.cn/fuwu/bzxxcx/bzh.htm)

中国政府网开通了国家标准信息查询频道,提供所有国标标准、行业标准及地方标准的查询,国家标准的在线阅读及部分下载,行业及地方标准部分能提供在线阅读,如图4-2-3所示。

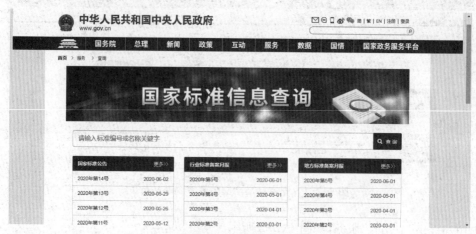

图4-2-3 中国政府网国家标准信息查询页面

6. 中国标准服务网(http://www.cssn.net.cn/)

中国标准服务网是中国标准化研究院开发的,具有多种检索功能的国家级标准信息服务门户,其标准信息主要来自国家标准化管理委员会、中国标准化研究院标准馆及科研部门、地方标准化研究院(所)以及国内外相关标准化机构。目前,中文数据库包含的标准种类有:国家标准(GB)和所有行业标准,以及 ISO、EC、ANSI、BS、DIN、NF、JIS、ASME、ASTM、IEEE、UL 等国际和国外标准,如图4-2-4所示。

查询系统提供的检索入口有标准号、中英文标题、中英文主题词、被代替标准、采用关系、中文标准分类号、国际分类号等。提供"逻辑与""逻辑或"的查询方式。用户经注册成为会员后可免费检索到相关的题录信息,但要获取全文还需缴纳一定费用。

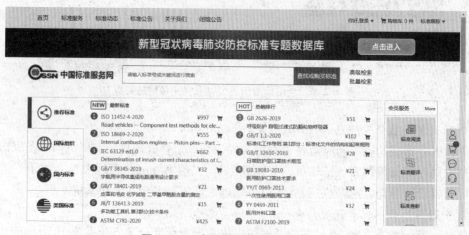

图4-2-4 中国标准服务网网站首页

7. 国家药品监督管理局(http://www.nmpa.gov.cn/)

国家药品监督管理局是医疗器械行业的主管部门,在其网站的"医疗器械查询"频道给出了"医疗器械标准目录"查询功能。网站提供的医疗器械标准目录查询功能可查询医疗器械标准的名称、编号、归口单位、发布与实施日期、版本替代过程等,涉及较全面的医疗器械相关的国家标准与行业标准,如图 4-2-5 所示。

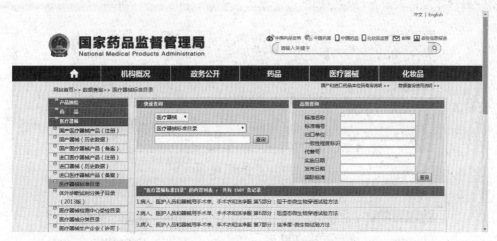

图 4-2-5　国家药品监督管理局医疗器械标准目录查询页面

8. 中国食品药品检定研究院(https://www.nifdc.org.cn/nifdc/bzhchx/index.html)

国家药品监督管理局医疗器械标准管理中心挂靠在中国食品药品检定研究院。标管中心的主要职能是:承担医疗器械标准拟定的相关事务性工作,受国家局委托,组织相关医疗器械专业标准化技术委员会开展医疗器械标准制、修订工作;开展医疗器械标准体系研究,提出医疗器械标准工作政策及标准项目规划建议。在中国食品药品检定研究院网站上提供有"标准及补充检验方法查询",可全文查询药包材、医疗器械强制性及推荐性行业标准。图 4-2-6 为中国食品药品检定研究院标准及补充检验方法查询页面。

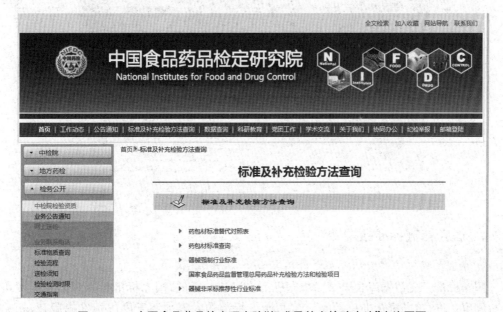

图 4-2-6　中国食品药品检定研究院"标准及补充检验方法"查询页面

9. 国家药品监督管理局医疗器械技术审评中心(https://www.cmde.org.cn/CL0001/)

在国家药品监督管理局医疗器械技术审评中心网站上"数据查询"频道提供了"医疗器械标准目录库"的查询,可查询医疗器械标准的编号、名称、批准与实施日期等。网站还提供了医疗器械注册技术审查指导原则的全文供查询下载,如图4-2-7所示。

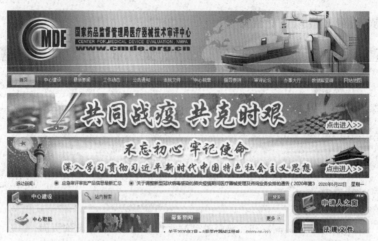

图4-2-7　国家药品监督管理局医疗器械技术审评中心网站

10. 全国团体标准信息平台(http://www.ttbz.org.cn/)

全国团体标准信息平台提供团体标准的基本信息,部分标准可以在线查看,如图4-2-8所示。

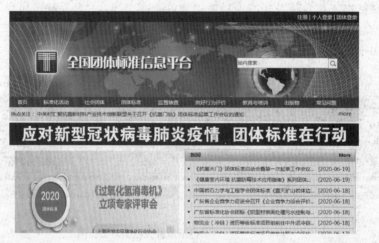

图4-2-8　全国团体标准信息平台

4.2.4　医疗器械标准数据库

1. 中国知网——国家标准全文数据库

国家标准全文数据库收录了由中国标准出版社出版的,国家标准化管理委员会发布的所有国家标准,占国家标准总量的90%以上。标准的内容来源于中国标准出版社,相关的文献、专利、成果等信息来源于 CNKI 各大数据库。可以通过标准号、中文标准名称、起草单位、起草人、采用标准号、发布日期、中国标准分类号、国际标准分类号等检索项进行检索。目前,国家标准全文数据库(SCSF)共收录国家标准 5.7 万余条,如图 4-2-9 所示。

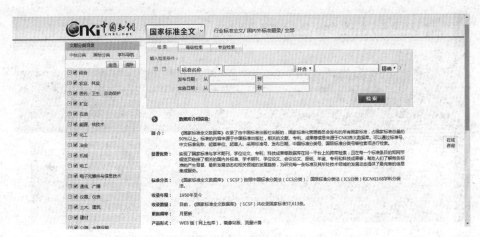

图 4-2-9　中国知网——国家标准全文数据库

2. 万方数据知识服务平台——标准资源库

国内标准资源来源于中外标准数据库,涵盖了中国标准、国际标准以及各国标准等在内的 200 余万条记录,综合了由浙江省标准化研究院、中国质检出版社等单位提供的标准数据。国际标准来源于科睿唯安 Techstreet 国际标准数据库,涵盖国际及国外先进标准,包含超过 55 万件标准相关文档,涵盖各个行业,如图 4-2-10 所示。

数据库检索方式包括简单检索和专业检索两种。可查询到包括标准编号、标准名称、英文名称、中英文主题词等在内的项的题录信息。其中的全文数据库可获取相关标准的全文。

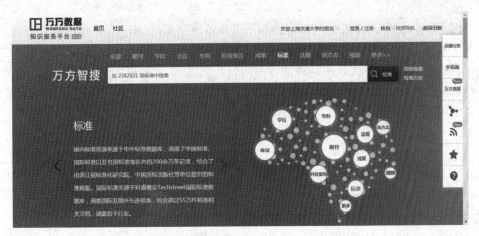

图 4-2-10　万方数据知识服务平台——标准资源库

3. 国家科技文献中心(NSTL)标准数据库

国家科技文献中心(NSTL)标准包括中国标准、国外标准、计量检定规程三个子项,其具体的检索页面是一样的,但是检索字段不同。标准检索字段包括标准名称、标准号、关键词、标准分类号,可通过设置查询条件进行进一步扩检与缩检,包括馆藏范围的选择,查询范围、时间范围、出版年等;计量检定规程的检索字段包括题名、作者、出版年、分类号。NSTL网站(https://www.nstl.gov.cn/index.html)标准数据库如图4-2-11所示。

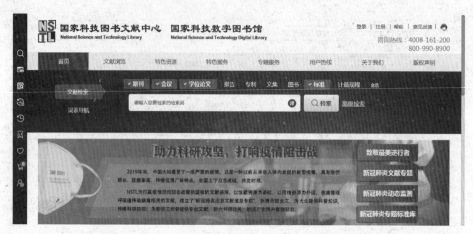

图 4-2-11　国家科技文献中心(NSTL)标准数据库

4.3　国外医疗器械标准检索

4.3.1　美国医疗器械标准检索

《美国联邦法规》第 21 篇 861 部分明确指出标准的应用可以为医疗器械的安全和有效提供合理必要的保证。

美国 FDA 采用"自愿性标准管理体制",共识标准自愿采纳。一般而言,使用共识标准对于医疗器械上市前提交材料并不是一个强制性的要求。注册人可以选择采用适用的共识标准,也可以选择其他方式解决与验证相关问题。但适当有效采纳共识标准有助于提交注册申请材料的简化。共识标准在注册审评中不具有强制性,是论证产品受益风险时可以部分参考引用的指导性文件。

美国 FDA 发布的《自愿共识标准在医疗器械注册申请中的合理使用指南草案》中指出:自愿共识标准是行业与 FDA 工作人员的宝贵资源。共识标准的使用可以提高产品的可预测性,促进上市前审评的合理化,并有助于提出明确的监管期望,更好地推进产品安全、有效的进入市场。且共识标准的使用为统一产品安全性和有效性的评价提供了参考,有助于促进国际监管的协调一致。

使用共识标准是上市前提交材料非常重要的一部分,但单纯使用共识标准并不足以证明产品满足美国上市或进行试验的所有要求。《共识标准的认可和使用指南》中指出:共识标准应用得当可以简化上市前审查流程,减少所需提交的文件数量。当提交人未合理使用共识标准的时候,审核人员有必要要求提交人提交额外信息以解决存在的问题。提交人对共识标准的不当使用也可能会导致其未提供对审评产品有意义且充分的信息,这样反而会阻碍 FDA 对提交材料的审核,所以共识标准应有效、合理应用。

1. ANSI 美国国家标准学会(https://www.ansi.org/)

美国国家标准学会系非营利性质的民间标准化团体,实际上已成为美国国家标准化中心,美国各界标准化活动都围绕它进行。通过它,使政府有关系统和民间系统相互配合,起到了政府和民间标准化系统之间的桥梁作用。ANSI 协调并指导美国全国的标准化活动,给标准制定、研究和使用单位以帮助,提供国内外标准化情报。同时,又起着行政管理机关的作用。ANSI 负责审定发布国家标准,但是它一般极少制定国家标准,而是将各专业团体组织制定的专业标准加以审查,确认后定为国家标准(ANSI 标准)。在这个网站里可以检索到 ISO、IEC、NCmS、IEE、AM、ASQ 等标准。网站提供了两种查找标准信息的方式,一种是各种标准的浏览方式,另一种是简单检索方式。简单检索有两种检索入口,即关键词和标准编号。检索结果显示相关的题录信息,包括标准号标准名称及索取全文应付的费用等(图 4-3-1)。

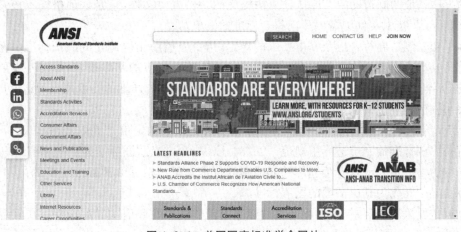

图 4-3-1 美国国家标准学会网站

2. ASTM 美国试验与材料协会(https://www.astm.org/)

美国材料与试验协会(ASTM)是当前世界上最大的标准发展机构之一,是一个独立的非营利性机构。ASTM 主要致力于制定各种材料的性能和试验方法标准,以及有关产品、系统和服务等领域的试验方法标准。其中医疗器械标准包括各种医用金属、陶瓷和高分子材料;各种人工器官;医用材料和器械的物理、化学、生物相容性评价的标准方法等。通过访问 ASTM 网站,可以找到以下几种检索和分类方法:①字母顺序;②主题(Topic)次主题(Subtopic);③标准年鉴的类别(Section);④技委会;⑤国际标准分类法分类号(ICS)。

3. FDA 美国食品药品监督管理局(https://www.fda.gov/)

FDA 下属器械和辐射健康中心(Center for Devices and Radiological Health,简称CDRH)负责医疗器械监管工作。CDRH 下设科学和工程试验室办公室(Office of Science and Engineering Laboratories,简称 OSEL),属下的标准管理部门(Standards Management Staff,简称 SMS)负责医疗器械标准的管理工作。OSEL 主管与其他相关办公室协商制定、执行和监管有关标准使用的程序和原则。SMS 负责制订、管理标准并为医疗器械注册过程标准的应用提供技术支持。SMS 在标准专业工作组(Standards Task Group,简称 STG)的帮助下完成以下任务:促使 CDRH 以及 FDA 其他员工参与到标准制定过程中;与标准制定组织保持密切合作关系;公布标准工作组联络人;简化标准推荐程序;维护标准数据库以方便 CDRH 员工及相关人员使用;对医疗器械和辐射电子产品的自愿共识标准进行认可。SMS 每年更新共识标准的名单,并随时进行补充。

4.3.2 欧盟医疗器械标准检索

欧盟医疗器械标准管理体系由指令、协调标准以及符合性评估程序组成。欧盟指令规定的是产品的基本要求;协调标准则是规定符合指令基本要求的技术规范,如果产品满足相关协调标准,即可推断该产品符合相应指令规定的基本要求;符合性评估程序是指直接或间接用来确定产品是否达到技术法规或标准相关要求的任何程序。产品评定合格后加贴 CE 标志,可在欧盟市场内自由流通。

医疗器械上市必须经过符合性评估程序,以证明产品满足指令的基本要求。技术文件是申请 CE 认证的制造商向 CE 认证机构提交的一份重要文件,它是认证机构审核发证的重要依据。CE 技术文件中需要列出符合标准的清单。

为了便于制造商符合指令基本要求的规定,指令应借助于协调化的欧洲标准。标准的参考信息公布于官方刊物上。符合标准即可以认为符合相应的基本要求,尽管基本要求是强制的,标准的使用仍然是自愿的。指令只规定了基本要求,详细的技术规范和定量指标则由相关协调标准规定。

欧洲议会和理事会指令《关于技术标准化和法规领域制定信息规则程序》(98/34/EC)中对有关协调标准的制定进行了规范。98/34/EC 指令定义欧洲标准为欧洲标准组织。

采纳的可以重复或者持续适用的非强制的技术规范。根据欧洲标准组织的内部规定,欧洲标准必须转化为其成员国的国家标准。

欧盟主要采用政府主导的"半自愿性标准管理体制",在政府主导层面保证了产品的安全和有效,同时鼓励企业在达到标准的基础上自由采用标准。

协调标准是欧洲标准组织欧洲标准化委员会(European Committee for Standardization,简称 CEN)、欧洲电工标准化委员会(European Committee for Electrotechnical Standardization,简称 CENELEC)采纳的欧洲标准。协调标准可以是和制定的欧洲标准,也可以是其采纳的与发布的国际标准。查询欧盟医疗器械标准信息的相关网站如下:

1. 欧洲标准化委员会(CEN)(https://www.cen.eu/Pages/default.aspx)

CEN 成立于 1961 年,宗旨是促进成员国之间的标准化协作,制定本地区需要的欧洲标准(EN,除电工行业以外)和协调文件(HD)。CEN 的工作内容包括 EN 标准(ENs)、EN 预标准(ENVs)、技术规格(TSs)、技术报告(TRs)、CEN 报告(CRs)、CEN 手册(CGs)、CEN 工作组协议(CWAs),如图 4-3-2 所示。

2. 欧洲电工标准化委员会(CENELEC)(https://www.cenelec.eu/)

CENELEC 负责电工工程领域的标准化工作。CENELEC 制定的自律性标准有助于促进国家间的贸易,创造新市场,降低合规成本,并支持欧洲单一市场的发展。

3. 公告机构查询

https://ec.europa.eu/growth/tools-databases/nando/index.cfm?fuseaction=notifiedbody.main

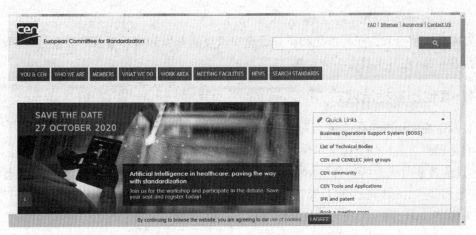

图 4-3-2　欧洲标准化委员会(CEN)网站

4.3.3　日本医疗器械标准检索

1. 日本药品医疗器械综合管理机构(Pharmaceuticals and Medical Devices Agency,简称 PMDA)

日本负责审查医疗器械的机构是药品医疗器械综合管理机构。日本按照风险等级从低到高将医疗器械分为了四类。其中,第Ⅰ类医疗器械被认为是一般医疗器械,无须批准,直接向 PMDA 提交备案;第Ⅱ类医疗器械被认为是管理类医疗器械;第Ⅲ、Ⅳ 类医疗器械被认为是高度管理类医疗器械。有认证标准的管理类医疗器械和高度管理类医疗器械向厚生省认证的注册认证机构提交认证申请。无认证标准的管理类医疗器械和高度管理类医疗器械由 PMDA 审查。认证标准和批准标准由行政告示规定,认证标准基本引用日本工业标准(Japanese Industrial Standard,简称 JIS)。近年来为推进与国际标准(ISO/IEC 标准)的整合化,日本工业标准不断进行制定和修订。

2. 日本工业标准调查会(https://www.jisc.go.jp/)

日本工业标准(JIS)是日本工业标准调查会(JISC)负责制定的。日本工业标准调查会是根据日本工业标准化法建立的全国性标准化管理机构,成立于 1946 年 2 月。日本工业标准调查会主要任务是组织制定和审议日本工业标准(JIS),调查和审议 JIS 标志指定产品和技术项目,如图 4-3-3 所示。

在网站主页上课选操作语言日文或英文。JIS 标准有日文版和英文版两种语言,但并不是每项标准都有英文版本。网站提供 JIS 检索,可检索项有标准号、ICS 分类、引用的国际标准和标准状态(有效的/作废的)等。

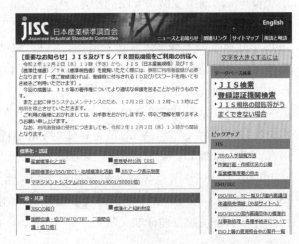

图 4-3-3　日本工业标准调查会(JISC)网站主页

3. 日本标准协会(https：//www.jsa.or.jp/)

日本标准协会致力于标准化和质量管理知识技能开发和宣传普及的公益性民间组织，总部设在东京，在日本设有 7 个分部。

4.3.4 其他国家标准网站

1. BSI 英国标准学会(https：//www.bsigroup.com)

它是世界上最早的英国全国性标准机构，由它主办的这一网站可以免费检索英国的标准，通过免费注册成为网站合法用户后，可以获取标准文献的详细信息。可检索项有标准号、主题词、题内关键词、发布日期、标准状态(现行标准/草案标准作废标准)、更新日期、国际相关标准、ICS 分类、代替与被代替标准号、技术委员会等。

2. SCC 加拿大标准委员会(https：//www.scc.ca/)

加拿大标准委员会(Standards Council of Canada，简称 SCC)作为联邦政府标准化的最高机构，旨在推动国家的经济，更好地保证公众的健康、安全和福利，保护消费者的利益，促进国内贸易和国际贸易，进一步加强在标准化领域的经济合作。该网站是加拿大标准理事会的网站，通过该网站可以检索到加拿大本国标准、国外标准及国际标准。

4.4 国际组织医疗器械标准检索

4.4.1 ISO 国际标准化组织

国际标准化组织(International Organization for Standardization，简称 ISO)(https：//www.iso.org/home.html)是世界上最大的非政府性标准化专门机构，是国际标准化领域中一个十分重要的组织，它在国际标准化中占主导地位。ISO 的主要活动是制定国际标准，协调世界范围内的标准化工作，组织各成员国和技术委员会进行情报交流，以及在知识、科学、技术和经济活动中发展国家间的相互合作。它显示的强大的生命力，吸引了越来越多的国家参与其活动。目前已经有 160 多个国家加入了国际标准化组织。国际标准化组织在1995 年开通了网上标准信息技术服务，用户可以通过其网站了解其世界成员的情况、标准服务工作动态、标准信息检索服务等。该网站提供简单的标准信息检索和高级检索。网站首页如图 4-4-1 所示。

ISO 制定标准内容涉及电器、电子领域以外的所有技术领域。技术委员会（TC）、分技术委员会(SC)和工作组（WG）负责具体的标准制定工作。有两种途径获取 ISO 标准文献信息：一是标准目录（standard catalog）方式浏览，按照技术分类代码（Browse ISO Standards by ICS）浏览各技术领域的标准制定情况，或者按照 ISO 标准委员会（Browse ISO Standards by TC)浏览各技术委员会的标准制定情况；二是通过 ISO 标准文献检索平台的搜索引擎快速查询标准文献。

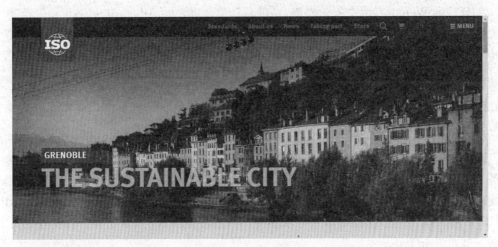

图 4-4-1　ISO 网站

4.4.2　IEC 国际电工委员会

国际电工委员会（International Electrotechnical Commission，简称 IEC）（https://www.iec.ch/）成立于 1906 年，是世界上成立最早的国际标准化组织，负责编制出版电气、电子及相关技术的国际标准。

IEC 的标准制定工作由 TC、SC、WG 负责，其技术专家来自产业界、政府、测试和研究实验室、学术界和消费者。1996 年，IEC 与 CENELEC 在德国签署了德瑞斯顿合作协议（Dresden Agreement），由 CENELEC 制定统一的 IEC 范围外的欧洲电工标准。IEC 的 Web 上提供新闻专栏，报道最新的消息，包括会议预报、两周内最新出版的标准等。网站首页如图 4-4-2 所示。

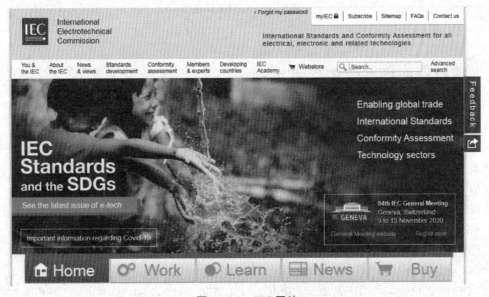

图 4-4-2　IEC 网站

在 IEC 的 Web 上有两个检索界面：一种是从主页进入的 Advance Search 检索界面，可用关键词、标准编号、委员会名称及代号、出版日期、标准状态等进行检索；另一种是从 Websotre 进入的 Search & buy IEC standards 检索界面，利用标准编号、委员会名称及代号、ICS 号、出版日期等进行检索。

4.4.3　IEEE 电气和电子工程师协会

电气和电子工程师协会（IEEE）（https://www.ieee.org/）是世界上最大的技术专业组织，致力于为人类的利益而发展技术。IEEE 的核心目的是促进技术创新和卓越成就，造福人类。IEEE 对全球技术社区和世界各地的技术专业人员都是必不可少的，并且将因技术和技术专业人员在改善全球状况方面的贡献而得到普遍认可。它管理着一个单独的组织单位（IEEE-USA），该组织会推荐政策并实施专门旨在使美国成员，专业和公众受益的计划。网站首页如图 4-4-3 所示。

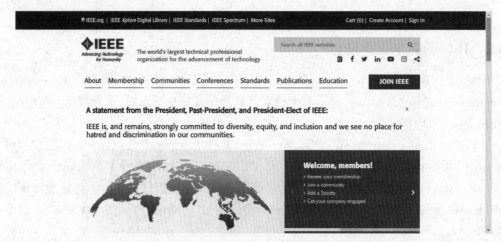

图 4-4-3　IEEE 网站

4.5　医疗器械标准信息检索示例

示例 1：利用国家标准全文公开系统查询医用电气安全通用要求的国家标准全文

（1）"国家标准全文公开系统"可以从市场监督管理总局或国家标准化管理委员会网站的链接进入。利用"标准号"查询法在搜索栏输入"GB9706.1-2007"，搜索到 1 条记录。从记录中可以看到标准的类别、状态、发布日期和实施日期等信息，如图 4-5-1 所示。

（2）点击右边"查看详细"操作按钮，则进入标准的详细信息页面。可以看到标准的分类号 CCS 和 ICS 编号、主管部门、归口单位、发布单位等，如图 4-5-2 所示。

（3）点击"在线预览"，可以进入标准的全文预览页面，但不提供下载，如图 4-5-3 所示。

（4）如需了解 GB9706.1 的版本信息，可在搜索栏中输入"GB9706.1"，除可搜索到"现行"的 GB9706.1-2007 外，还可查到"废止"的 GB9706.1-1995 和"即将实施"的 GB9706.1-2020 的标准信息，如图 4-5-4 所示。

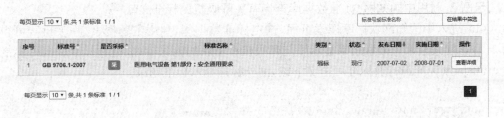

图 4-5-1　利用"标准号"查询法搜索"GB9706.1-2007"结果

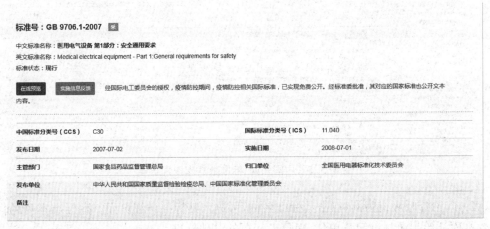

图 4-5-2　标准 GB9706.1-2007 的详细信息

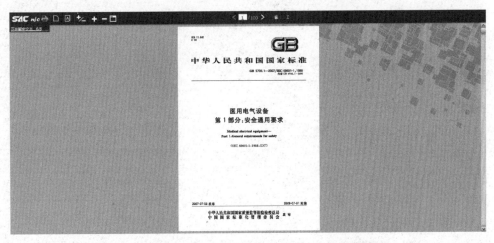

图 4-5-3　标准 GB9706.1-2007 的全文在线预览页面

序号	标准号	是否采标	标准名称	类别	状态	发布日期	实施日期	操作
1	GB 9706.1-1995	采	医用电器设备 第一部分:安全通用要求	强标	废止	1995-12-21	1996-08-01	查看详细
2	GB 9706.1-2007	采	医用电气设备 第1部分：安全通用要求	强标	现行	2007-07-02	2008-07-01	查看详细
3	GB 9706.1-2020	采	医用电气设备 第1部分：基本安全和基本性能的通用要求	强标	即将实施	2020-04-09	2023-05-01	查看详细

图 4-5-4　标准 GB9706.1 的版本信息搜索结果

示例 2：利用中国知网-标准数据库查询有关呼吸机的标准文献

（1）进入中国知网数据库搜索页面，选定标准数据库，利用主题搜索"呼吸机"，可得到图 4-5-5 搜索结果。搜索结果显示了与呼吸机相关联的国家标准、行业标准和国外标准情况，其中国家标准与行业标准可全文下载，国外标准显示标准题录。

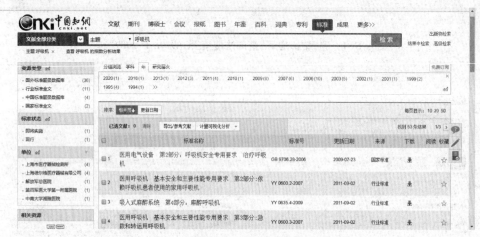

图 4-5-5　中国知网-标准数据库搜索结果

（2）以治疗呼吸机为例，点击其标准名称，可进入其标准详细页面。除标准本身的信息外，数据库还给出了标准起草单位、起草人起草的其他标准。

医疗器械产品信息检索

5.1 概述

本章主要介绍国内外医疗器械产品命名以及信息检索的方法,读者可以通过本章相关的介绍快速检索出自己所需的医疗器械产品的信息,为安全使用医疗器械产品保驾护航,在最后一节,对全球医疗器械术语集进行了介绍。

5.2 国内医疗器械产品信息检索

随着我国综合国力的发展和人民生活水平的提升,医疗器械行业获得很大的发展,国内市场涌现出大量的医疗器械公司。据统计,我国医疗器械行业近几年来保持着 20％ 以上的增长,随着企业的增多,出现了经营规模小、集中度低、管理不够规范等特点,这些不仅影响着医疗器械生产,也造成了市场上各企业产品的命名以及信息的标注没法统一,很不利于使用者对产品信息的搜索。

5.2.1 医疗器械分类

根据《医疗器械监督管理条例》(国务院令第 739 号)第六条规定我国对医疗器械按照风险程度实行分类管理:

第一类:风险程度低,实行常规管理就可以保证安全、有效的医疗器械;

第二类:风险程度中等,需要通过严格控制管理才能保证安全、有效的医疗器械;

第三类:风险程度高,需要采取特别措施进行严格控制管理才能保证安全、有效的医疗器械。

现行的《医疗器械监督管理条例》第六条第五款规定:"国务院药品监督管理部门负责制定医疗器械的分类规则和分类目录"。为此,国家药品监督管理部门通过听取医疗器械生产经营企业以及使用单位、行业组织的意见,参考国际医疗器械分类办法制定医疗器械的分类规则和分类目录,并根据医疗器械生产、经营、使用情况,及时对医疗器械的风险变换进行评估,对分类目录进行调整。

原国家食品药品监督管理总局于 2015 年 6 月 3 日通过了《医疗器械分类规则》,自 2016 年 1 月 1 日起施行,该规则要求医疗器械的分类适用分类判定表,如表 5-2-1 和表 5-2-2 所示。

表 5-2-1　接触人体医疗器械分类判断表

接触人体器械

无源医疗器械

使用形式	暂时使用 皮肤/腔道(口)	暂时使用 创伤/组织	暂时使用 血循环/中枢	短期使用 皮肤/腔道(口)	短期使用 创伤/组织	短期使用 血循环/中枢	长期使用 皮肤/腔道(口)	长期使用 创伤/组织	长期使用 血循环/中枢
1　液体输送器械	Ⅱ	Ⅱ	Ⅲ	Ⅱ	Ⅱ	Ⅲ	Ⅱ	Ⅲ	Ⅲ
2　改变血液体液器械	—	—	Ⅲ	—	—	Ⅲ	—	—	Ⅲ
3　医用敷料	Ⅰ	Ⅱ	Ⅱ	Ⅰ	Ⅱ	Ⅱ	—	Ⅲ	Ⅲ
4　侵入器械	Ⅰ	Ⅱ	Ⅲ	Ⅱ	Ⅱ	Ⅲ	Ⅱ	Ⅲ	Ⅲ
5　重复使用手术器械	Ⅰ	Ⅰ	Ⅱ	—	—	—	—	—	—
6　植入器械	—	—	—	—	—	—	Ⅲ	Ⅲ	Ⅲ
7　避孕和计划生育器械（不包括重复使用手术器械）	Ⅱ	Ⅱ	Ⅲ	Ⅲ	Ⅲ	Ⅲ	Ⅲ	Ⅲ	Ⅲ
8　其他无源器械	Ⅰ	Ⅱ	Ⅲ	Ⅱ	Ⅱ	Ⅲ	Ⅱ	Ⅲ	Ⅲ

有源医疗器械

使用形式	暂时使用（轻微损伤）	短期使用（中度损伤）	长期使用（严重损伤）
1　能量治疗器械	Ⅱ	Ⅱ	Ⅲ
2　诊断监护器械	Ⅱ	Ⅱ	Ⅲ
3　液体输送器械	Ⅱ	Ⅱ	Ⅲ
4　电离辐射器械	Ⅱ	Ⅱ	Ⅲ
5　植入器械	Ⅲ	Ⅲ	Ⅲ
6　其他有源器械	Ⅱ	Ⅱ	Ⅲ

表 5-2-2　非接触人体医疗器械分配判断表

		非接触人体器械			
无源医疗器械		使用状态　使用形式	基本不影响	轻微影响	重要影响
	1	护理器械	Ⅰ	Ⅱ	—
	2	医疗器械清洗消毒器械	—	Ⅱ	Ⅲ
	3	其他无源器械	Ⅰ	Ⅱ	Ⅲ
有源医疗器械		使用状态　使用形式	基本不影响	轻微影响	重要影响
	1	临床检验仪器设备	Ⅰ	Ⅱ	Ⅲ
	2	独立软件	—	Ⅱ	Ⅲ
	3	医疗器械消毒灭菌设备	—	Ⅱ	Ⅲ
	4	其他有源器械	Ⅰ	Ⅱ	Ⅲ

注:(1) 本表中Ⅰ、Ⅱ、Ⅲ分别代表第一类、第二类、第三类医疗器械;
　　(2) 本表中"—"代表不存在这种情形。

原国家食品药品监督管理总局 2017 年第 104 号公告附件,发布了新修订的《医疗器械分类目录》(以下简称《分类目录》),从 2018 年 8 月 1 日开始施行。新版《分类目录》将 2002 版目录的 43 个子目录整合精简为 22 个子目录;将 260 个产品类别细化扩充为 206 个一级产品类别和 1 157 个二级产品类别;增加了产品预期用途和产品描述;在原 1 008 个产品名称举例的基础上,扩充到 6 609 个典型产品名称举例。新版《分类目录》与 2002 版目录相比较,内容上更为丰富和完善,产品覆盖更全面,目录的科学性和指导性明显提升。目录中增加的"产品描述"和"预期用途",是对一类产品共性内容的基本描述,用于指导具有产品所属类别的综合判定;列举的品名举例为符合《医疗器械通用名称命名规则》的规范性、代表性名称。22 个子目录编码和名称如表 5-2-3 所示。

表 5-2-3　22 个子目录编码和名称

01 有源手术器械	12 有源植入器械
02 无源手术器械	13 无源植入器械
03 神经和心血管手术器械	14 注输、护理和防护器械
04 骨科手术器械	15 患者承载器械
05 放射治疗器械	16 眼科器械
06 医用成像器械	17 口腔科器械
07 医用诊察和监护器械	18 妇产科、生殖和避孕器械
08 呼吸、麻醉和急救器械	19 医用康复器械
09 物理治疗器械	20 中医器械
10 透析、体外循环器械	21 医用软件
11 医疗器械消毒灭菌器械	22 临床检验器械

5.2.2　产品命名

原国家食品药品监督管理总局于 2015 年 12 月 21 日发布了《医疗器械通用名称命名规则》，并于 2016 年 4 月 1 日施行。具体规则如下：

第一条　为加强医疗器械监督管理，保证医疗器械通用命名科学、规范，根据《医疗器械监督管理条例》，制定本规则。

第二条　凡在中华人民共和国境内销售、使用的医疗器械应当使用通用名称，通用名称的命名应当符合规则。

第三条　医疗器械通用名称应当符合国家有关法律、法规的规定，科学、明确，与产品的真实属性相一致。

第四条　医疗器械通用名称应当使用中文，符合国家语言文字规范。

第五条　具有相同或者相似的预期目的、共同技术的同品种医疗器械应当使用相同的通用名称。

第六条　医疗器械通用名称由一个核心词和一般不超过三个特征词组成。

核心词是对医疗器械使用部位、结果特点、技术特点或者材料组成等特定属性的描述。使用部位是指产品在人体的作用部位，可以是人体的系统、器官、组织、细胞等。结构特点是对产品特定结构、外观形态的描述。技术特点是对产品特殊作用原理、机理或者特殊性能的说明或者规定。材料组成是对产品的主要材料或者主要成分的描述。

第七条　医疗器械通用名称除应当符合规则第六条的规定外，不得含有下列内容：

（一）型号、规格；

（二）图形、符号等标志；

（三）人名、企业名称、注册商标或者其他类似名称；

（四）"最佳""唯一""精确""速效"等绝对化、排他性的词语，或者表示产品功效的断言或者保证；

（五）说明有效率、治愈率的用语；

（六）未经科学证明或者临床评价证明，或者虚无、假设的概念性名称；

（七）明示或者暗示包治百病，夸大适用范围，或者其他具有误导性、欺骗性的内容；

（八）"美容""保健"等宣传性词语；

（九）有关法律、法规禁止的其他内容；

第八条　根据《中华人民共和国商标法》第十一条第一款的规定，医疗器械通用名称不得作为商标注册。

第九条　按照医疗器械管理的体外诊断试剂的命名依照《体外诊断试剂注册管理办法》（国家食品药品监督管理总局令第 5 号）的有关规定执行。

第十条　本规则自 2016 年 4 月 1 日起施行

《医疗器械通用名称命名规则》规定了医疗器械产品的通用名称，但是通用名称有区别于其他名称，有区别于产品专名和术语等，不同点如表 5-2-4 所示。

表 5-2-4　医疗器械通用名称与其他名称的区别

类别	举例		特点	命名分类	实施主体
专名	商品名、个性化产品名称	一对一	独有名称	表物	生产者
通名	通用名称	一对多	共有名称	表物	管理者
	类别名称	一对多			
抽象命名	术语		共性抽象概念	科技术语	技术人员

5.2.3　产品信息检索

1. 主管部门

《医疗器械监督管理条例》(国务院令第 739 号)第三条规定:"国务院药品监督管理部门负责全国医疗器械监督管理工作。国务院有关部门在各自的职责范围内负责与医疗器械有关的监督管理工作。县级以上地方人民政府药品监督管理部门负责本行政区域的医疗器械监督管理工作。县级以上人民政府有关部门在各自的职责范围内负责与医疗器械有关的监督管理工作。"规定了各级药品监督部门为医疗器械监督管理工作的主导部门,其他有关部门为辅助部门,如卫生健康主管部门等。

2018 年新组建的国家市场监督管理总局主要负责市场综合监督管理,统一登记市场主体并建立信息公示和共享机制,组织市场监管综合执法工作等。由国家市场监督管理总局管理的国家药品监督管理局的职责是负责药品、化妆品、医疗器械的注册并实施监督管理。

2. 医疗器械产品信息检索

登录国家药品监督管理局官网(www.nmpa.gov.cn),主页界面如图 5-2-1 所示,选择"医疗器械",点击下拉选项中的"医疗器械查询",如图 5-2-2 所示。

点击医疗器械这一栏中的任意一项,显示界面如图 5-2-3,图中标注 1 内容是数据库分类,标注 2 中快速查询一栏输入产品的部分信息或者关键字进行搜索,标注 3 显示搜索得到的结果。

根据拟查询的医疗器械选择对应的分类,其中一类医疗器械选择备案进行查询,二类和三类医疗器械选择注册进行查询,对于已过期的医疗器械在历史数据中查询。

例如:选择快速查询方式,在国产医疗器械产品(注册)数据库中查询"密闭式静脉留置针",查询结果有 9 个,依据自己所需产品信息或者产品包装信息进行选择,如图 5-2-4 所示。

选择其中一个产品,比如第 7 个选项,出现如图 5-2-5 所示结果,页面将会显示产品的相关信息,如:注册证编号,注册人姓名,管理类别等。

在图 5-2-3 中标注 2 内有快速查询和高级查询两种查询方法。快速查询:读者可以输入关键字就能得到结果。高级查询:需要输入准确的注册证或者生产厂商进行查询,查询得到的结果会更加精确。

除了国家药品监督管理局,读者也可以根据产品的注册证号到各省份的药品监督管理局网站进行查询,各省份的药品监督管理局可以在国家药品监督管理总局官网主页进入,如图 5-2-6 所示,有各个省份的药品监督管理局入口。

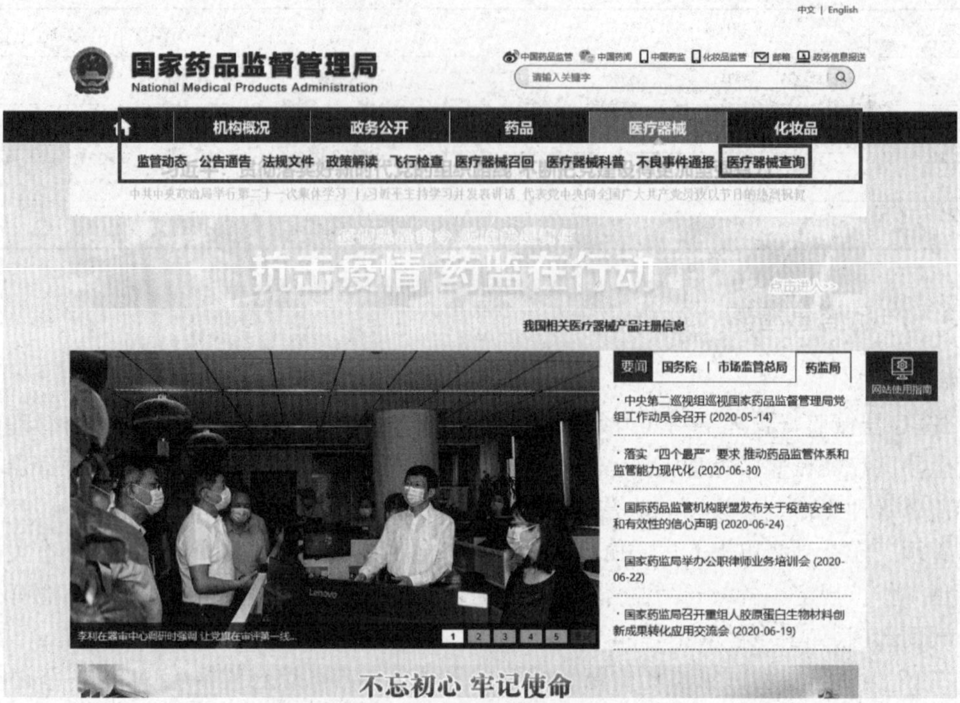

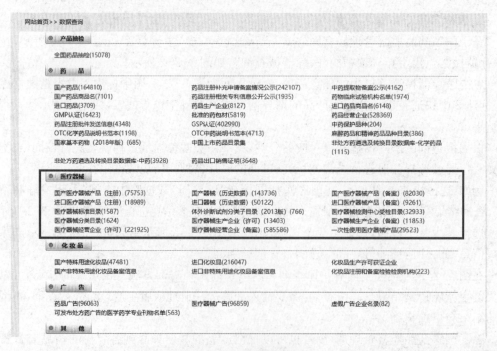

图 5-2-1　国家药品监督管理局主页

图 5-2-2　医疗器械查询

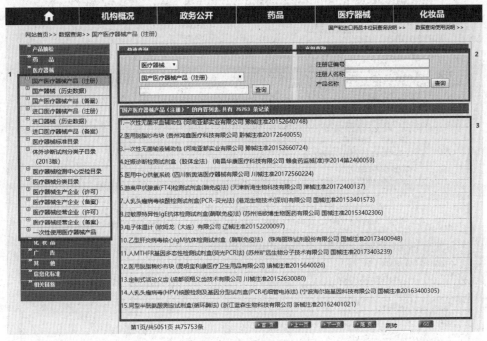

图 5-2-3　医疗器械查询

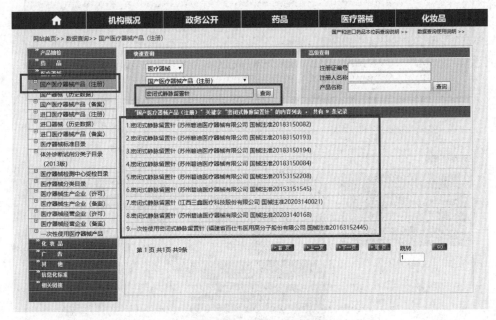

图 5-2-4　医疗器械快速查询示例

　　消费者根据产品的产品注册证进入对应的地方药监局,查询方法与国家药品监督管理局类似。例如:产品注册证号开头为国食药监械,则可以进入国家药品监督管理局查询;产品注册证号开头为苏械注,那么可以进入江苏省药品监督管理局查询。

快速查询		高级查询	
医疗器械 ▼		注册证编号	
国产医疗器械产品（注册） ▼		注册人名称	
密闭式静脉留置针	查询	产品名称	查询

国产医疗器械产品（注册）	➡ 返回
注册证编号	国械注准20203140021
注册人名称	江西三鑫医疗科技股份有限公司
注册人住所	江西省南昌县小蓝经济开发区富山大道999号
生产地址	江西省南昌县小蓝经济开发区富山大道999号
产品名称	密闭式静脉留置针
管理类别	第三类
型号规格	见附页
结构及组成/主要组成成分	本产品由护套、导管、针芯、针翼、针管、密封件、针尖屏蔽装置（部分型号有）、正压接头（部分型号有）、输液接头、盖帽或肝素帽、软管、管夹、导管座组成。采用材料包括聚乙烯、聚氨酯、奥氏体不锈钢、丙烯腈-丁二烯-苯乙烯（ABS）树脂、合成橡胶、聚碳酸酯。其中导管和软管材料为聚氨酯。产品经环氧乙烷灭菌，一次性使用。
适用范围/预期用途	本产品适用于插入外周静脉血管系统内辅助治疗，留置人体时间不大于72小时。
产品储存条件及有效期	
附件	产品技术要求
其他内容	/
备注	
审批部门	国家药品监督管理局
批准日期	2020-01-08
有效期至	2025-01-07
变更情况	
注	网站发布的医疗器械产品注册和产品备案信息供公众查询，如网站公布的信息与原纸质批件不一致，请联系相应部门纠错。进口和国产三类医疗器械数据问题请发送邮件至国家药品监督局医疗器械数据纠错邮箱：qixiejiucuo@nmpaic.org.cn【邮件主题请注明"医疗器械数据问题"，邮件正文中请准确填写以下全部信息：1.医疗器械注册证号/备案号；2.类型（注册、变更、延续等）；3.问题描述（500字以内）；4.企业名称（全称）；5.统一社会信用代码；6.联系人姓名；7.联系电话（手机和座机）；8.联系邮箱】，或致电国家药监局医疗器械数据纠错电话010-88331514（此电话为我局医疗器械数据纠错联系电话，并非相应产品/企业业务咨询电话）。国产一类和二类医疗器械数据问题请联系企业所在地局，由省局通过数据共享平台进行纠错和维护。

图 5-2-5　"密闭式静脉留置针"查询结果

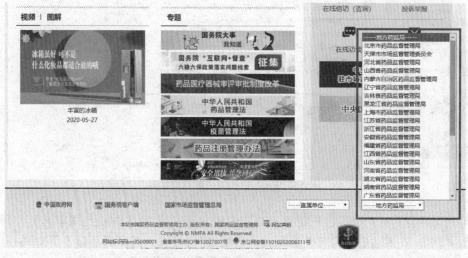

图 5-2-6　各省份药品监督管理局入口

5.3 美国医疗器械产品信息检索

5.3.1 美国医疗器械监管机构

美国食品药品管理局(Food and Drug Administration,简称 FDA)是一个公共卫生科学监管部门,隶属于美国卫生和公共服务部,主要职责是对药品、食品、化妆品、医疗器械、兽药等产品进行全方位的监管。主要部门有食品安全和应用营养中心(CFSAN)、生物制品评估和研究中心(CBER)、器械和放射产品健康中心(CDRH)、药品评价和研究中心(CDER)、兽药中心(CVM)、国家毒理学研究中心(NCTR)、法规事务办公室、专员办公室等,其中器械和放射产品健康中心(CDRH)主要负责医疗器械的监督管理,职责是:

(1) 制定和执行国家计划和确保医疗器械的安全、有效和标签的真实性。

(2) 审查和评价医疗器械上市前批准(PMA)的申请、产品开发协议(PDP)、用于研究的器械豁免的豁免申请和上市前通知。

(3) 制定、发布和强制执行医疗器械标准和质量体系规范(QSR)及生产质量管理规范(GMP)。

(4) 参与有关促进美国与其他国家医疗器械贸易的法规协议的制定。

CDER 主要监管与许可的血液、血液成分和细胞产品的采集、加工、测试、制造和输注有关的医疗器械。

FDA 制定了大量的技术法规,汇编于《美国联邦法规》(CFR)第 21 篇的第 800～900 部分。FDA 依据《食品、药品和化妆品法案》将医疗器械基于风险分为 I、II、III 类。

医疗器械进入美国市场的途径分为:豁免、上市前通告[510(k)]、上市前批准(PMA)。根据 FDA 规定,大多数 I 类产品都豁免上市前通告要求;II 类产品需要上市前通告[510(k)]的审查;III 类产品需要经过上市前批准(PMA)。

(1) 上市前通告[510(k)]:向美国 FDA 提交材料,证明该产品与目前已合法上市的同类产品具有同样的安全性和有效性。美国上市前通告 510(k)的本质就在于"实质等效性"。其规定制造商进行 510(k)报告时,申报注册器械需要与已合法上市的同类产品相比具有实质等效性。

(2) 上市前批准(PMA):医疗器械产品制造商向 FDA 提交申请书和其他有关材料,证明医疗器械产品的安全性和有效性,FDA 对材料进行审查后作出是否批准的决定,在美国《食品、药品和化妆品法案》第 515 条进行过规定,申请第三类医疗器械上市都必须对完整的信息进行报告,包括公布的、申请者知道或者应当知道的,以证明该器械安全有效;要有器械部件、成分、属性和操作原理的完整说明;器械在生产、加工和安装的完整说明;要有性能标准信息;必要时需要提供样品等。

5.3.2 美国医疗器械命名

美国食品药品监管局(FDA)依据 1938 年《食品、药品和化妆品法》(FDCA)第五章医疗器械部分对医疗器械进行监管;1976 年的《医疗器械修正案》建立了以产品风险为依据的医疗器械分类管理制度。FDA 医疗器械与放射健康中心（CDRH）依据联邦法规第 21 编（21CFR）子章 H 关于"医疗器械"相关管理要求，采用 CFR 文件加分类数据库的形式，对医疗器械实行分类管理，没有单独的命名要求。

FDA 主要依托 21CFR 和分类数据库，由粗到细对产品进行 3 个层次的识别：器械专业—器械类型—器械品种。企业自行采用常用名或制订商品名对底层的具体产品进行标识。如图 5-3-1 所示。

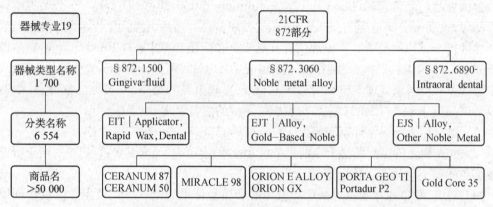

图 5-3-1　美国食品药品监管局医疗器械分类命名系统示意及举例

器械专业是指联邦法规 862～892 部分，将医疗器械产品按临床科室和技术进行初步划分为 19 个，并通过两位字母代码对器械专业及对应的专家咨询委员会医疗器械专家组进行标识。如表 5-3-1 所示。

表 5-3-1　美国食品药品监管局器械专业及代码

	器械专业	法规（21CFR）	代码
73	麻醉	868	AN
74	心血管	870	CV
75	化学	862	CH
76	口腔	872	DE
77	耳鼻喉	874	EN
78	消化与泌尿	876	GU
79	普通与整形外科	878	SU
80	医院综合	880	HO
81	血液	864	HE
82	免疫	866	IM
83	微生物	866	MI
84	神经	882	NE
85	妇产	884	OB

（续表）

	器械专业	法规（21CFR）	代码
86	眼科	886	OP
87	骨科	888	OR
88	病理	864	PA
89	物理治疗	890	PM
90	放射	892	RA
91	毒理	862	TX

注 21CFR:联邦法规第 21 编。

在 21 CFR 中,每个器械专业项下按照临床用途分为诊断、治疗、修复等几部分,每部分项下列举了各自领域的典型器械类型,器械类型以法规编号和器械类型名称进行识别,附有预期用途、风险类别等一般性描述和上市要求,目前共有 1 700 多个。例如:872 部分口腔器械 D 项修复器械项下的法规编号为 Sec.872.3060 的贵金属合金。

每个器械类型下有不同的器械品种。在产品分类数据库中,以代码对器械品种进行识别,名称对代码予以辅助。目前,该数据库中共有 6 554 条数据可供申请者查找,但需按相应法规要求提交申请。详见表 5-3-2。

表 5-3-2 器械分类数据库简要示例

审查小组代码	器械专业代码	产品代码	产品名称（分类名称）	器械分类	法规编号
DE	DE	EIT	Applicator, Rapid Wax, Dental	2	872.3060
DE	DE	EJS	Alloy, Other Noble Metal	2	872.3060
DE	DE	EJT	Alloy, Golden Based Noble Metal	2	872.3060

注 DE:器械专业 872 部分口腔器械及相应的审查小组代码。

在 FDA 的监管要求中,涉及产品的多种名称,主要分为确定名称和商业名称。确定名称是 FDA 指定的或在官方纲要中公认的正式名称,如分类名称（通用名称）;如果没有,也可用经认定的常用名或俗名。分类名称是目前 FDA 唯一指定的、用途最为广泛的官方名称。分类名称是由一个名词加一到多个形容词组成,以逗号隔开,首位名词是产品的核心,其代码由 3 个字母组成。上市前审批（PMA）申请需提交通用名称,FDA 对其无明确定义,但从批准材料中可知,其与分类名称相同。常用名即器械众所周知的名称,如注射器、髋关节假体等,类似的还有俗名。

商品名称是器械上市销售所用的名称,包含器械型号。一个分类名称可对应多个不同品牌的不同商品名称,这构建了更为细化的产品识别层次。类似的还有专利商品名和品牌名。具体产品名称由企业自行制订,有的采用常用名或俗名,有的采用商品名,实际情况依企业自身的识别要求和销售需求而定,未见 FDA 有其他要求。

美国非营利机构 ECRI 研究所在 20 世纪 90 年代创建了《医疗器械通用术语系统》（UMDNS）,是对医疗器械数据进行识别、处理、传输和交换的标准国际术语系统和计算机代码系统。其包含 1 056 个特定医疗器械概念定义及 23 004 个款目词。每个 UMDNS 首选术语都有一个 5 位数字的通用器械代码(UMDC)。

5.3.3　美国医疗器械产品信息检索

美国 FDA 官方网址为 www. fda. gov,首先选择 PRODUCTS 栏中的"Medical Devices",如图 5-3-2 所示。

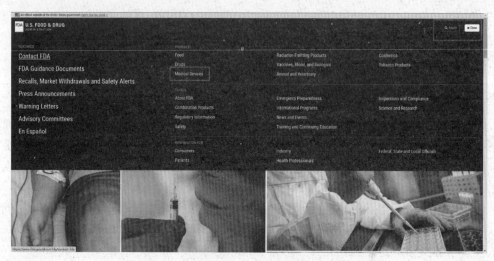

图 5-3-2　FDA 主页

然后在该网页界面中选择 NAVIGATE THE MEDICAL DEVICE SECTION 下的 "Device Advice",如图 5-3-3 所示。

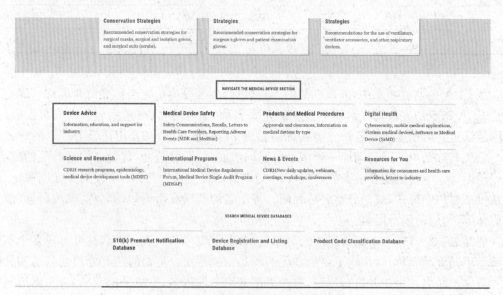

图 5-3-3　美国 FDA 医疗器械检索

选择"Medical Device Databases",如图 5-3-4 所示。

该界面中有许多的选项,主要使用①PMA:上市前审批,是 FDA 要求的最严的上市申

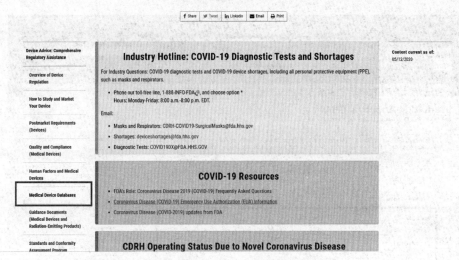

图 5-3-4　FDA 医疗器械信息检索

请；②510(k)s：上市前通知，目的是证明申请上市的器械与不受 PMA 影响的合法上市器械同样安全有效。

MAUDE (Manufacturer and User Facility Device Experience)	MAUDE data represents reports of adverse events involving medical devices. The data consists of all voluntary reports since June, 1993, user facility reports since 1991, distributor reports since 1993, and manufacturer reports since August, 1996.	Weekly	
MDR (Medical Device Reporting)	This database allows you to search the CDRH's database information on medical devices which may have malfunctioned or caused a death or serious injury during the years 1992 through 1996.	No longer being updated	
MedSun Reports	The Medical Product Safety Network (MedSun) is an adverse event reporting program launched in 2002 by the U.S. Food and Drug Administration's Center for Devices and Radiological Health (CDRH). The primary goal for MedSun is to work collaboratively with the clinical community to identify, understand, and solve problems with the use of medical devices.	Daily	MedSun Homepage
Post-Approval Studies (PAS) Database	This database contains information about current Post-Approval Studies (PAS). Manufacturers required to conduct PAS must complete the study as a condition of approval. This database allows you to search PAS information by applicant or device information. This database is updated once a week.	Weekly	More about PAS
Premarket Approvals (PMA)	Premarket approval by FDA is the required process of scientific review to ensure the safety and effectiveness of all devices classified as Class III devices. An approved Premarket Approval Application (PMA) is, in effect, a private license granted to the applicant for marketing a particular medical device. This database may be searched by a variety of fields and is updated once a week.	Weekly	File Description for the CDRH Releasable (Approved) PMAs
Premarket Approval (PMA) Summary Review Memos for 180-Day Design Changes	A 180-day supplement is a request for a significant change in components, materials, design, specification, software, color additive, and labeling to an approved premarket application or premarket report. As a pilot program under the CDRH Transparency Initiative, FDA has begun releasing some summary review memos for 180-day PMA supplements relating to design changes.	Weekly	More about Premarket Approval (PMA) Summary Review Memos for 180-Day Design Changes
Premarket Notifications (510(k)s)	Medical device manufacturers are required to submit a premarket notification or 510(k) if they intend to introduce a device into commercial distribution for the first time or reintroduce a device that will be significantly changed or modified to the extent that its safety or effectiveness could be affected. This database of releasable 510(k)s can be searched by 510(k) number, applicant, device name or FDA product code. Summaries of safety and effectiveness information is available via the web interface for more recent records. The database is updated once a week.	Weekly	
Product Classification	This database contains medical device names and associated information developed by the Center. It includes a three letter device product code and a Device Class that refers to the level of CDRH regulation of a given device.	Weekly	More about Product Code Classification Database

图 5-3-5　FDA 医疗器械信息检索

　　根据实际需要选择 PMA 或者 510(k)s。进入 PMA 界面，输入 PMA number 或者产品名称/code 等相关信息，点击 search，得到检索结果，如图 5-3-6 所示。

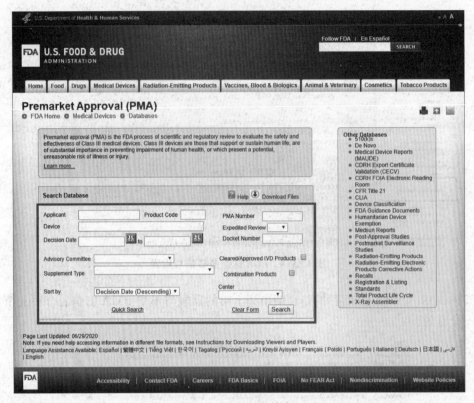

图 5-3-6　PMA 检索

　　进入 510(k)s 界面，输入 510K number 或者产品名称/code 等相关信息，点击 search，得到检索结果，如图 5-3-7 所示。

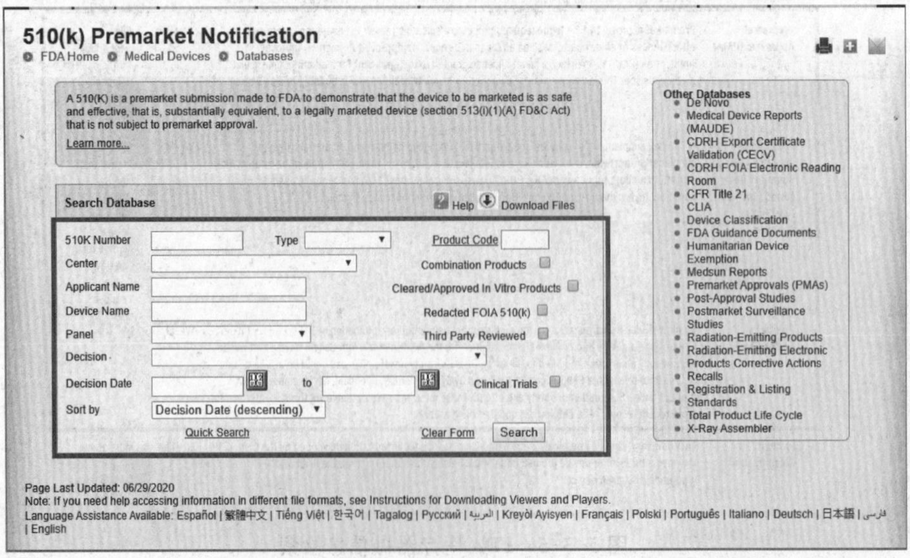

图 5-3-7　510(k)s 检索

5.4 欧盟医疗器械产品信息检索

5.4.1 概述

欧洲联盟(European Union),简称欧盟(EU),是一个集政治实体和经济实体于一身、在世界上具有重要影响的区域一体化组织。作为世界第二大医疗器械生产和消费地区,欧盟对医疗器械的管理也有着较长的历史和值得借鉴的经验。在 20 世纪 90 年代初期,以英国、法国和德国为代表,初步形成了各自不同的医疗器械管理体系,后来随着欧盟《统一市场条约》的颁布,统一协调后的《医疗器械指令》(Medical Devices Directive)在 1993 年正式发布,消除了欧盟各成员国之间的贸易障碍以及相互认证和技术协调的问题。

5.4.2 欧盟医疗器械法规

欧盟将医疗器械分成Ⅰ、Ⅱa、Ⅱb、Ⅲ类,共 4 个类别。从Ⅰ类到Ⅲ类风险由低至高,需要制造商根据法规中规定的分类规则来确定医疗器械的分类。

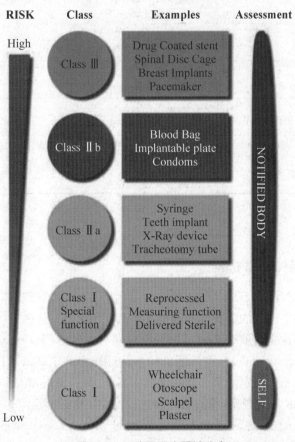

图 5-4-1 欧盟医疗器械分类

上市前审批:欧盟对医疗器械产品上市前的审批是统一的,制造商可以向公告机构提出申请,公告机构根据制造商申请的适当的路径实施符合性评定(Conformity Assessment),审查通过后颁发符合性评定证书,制造商起草符合性声明并在产品上加贴 CE 标识后即可上市。对于普通的 Ⅰ 类医疗器械,不需要公告机构的介入,制造商可以通过自我声明的方式将产品投放市场。不同类别医疗器械产品的符合性评定程序会有所不同,具体如表 5-4-1 所示。

表 5-4-1　MDR 要求公告机构介入的符合性评定程序

MDR 的符合性评定程序	主要内容
附录Ⅸ	基于质量管理体系和技术文档的符合性评定
附录Ⅹ	基于产品型式检查的符合性评定
附录Ⅺ,Part A	基于产品符合性验证的符合性评定:生产质量保证
附录Ⅺ,Part B	基于产品符合性验证的符合性评定:产品验证

表 5-4-2　各类产品审查方法

产品类别	审查方法
Ⅰ	无须公告机构介入,制造商自我声明符合 MDR 要求。
Ⅰ类无菌/Ⅰ类具有测量功能/Ⅰ类重复使用的手术器械	• 附录Ⅸ,或者 • 附录Ⅺ(Part A)
Ⅱa	• 附录Ⅸ,或者 • 附录Ⅺ
Ⅱb	• 附录Ⅸ,或者 • 附录Ⅹ＋附录Ⅺ
Ⅲ	• 附录Ⅸ,或者 • 附录Ⅹ＋附录Ⅺ
顾客定制器械(除Ⅲ类可植入外)	无须公告机构介入,制造商遵照附录ⅩⅢ程序上市。
Ⅲ类可植入顾客定制器械	• 附录Ⅸ,或者 • 附录Ⅺ(Part)

MDR 法规文件搜索路径为 http://data.europa.eu/eli/reg/2017/745/2017-05-05,附录内容有需要的读者可以在线阅读。

5.4.3　欧盟医疗器械监管机构

欧盟是由多个主权国家组成,无法采用统一的市场前由各国行政部门进行审批工作,医疗器械的市场准入和上市后的监督是通过委托经认定的第三方认证机构——"公告机构"实施的。第三方认证机构是由欧盟各成员国的医疗器械主管部门(Competent Authority)按照法规进行认定(Designation),根据认证机构的认证能力确定认证范围,最后欧盟委员会在欧盟官方公报上公布已认定的第三方认证机构名单、识别编码和工作项目。根据 2017 年欧盟新的 MDR/IVDR 法规规定,所有的公告机构将会被重新指定。

在欧盟官方网站查询认证机构,进入网址 https://ec.europa.eu/growth/tools-databases/nando,如图 5-4-2 所示。

点击"legislation",如图 5-4-3 所示。

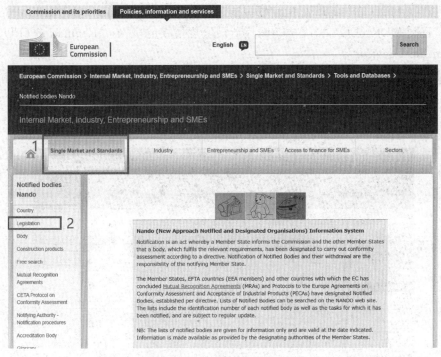

图 5-4-2 欧盟公告机构查询

欧盟官网 MDD 93/42/EEC 医疗器械指令授权的机构："93/42/EEC Medical devices"。

欧盟官网 MDR（EU）2017/745 医疗器械法规授权的机构："Regulation（EU）2017/745 on medical devices"。

选择"93/42/EEC Medical devices"，如图 5-4-4 所示，一共有 54 家医疗器械指令授权机构，具体的机构清单、公告号，以及其有资质审核的产品范围都详细罗列。

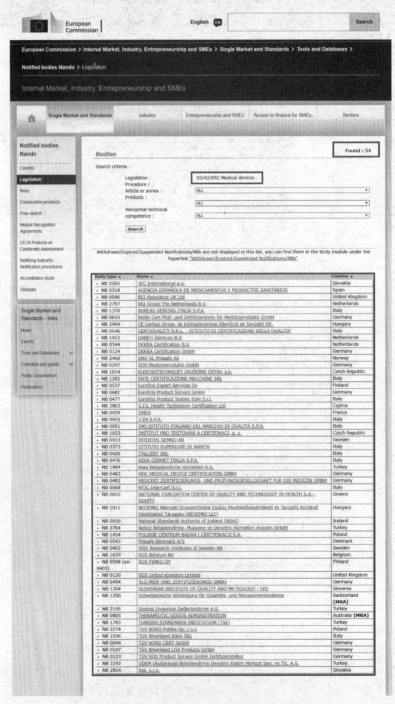

图 5-4-4　医疗器械指令授权的公告机构

选择图 5-4-3 中的"Regulation (EU) 2017/745 on medical devices",页面如图 5-4-5 所示,医疗器械法规授权的机构目前为 14 家,并会随着指定的进行有所调整。

Body type ▲	Name ▲	Country ▲
NB 0086	BSI Assurance UK Ltd	United Kingdom
NB 2797	BSI Group The Netherlands B.V.	Netherlands
NB 2409	CE Certiso Orvos- és Kórháztechnikai Ellenőrző és Tanúsító Kft.	Hungary
NB 1912	DARE!! Services B.V.	Netherlands
NB 0344	DEKRA Certification B.V.	Netherlands
NB 0124	DEKRA Certification GmbH	Germany
NB 2460	DNV GL Presafe AS	Norway
NB 0051	IMQ ISTITUTO ITALIANO DEL MARCHIO DI QUALITÀ S.P.A.	Italy
NB 2862	Intertek Medical Notified Body AB	Sweden
NB 0483	MDC MEDICAL DEVICE CERTIFICATION GMBH	Germany
NB 0482	MEDCERT ZERTIFIZIERUNGS- UND PRÜFUNGSGESELLSCHAFT FÜR DIE MEDIZIN GMBH	Germany
NB 0050	National Standards Authority of Ireland (NSAI)	Ireland
NB 0197	TÜV Rheinland LGA Products GmbH	Germany
NB 0123	TÜV SÜD Product Service GmbH Zertifizierstellen	Germany

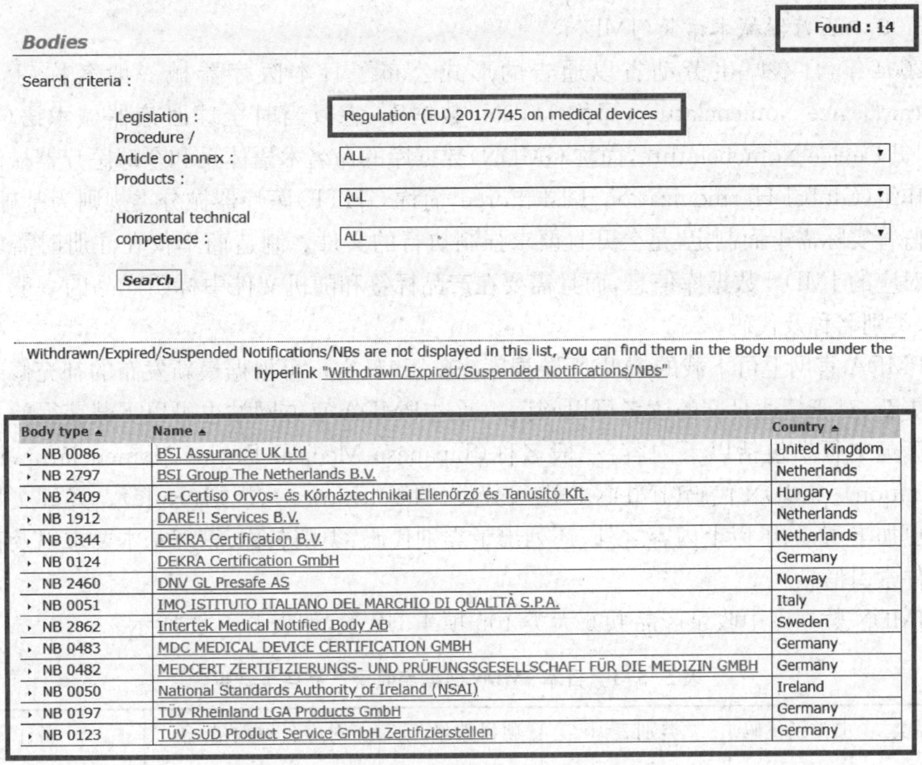

图 5-4-5　医疗器械法规授权的公告机构

由于欧盟采取的医疗器械管理方式不同于其他国家与地区,部分公告机构的证书数据库不对外公布,读者需要根据自己所在的地区选择对应的国家管理机构和认证机构进行医疗器械产品信息的搜索。例如,TÜV 莱茵和 TÜV 南德的 CE 证书信息可以在以下的链接中进行查询:

https://www.certipedia.com/

https://www.tuvsud.com/en/services/product-certification/ps-cert

5.5　其他国家和地区医疗器械产品信息检索

5.5.1　日本医疗器械产品信息检索

1. 概述

日本在 1943 年就颁布了《药事法》(Pharmaceutical Affairs Law)对本国的医疗器械进行控制,之后不断对《药事法》进行完善,直到 2002 年 7 月修改完善得到日本目前实施的《药事法》并于 2005 年 4 月 1 日开始实施至今。

2. 医疗器械分类

《药事法》将医疗器械分为四类,参照的是全球医疗器械法规协调组织(GHTF)的分类方法。

3. 日本医疗器械术语集(JMDN)

2004年,日本厚生劳动省以通告的形式公布了日本医疗器械一般名称(Japanese Medical Device Nomenclature,简称 JMDN)数据库,它以当时全球医疗器械术语(Global Medical Device Nomenclature,简称GMDN)数据库的命名术语体系和全球医疗器械法规协调工作组(Global Harmonization Task Force,简称GHTF)医疗器械分类规则为基础,基于日本监管实际需求而制定,是公开且要求强制执行的文件。制造商不仅在注册时需要提供产品对应的 JMDN 数据库信息,而且需要在产品标签和随机文件中标明产品的一般名称和代码、类别名称及代码。

PMDA 官网上可下载的 JMDN 数据库完整版(日文),可根据最新发布的补充修改文件及时更新,对于精通日文的读者可以阅读。通过 PMDA 官方网站也可以下载获得的 JMDN 数据库英文版本包括以下内容:一般名称(Japanese Medical Device Nomenclature)、定义(Definition)、JMDN 代码(JMDN code)、分类(Classification)、规则(Rule)。其日文版本内容则更加丰富,除了以上内容之外,还列出了类别代码、类别名称、管理基本要求以及相关管理文件索引信息。

JMDN 数据库中收录产品共 6 大类 105 项 4 349 条,如表 5-5-1 所示。

表 5-5-1　日本 JMDN 数据库收录产品各类数据

品类	类别代码	类别表识	项目数量/项	对应名称数量/条	备注
机械器具	器	器01～器84	84	3 490	
医疗用品	医	医01～医06	6	392	
齿科材料	齿	齿01～齿09	9	282	
卫生用品	卫	卫01～卫03	3	9	
程序	程	程01～程02	2	172	
包类	—	—	4	—	分别对应医疗器械分类的一次性治疗套装

JMDN 数据库建立了从粗到细,最终落实于一般名称的层级结构,便于使用者掌握查询。对于 JMDN 的更多内容和分析,读者可以搜索张青青等撰写的论文《日本医疗器械一般名称数据库探析》,论文对 JMDN 进行了较为详细的分析。

4. 日本医疗器械监管机构

日本的医疗器械监督管理机构是日本厚生劳动省(Ministry of Health, Labour and Welfare,简称 MHLW)下设机构药务局内设医疗器械课负责医疗器械行政管理,监督指导课负责医疗器械质量管理体系检查;国立卫生试验所下设治疗品部,对医疗器械监管提供技术支持。2004 年 4 月,日本成立了药品与医疗器械审批机构(PMDA),统一管理药品、生物制品及医疗器械,负责收集并分析关于有缺陷医疗器械产品的相关报告、制定审查医疗器械产品标准以及为药品、生物制品、医疗器械产品公司在设计临床方案方面提供咨询服务。

日本的医疗器械分类从低到高分为Ⅰ类、Ⅱ类、Ⅲ类和Ⅳ类,需要由居住在日本并被地方政府授予经营许可的"市场授权许可人"(MAH)来获得市场许可。这四类医疗器械的上市前许可主要包含以下的内容:

(1) Ⅰ类医疗器械:自我声明,向 PMDA 递交"市场通告"。Ⅰ类器械不需要质量体系认证。

(2) 具有认证标准的Ⅱ类/Ⅲ类医疗器械:MAH 向注册认证机构(Registered Certification Body,简称 RCB)提交"市场认证申请";如未持有有效的质量体系证书,还应向 RCB 提交"质量管理体系审核申请"。认证标准在 PMDA 的官网可以查询,网址为:https://www. std. pmda. go. jp/scripts/stdDB/pubeng/stdDB ＿ pubeng ＿ stdlist. cgi? displist＝3

(3) 没有认证标准的Ⅱ类/Ⅲ类,以及所有Ⅳ类:MAH 向 PMDA 提交"市场授权申请书",评审后由 MHLW 批准。(PMDA 进行评审);如未持有有效的器械 QMS 证书,还应向 PMDA 提交"QMS 审核申请"。

日本药品与医疗器械审批机构(PMDA)网址为 https://www.pmda.go.jp,进入 PMDA 官网,如图 5-5-1 所示。

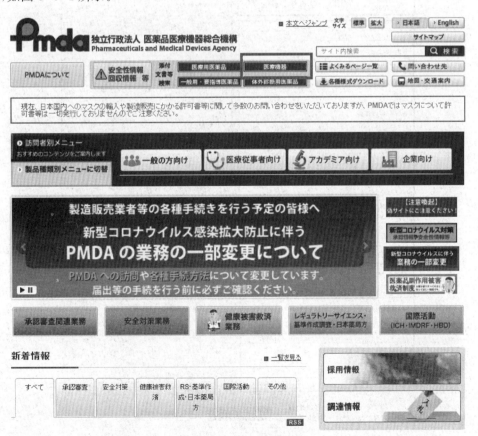

图 5-5-1　日本 PMDA 首页

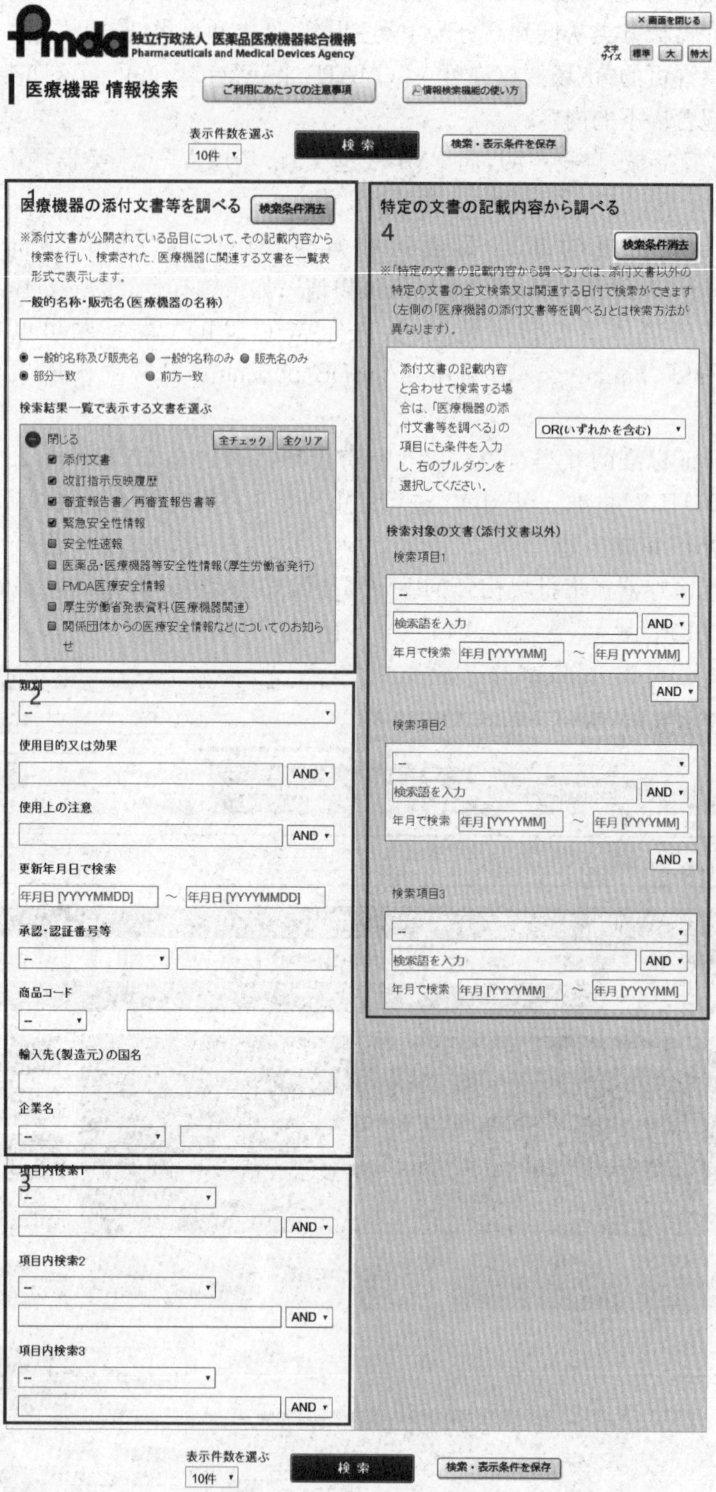

Pmda 独立行政法人 医薬品医療機器総合機構
Pharmaceuticals and Medical Devices Agency

× 画面を閉じる

文字サイズ　標準　大　特大

| 医療機器 情報検索 | ご利用にあたっての注意事項 | 情報検索機能の使い方 |

表示件数を選ぶ
10件 ▼
検 索
検索・表示条件を保存

1 医療機器の添付文書等を調べる　検索条件消去

※添付文書が公開されている品目について、その記載内容から検索を行い、検索された、医療機器に関連する文書を一覧表形式で表示します。

一般的名称・販売名(医療機器の名称)

● 一般的名称及び販売名　● 一般的名称のみ　● 販売名のみ
● 部分一致　　　　　　　● 前方一致

検索結果一覧で表示する文書を選ぶ

● 閉じる　　　　　　　　　全チェック　全クリア
☑ 添付文書
☑ 改訂指示反映履歴
☑ 審査報告書／再審査報告書等
☑ 緊急安全性情報
☐ 安全性速報
☐ 医薬品・医療機器等安全性情報(厚生労働省発行)
☐ PMDA医療安全情報
☐ 厚生労働省発表資料(医療機器関連)
☐ 関係団体からの医療安全情報などについてのお知らせ

2　種別
--　▼

使用目的又は効果
AND ▼

使用上の注意
AND ▼

更新年月日で検索
年月日 [YYYYMMDD] ～ 年月日 [YYYYMMDD]

承認・認証番号等
--　▼

商品コード
--　▼

輸入先(製造元)の国名

企業名
--　▼

3　項目内検索1
--　▼
AND ▼

項目内検索2
--　▼
AND ▼

項目内検索3
--　▼
AND ▼

特定の文書の記載内容から調べる 4　検索条件消去

※「特定の文書の記載内容から調べる」では、添付文書以外の特定の文書の全文検索又は関連する日付で検索ができます(左側の「医療機器の添付文書等を調べる」とは検索方法が異なります)。

添付文書の記載内容と合わせて検索する場合は、「医療機器の添付文書等を調べる」の項目にも条件を入力し、右のプルダウンを選択してください。

OR(いずれかを含む) ▼

検索対象の文書(添付文書以外)
検索項目1
--　▼
検索語を入力　　　　　　　AND ▼
年月で検索　年月 [YYYYMM] ～ 年月 [YYYYMM]

AND ▼

検索項目2
--　▼
検索語を入力　　　　　　　AND ▼
年月で検索　年月 [YYYYMM] ～ 年月 [YYYYMM]

AND ▼

検索項目3
--　▼
検索語を入力　　　　　　　AND ▼
年月で検索　年月 [YYYYMM] ～ 年月 [YYYYMM]

表示件数を選ぶ
10件 ▼
検 索
検索・表示条件を保存

図 5-5-2　PMDA 医疗器械信息检索

选择主页上的"医疗器械",进入医疗器械检索界面,如图 5-5-2 所示,标注 1 进行医疗器械添附文书检索,输入医疗器械名称,可以选择通用名称,销售名称检索,检索类型可以选择部分一致或前方一致,可以选择搜索显示的结果文件。标注 2 可以填写医疗器械类别、使用目的及效果、使用时的注意事项、更新年月日检索,认证番号检索,商品代码检索,进口方(制造商)检索,企业名称检索。标注 3 是添附文中的记载内容检索。除了上述标注的 1、2、3 以外,还有一个特定文书记载内容检索,及图 5-5-2 中标注 4 部分,在该部分填写文书记载的内容检索,在下拉表中选择搜索对象,并且可以选择各项目间的结合关系,可以指定 and/or/not。

5.5.2 澳大利亚医疗器械产品信息检索

1. 概述

澳大利亚在 1966 年开始使用《医疗用品法案》对医疗用品进行管理,直到 1987 年才开始正式管理医疗器械,于 1989 年通过《治疗品方案》,该法案将药品和医疗器械统称为治疗品。到 1998 年,澳大利亚与欧盟的相互认可协定使澳大利亚监管模式纳入了欧盟的法规要求,但《治疗品方案》(1989)仍是澳大利亚目前对医疗用品进行管理的只要法案。

2. 澳大利亚医疗器械分类

澳大利亚根据医疗器械构成的风险等级,将医疗器械分为 5 个分类,分类级别越高,要求越严格。通过考虑许多不同的问题对设备进行分类,例如:制造商打算将医疗器械用于什么用途? 它对人体有多大的侵入性(比如是要用在皮肤上放置的绷带,还是要用在体内插入的导管)? 将在身体上(或体内)使用它吗? 将使用多长时间?

表 5-5-2　澳大利亚医疗器械产品分类示例

风险等级	分类	举例
低	Ⅰ类	手术牵开器;压舌版
中低	Ⅰ类-无菌 Ⅰ类-具有测量功能 Ⅱa 类	无菌手术手套;带有特定计量单位的药杯;牙钻;超声波机器;数字或红外温度计
中到高	Ⅱb 类	手术激光;诊断 X 射线
高	Ⅲ类	人工心脏瓣膜;可吸收的手术缝合线;髋关节假体
高	有源植入式医疗器械(AIMD)	起搏器;人造心脏

3. 澳大利亚医疗器械监管机构

1990 年,澳大利亚正式成立治疗品管理局(Therapeutic Goods Administration,简称 TGA),直属联邦卫生和老龄部,负责药品、医疗器械以及其他医疗产品的管理。

澳大利亚治疗品监督管理局网址为 https://www.tga.gov.au,进入网页,如图 5-5-3 所示。

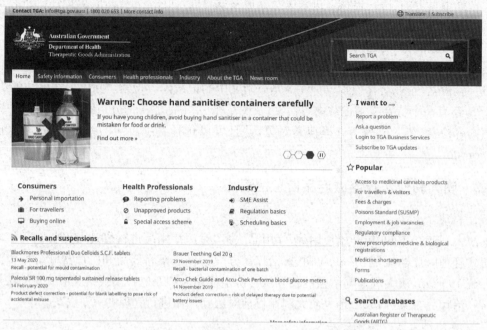

图 5-5-3　TGA 首页

在网页的右上角有一个搜索框,输入拟搜索的医疗器械产品的名称,如"Goggles(护目镜)",如图 5-5-4 所示。

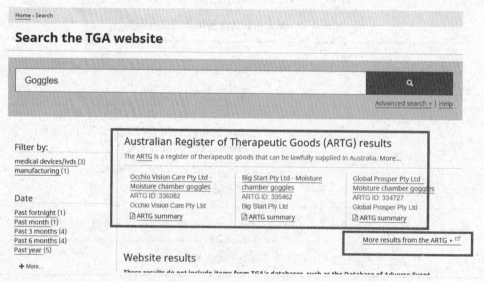

图 5-5-4　Goggles 搜索结果

需要查看更多信息点击"More results the ARTG",会出现更多的搜索结果,每一条结果都会列有产品 ARTG ID、制造商或经销商,以及 ARTG 摘要,下载 ARTG 摘要可以看到所有结果,如图 5-5-5 所示。

The Australian Register of Therapeutic Goods is a register of therapeutic goods that can be lawfully supplied in Australia.

Search results from the ARTG include Consumer Medicines Information (CMI), Product Information (PI) and Public Summary documents. Not all CMI and PI documents are available on this website.

Goggles	🔍

Advanced search + | Help

ARTG, PI and CMI results

[Query: Goggles -- Documents: 4 fully matching plus 0 partially matching]

1. Occhio Vision Care Pty Ltd - Moisture chamber **goggles**

- **ARTG ID:** 336082
- **Product name:** Moisture chamber goggles
- **Sponsor:** Occhio Vision Care Pty Ltd
- **Manufacturer:** Argus Vision International Limited

2. Big Start Pty Ltd - Moisture chamber **goggles**

- **ARTG ID:** 335462
- **Product name:** Moisture chamber goggles
- **Sponsor:** Big Start Pty Ltd
- **Manufacturer:** Anhui Haofang Electromechanics Co Ltd

3. Global Prosper Pty Ltd - Moisture chamber **goggles**

- **ARTG ID:** 334727
- **Product name:** Moisture chamber goggles
- **Sponsor:** Global Prosper Pty Ltd
- **Manufacturer:** Guangzhou Seasun Glasses Co Ltd

4. RQSolutions Medical Devices Distribution Support - Moisture chamber...

- **ARTG ID:** 315090
- **Product name:** Moisture chamber goggles
- **Sponsor:** RQSolutions Medical Devices Distribution Support
- **Manufacturer:** Avedro Inc

图 5-5-5　Goggles 检索结果

5.6　全球医疗器械术语系统(GMDN)

1991 年,欧盟、欧洲自由贸易区、加拿大及美国发起全球医疗器械命名协调项目,欧洲标准委员会相继成立 CEN TC/257/SC 1 和 ISO/TC 210/WG 3(医疗器械符号、编码和命名法工作组),投入 2 550 000 欧元,集合了来自 16 个国家约 70 名医疗器械专家、由一个十人项目委员会、一个六人专家顾问组、一个六人秘书处和若干信息技术人员,于 1996 年制定出 ISO 认可的结构标准 EN/ISO 15225,并整合各类命名数据库和新产品信息,于 2003 年建成 GMDN 命名法。

全球医疗器械术语系统(GMDN)是用于识别所有医疗器械产品的通用名称的目录。这包括在人体疾病或损伤的诊断、预防、监测、治疗或缓解过程中使用的产品。

GMDN 的主要目的是向卫生当局和监管机构、医疗保健供应商、制造商和其他机构提供可用于交流医疗器械信息和支持患者安全的一套术语系统。

该 GMDN 适用于：

- 制造商、监管机构和医疗保健机构之间的数据交流
- 上市后警惕信息的交流
- 支持医院内部的库存控制
- 采购与供应链管理

GMDN 受国际医疗器械监管者论坛(IMDRF)推荐,目前被 70 多个国家的医疗器械监管机构用作支持其活动的术语系统。

5.6.1 GMDN 术语集来源

GMDN 在早期参考了六个不同的术语集,如表 5-6-1 所示。

表 5-6-1 GMDN 早期术语集来源

英文名称	中文名称	使用范围
CNMD(Classification Names for MD in Vitro Diagnostic Products)	体外诊断医疗器械产品分类	美国 FDA
EDMA (European Diagnostic Manufactures Association Classification for in vitro diagnostic product)	体外诊断产品分类	欧洲诊断协会
ISO 9999	残疾人医疗辅助器械分类	国际标准组织
JMDN(Japanese MD Nomenclature)	日本医疗器械术语集	日本
NKKN(Norwegian Nomenclature)	挪威医疗器械术语集	挪威
UMDNS (Universal MD Nomenclature System)	医疗器械术语系统	美国急救研究机构

有的是国家的通用术语集,有的是某领域的专业术语集,术语之间的层次、细化程度、名称定义的组成及描述方式都有一定差异,GMDN 机构通过两个方式改进:在 ISO 9999 等有关标准的制定过程中发挥作用,按照 GMDN 技术流程对有差异的术语进行修正,在对 GMDN 的长期应用过程中逐步协调各自差异。

5.6.2 GMDN 数据结构

GMDN 以结构标准 ISO 15225 为指导,具有三个纵向层次结构的动态体系,每个层次内所定义的术语所表示的器械组的广度不同,并按顺序形成一个相互关联的结构,如图 5-6-1 所示。

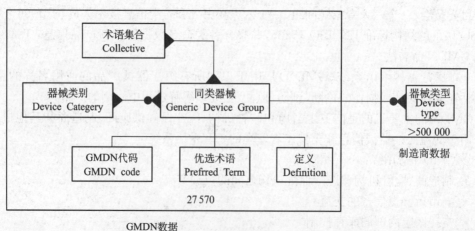

图 5-6-1 GMDN 数据结构

17 个器械类目(Device Category)、27 570 条优选术语(Preferred Term,简称 PT)和超过 50 万个器械类型(Device Type)。器械类目是对产品最概括的分类。优选术语是对具有相同或相似预期用途或技术共性的产品的描述。器械类型则指向不同制造商生产的不同规格型号的具体产品。此外,还有 2 390 个集合术语(Collective Term,简称 CT),将具有共同属性的优选术语进行关联。

在 GMDN 网站上,以优选术语为基本构成要素,器械类目、集合术语等作为关键词,建立了网状数据链和检索系统,各类术语可随时根据用户需求不断更新,构成了市场驱动、快速响应、使用优先的生态型数据系统。用户可通过术语检索或分类检索两种方式查询已有产品术语。如无匹配项,可向 GMDN 机构申请制定新术语。

GMDN 根据会员变更请求进行更新。新 GMDN 术语及更新后术语可发布在会员的网站、GMDN 数据库上。以 5 位数字 GMDN 代码表示的信息,可在精确定义的术语名称和定义中交叉引用,如表 5-6-2 GMDN 术语举例所示。

表 5-6-2　GMDN 术语举例

GMDN 术语名称	GMDN 代码	GMDN 定义
解剖刀,一次性使用	47569	操作者用于手动切割或解剖组织的由一段手柄和解剖刀片(非可换组件)构成的无菌、手持、手动的外科器械。刀片一般由高级不锈钢合金或碳钢所制成,而手柄则通常由塑料制成。这是一种一次性使用的装置。

5.6.3　GMDN 技术流程

在 GMDN 系统中,用以对同类产品进行唯一性识别的是优选术语,由代码、术语名称和定义三部分组成。5 位流水代码是识别的核心指标;术语名称结构包括基本概念和随附其后的一个或多个限定词,并用逗号隔开,表示了产品的材质、部位、通用称谓等,少于 120 个字符;定义描述了产品的预期用途、使用部位、技术特性及其他强制性特性,少于 700 个字符。

GMDN 优选术语制定主要有 4 项内容,即制定、修订、废止、质量控制,如图 5-6-2 所示。

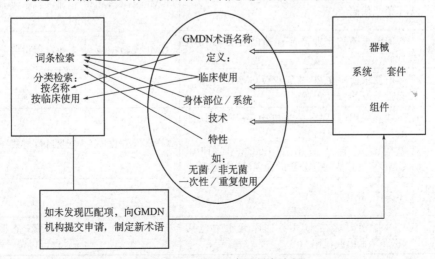

图 5-6-2　GMDN 术语制定流程

由 GMDN 3 名技术人员按照标准操作规程制定,必要时组织技术专家论证。GMDN 机构每月会接到约 50 个申请,按照标准流程在 3 周之内处理完成赋码、编写名称和定义的工作,对于个别的复杂产品,会有 30 天左右的信息咨询期。得到授权的机构可以在 GMDN 网站上在线翻译 GMDN 数据,以提供多语言版本,但其术语代码为翻译专用 4 位代码,并非术语本身的 5 位代码。

5.6.4 GMDN 技术架构分析

GMDN 是一个基于国际标准而建立的数据库,由用户提出术语需求,数据更新快,既可供企业自愿使用,也可在法规的框架下被监管部门所采用,形成法规—标准—数据库的体系架构,对较为稳定的法规进行补充,满足技术发展要求。GMDN"代码—名称—定义"三位一体的术语结构使用户对产品的日常管理不再依赖于名称,企业也不会将此名称作为产品名称使用,而是用代码进行快速识别,并利于消除各国的语言屏障,必要时再查看名称和定义,对名称和定义的描述也具有一定规律。这样的技术理念和架构为医疗器械全球识别提供了可能,不仅在许多跨国企业中得到应用,也得到了多国主管部门的关注。

5.6.5 GMDN 国际应用情况

GMDN 机构非常重视全球推广工作,不仅将数据库向各国监管部门免费开放以供研究,还定期召开会议,听取监管部门及产业代表意见,致力于制定全球医疗器械识别的"共同语言"。2011 年底,GMDN 机构与国际医疗术语标准化组织(IHTSDO)达成了长期合作协议,将 GMDN 作为标准临床术语(SNOMED CT)中的医疗器械部分使用。目前,GMDN 已被翻译为 25 种文字,全球超过 4 000 个生产企业在使用。但由于监管模式和产业发展程度不同,各国从政府角度采用 GMDN 的方式也各有差异,如表 5-6-3 所示。

表 5-6-3　GMDN 术语集国际应用情况

国家/地区	采用 GMDN 目的及程度	采用方法	采用 GMDN 的费用问题
美国	UDI 法规要求在 UDI 数据库中提交 GMDN 术语或代码	UDI 数据库内置 GMDN 术语和定义	术语和定义免费;企业如需代码,自行付费
澳大利亚	政府要求跨国企业产品注册时提交 GMDN 代码	GMDN 数据库	企业自行付费
日本	政府要求使用在 2003 免费版 GMDN 基础上自行开发的 JMDN	—	—
欧盟	不强制采用,但部分公告机构要求产品认证时核对 GMDN 代码 欧盟委员会已提出在 Eudamed "使用 GMDN 或其他国际公认的命名法"修法建议	GMDN 数据库	企业自行付费
巴西、韩国、加拿大等	不采用 GMDN		
IMDRF	UDI 指南要求在 UDI 数据库元素中包括 GMDN 术语或代码		术语免费;企业如需代码,自行付费

第6章

医疗器械科技文献检索

6.1 概述

6.1.1 文献的概念

文献是以文字、图像、公式、声音、视频、代码等手段，记录或描述有信息、知识的一切物质载体。文献由三个基本要素构成：

（1）内容上的知识或信息。

（2）记录知识和信息的手段，即揭示和表达知识或信息的标识符号，如文字、图像、公式、声音、视频、代码等。

（3）载体，即供记录知识或信息符号的物质材料，如兽皮、龟甲兽骨、金石泥陶、竹木缣帛、纸片胶片、磁性材料等。

知识和信息是文献的实质内容，了解信息里包含的知识是人们利用信息的主要目的。与知识和信息密切相关的概念还有情报，情报是指人们为一定的目的而收集的有使用价值的知识和信息。文献与信息、知识和情报之间有密切的联系。信息、知识、情报必须固定在一定的载体上，形成文献后才能长期进行传递，文献是信息、知识和情报存储、传递和利用的重要形式。因此，文献检索有时又称为情报检索、知识检索或信息检索。

6.1.2 文献的特征

文献的内部特征和外部特征是文献检索的基础，是设计情报检索语言的基础。

内部特征：主要指作为文献所记录的知识和信息的科学分类和研究主题。以文献检索的内部特征为依据形成的检索语言是文献检索的重点和难点。

外部特征：主要包括文献的题名、责任者、摘要、关键词、特有的序号（如专利号）、参考文献等。

科学分类是根据一定的原则，全面研究各学科间的区别与联系，用一定的结构形式，将它们连成一个整体，从而形成科学分类体系。文献是记录科学知识和信息的，它以科学分类为基础，结合文献特有的属性将文献进行分类整理，建立文献分类体系。以科学分类为基础的文献分类，为分类检索文献提供了可能。当然，科学分类法也不是万能的，它虽能很好地体现目前学科的知识体系，但仍不能处理大量非学科文献，此时就需要另外的分类方法：主题词。主题词是指代表文献内容实质的、经过严格规范的专业名词术语或词组。因此，通过文献的科学分类和主题词等方法，就可以检索到所需的文献了。

6.1.3 文献的分类

1. 按文献的出版形式分类

（1）图书

（2）期刊

（3）学位论文

（4）会议文献

（5）专利文献

（6）其他文献

2. 按文献的载体形式分类

（1）纸质型文献

（2）微缩型文献

（3）声像型文献

（4）电子型文献

3. 按文献的加工层次分类

（1）一次文献：又称原始文献，是文献的基本类型，是原著者根据其科学研究成果为基础素材撰写而成的文献，包括期刊论文、学术专著、科技报告、专利说明、会议论文、学位论文、技术标准等。一次文献的具有新颖性、原创性和系统性等特点。文献检索就是通过二次、三次文献等检索工具进行查询，最终获得一次文献的过程。

（2）二次文献：为了更好地报道和便捷地检索一次文献，由机关机构对一次文献进行收集、分析、加工整理后，并抽取一次文献的内部特征和外部特征，按照一定的规则加以编排而成的文献，包括各种书目、索引、文摘等。二次文献浓缩了大量同一内容的一次文献，是文献检索工具的主体。

（3）三次文献：利用二次文献的基础上，选择一次文献加以分析、综合而编写出来的专题报告，如文献综述、述评报告、技术预测、数据手册、百科全书、年鉴、进展、指南等。此类文献综合性强，包含信息量大，可使读者不必阅读大量一次文献就能了解当前某一领域的研究水平及最新进展。

（4）零次文献：形成一次文献之前非正式出版的文献，如手稿、笔记、信函、发言稿、实验数据、调查材料、统计数字、口头交流信息、经验等。零次文献不公开发布，查找和获取比较困难。

6.1.4 信息检索语言

信息检索语言指的是把信息存储与检索联系起来，把信息组织人员与信息用户联系起来以便取得共同理解、实现交流的语言。

信息检索语言有多种分类方式，6.1.4 节主要介绍揭示文献特征的检索语言，可分为两类：一是揭示文献外部特征的检索语言，如题名、责任者、出版单位、代码序号等；二是揭示文献内部特征的检索语言，主要是分类语言和主题语言。

1. 分类语言

分类语言是历史最为悠久的一种检索语言，它按学科性质进行分类和排序，是将表示各种知识领域的类目按知识分类原理进行系统排列并以代表类目的数字、字母符号作为文献主题表示的一类情报检索语言,亦称分类法。

分类语言的优点是逻辑结构清晰,但也存在着不能无限容纳概念的局限性和集中与分散的矛盾。使用分类检索语言建立的文献情报检索系统能够使检索者鸟瞰全貌、触类旁通,对系统地掌握和利用一个学科或专业范围的知识更为便捷有效。

国内外常用的重要分类语言有《中国图书馆分类法》《国际十进分类法》《杜威十进分类法》《国际专利分类表》等。本书主要介绍前两种分类法。

1)《中国图书馆分类法》

《中国图书馆分类法》是我国编制出版的大型综合性分类法,是目前国内图书馆使用最为广泛的分类法体系,简称《中图法》,目前已更新至第四版。它是目前我国应用最广泛的图书分类法,不仅用于图书馆图书的分类、排架、组织目录等,也用于其他文献,如期刊论文的分类、数据库的检索等。

《中图法》由类目表、注释和说明、标记符号、索引 4 部分构成,类目表是其主体,共分为 5 个基本部类,22 个一级类目。其中,医药卫生类基本类目表为:

R1 预防医学、卫生学	R74 神经病学与精神病学
R2 中国医学	R75 皮肤病学与性病学
R3 基础医学	R76 耳鼻咽喉科学
R4 临床医学	R77 眼科学
R5 内科学	R78 口腔科学
R6 外科学	R79 外国名族医学
R71 妇产科学	R8 特种医学
R72 儿科学	R9 药学
R73 肿瘤学	

2)《国际十进分类法》

《国际十进分类法》(Universal Decimal Classification,简称 UDC),又称为通用十进制分类法,是目前世界上规模最大、用户最多、影响最广的一部文献资料分类法。

UDC 由主表、辅助表及索引组成。采用单纯阿拉伯数字作为标记符号。用个位数(0~9)标记一级类,十位数(00~99)标记二级类,百位数(000~999)标记三级类,以下每扩展一级,就增加一位数,每三位数字后加一个小数点。

主表:

0 总类、科学和知识	5 数学和自然科学
1 哲学、心理学	6 应用科学、医学、技术
2 宗教、神学	7 艺术、娱乐、体育
3 社会科学	8 语言、语言学、文学
4(语言)	9 地理、传记、历史

(第 4 类现已归入第 8 类,空出的位置拟作扩充科技类目之用)

其中,医学类的具体分类为:

6 应用科学、医学、技术	615 药理学,治疗,毒物学
61 医学	616 病理学,临床医学
611 解剖学,人类和比较解剖学	617 外科,整形,眼科
612 生理学,人类和比较生理学	618 妇科,产科
613 卫生学总论,个人健康和卫生	619 兽药
614 公共健康卫生,意外事故防止	

辅表:UDC的辅助表有语言、文献类型、地点、民族和种族、时间、观点、材料、人物等10个。

1a 联结-附加	1f 种族与国籍复分
1b 关系-子类-固定顺序	1g 时代复分
1c 语言复分	1h 非 UDC 标记
1d 形式复分	1i 属性复分
1e 地理复分	1k 特性复分(材料及人物)

2. 主题语言

主题语言是以词语作为概念标识,按字顺编排的检索语言。它由主题词汇构成,也就是将自然语言中的名词术语经过一定规范化处理后作为文献信息标识,按照字顺排序,并通过参照系统提示主题概念之间的关系。主题语言以事物为聚类核心,它虽然没有悠久的历史,但在信息检索领域占据了极其重要的地位。

主题语言包括标题词语言、单元词语言、关键词语言和叙词语言。目前标题词语言和单元词语言使用较少。关键词语言实质上是一种在情报检索中直接使用自然语言的方法,是一种准情报检索语言。目前搜索引擎主要使用的就是基于关键词语言的检索技术。叙词语言具有高度规范化和专指性特点,大大提高了文献的标引及检索能力。著名的 MEDLINE 数据库采用 MeSH 词表、EMBASE 数据库采用 EMTREE 词表,这两个医学主题词表均属于叙词词表。国内学者习惯上将叙词语言直接称为主题词语言。本文以 MeSH 为例进行介绍。

《医学主题词表》(Medical Subject Headings,简称 MeSH),是美国国立医学图书馆(The National Library of Medicine,简称 NLM)编制的医学领域内权威性的专业叙词表。NLM 以 MeSH 作为生物医学标引的依据、编制《医学索引》(Indix Medicus)、建立 MEDLINE 数据库、在线检索系统 PUBMED 等。

MeSH 由主题词变更表、字顺表、树状结构表和副主题词表四部分组成,其中字顺表和树状结构表是 MeSH 的主要组成部分。

1) 主题词变更表

主题词变更表是用来标引医学文献的,其反映了主题词的增删情况。

2) 字顺表

是医学主题词表的主表。它由主题词、款目词和副主题词混合按英文字顺排列组成。

主题词又分为主要主题词(major MeSH descriptors)和次要主题词(minor MeSH

descriptors)。

文献检索时,限定在主要主题词中检索文献可进一步提高文献查准率。

款目词(entry term)是指 MeSH 收入的一部分不用作主题词的同义词或近义词,亦称入口词,其作用是将自由词引见到主题词。

3)树状结构表

又称范畴表或分类表。

它将字顺表中所有的主题词按学科性质、词义隶属关系,分别归属于 15 个大类下,以层级的方式展现词间关系,树状结构共分成十五大类,每一大类以一个字母依次用 A~N、Z 代表。

树状结构表是字顺表的辅助索引,帮助读者了解每一主题词在医学分类体系中的位置,便于读者认识主题词所属学科体系和逻辑关系,从而帮助主题词的选择与确定。

4)副主题词表

副主题词表的功能主要是对主题词起进一步的限定,通过这种限定把同一主题、不同研究方面的文献集中,使主题词具有更高的专指度。

6.1.5　文献检索的原理

文献检索的原理:简单来说就是从文献数据库(文献集合)中获得所需的文献。通过检索,获得一定的检索结果,之后再对检索结果进行进一步筛选,进行匹配和选择,最终获得自己需要的文献,如图 6-1-1 所示。

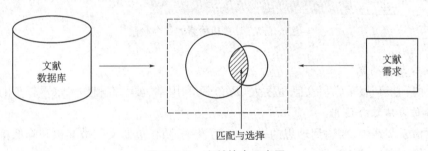

图 6-1-1　文献检索示意图

图 6-1-2 为文献信息的存储与文献的检索过程示意图,图中上半部分是文献信息的存储过程,下半部分是文献的检索过程。上半部分首先由专业人员对新文献进行分析,利用标准的"检索语言和名称规范"形成检索点,然后输入检索系统(数据库)中,完善数据库。下半部分则是学者们根据自己的课题文章需求,按照"检索语言和名称规范",形成所研究课题的特定检索词,然后对数据库进行检索,最终获得检索结果的过程。

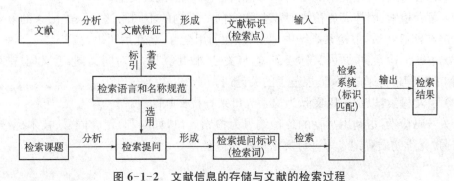

图 6-1-2　文献信息的存储与文献的检索过程

6.1.6 文献检索的方法

1. 手工检索方法

手工检索方法是传统的文献检索方法,主要利用印刷版的期刊式和(或)书本式的检索工具进行文献检索。手工检索方法主要有顺查法、倒查法、抽查法、引文法等。目前,印刷版的期刊式检索已较少使用,但书本式的检索工具仍在使用。

2. 计算机检索方法

计算机检索方法经历了脱机批处理检索、国际联机检索、光盘数据库检索、互联网联机检索等阶段。

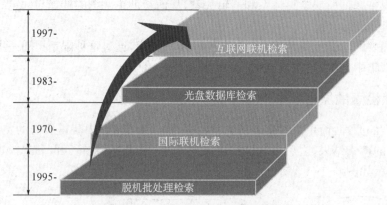

图 6-1-3　计算机检索的四个阶段

3. 核心期刊浏览

核心期刊指刊载某学科文献密度大,载文率、利用率、被引率和学术水平较高的期刊。

4. 各种方法综合运用

文献检索实践中,要达到理想的查全率、查准率,防止重要文献被漏检和降低检索噪音,需要各种检索方法综合运用。

6.1.7 文献检索的途径

文献检索的途径是指根据文献的内容特征或形式特征设计的检索入口或检索点。从文献的角度看,文献检索的途径通常体现为文献的内容特征或外表特征。从文献数据库的角度看,文献检索的途径则体现为字段检索。

(1)题名检索:根据文献的题名(书名、刊名和篇名)检索文献。

(2)著者检索:团体著者检索时需要注意同一机构的不同写法。欧美国家的著者署名一般为名在前姓在后,但检索系统中,要求姓在前用全称,名在后可缩写。

(3)主题词检索:主题词又称续词,它与关键词的区别在于对同义词、近义词、拼写变异词、全称缩写等进行了归并,是规范了的关键词。

(4)引文检索:以被引用文献为检索入口来查找文献的过程。

(5)号码检索:指利用文献的各种编号为检索入口,如专利号、合同号、技术标准号、科技报告号、化学物质登记号等进行文献检索的途径。

（6）缺省检索：又称默认检索，是指检索系统预先设定的多字段检索。

（7）其他检索：其他检索途径尚有分类检索、自由词检索、关键词检索、特征词检索、分子式检索等。

6.1.8　文献检索的步骤

为了保证文献的查全率和查准率，避免漏检、误检，必须严格按照以下步骤进行文献检索。

（1）仔细分析研究课题内容，明确查找要求和方向。

（2）确定检索范围，例如文献发表时间范围、学科方向范围、文献类型范围等。

（3）选定检索文献的工具，例如数据库等。

（4）找出检索标识，例如关键词、索引号、分类号、主题词等。

（5）确定检索途径：根据检索标识确定检索途径，例如主题途径、作者途径、序号途径等。

（6）利用索引工具查阅文摘号。

（7）查出资料线索和文摘：根据文摘号查出文献的篇名、作者、文献类型、文献名称、出版社、出版时间、所在页码以及文献摘要等。

（8）获取原始文献：依据文摘内容，若需要进一步了解和详细阅读原始文献，则记下文献出处，再利用有关工具书，查出刊名缩写的全称，再通过查馆藏目录或联合目录，到国内有关馆藏单位借阅或复印原文。国内若没有馆藏，则考虑到国外相关机构或出版机构复印。

6.1.9　文献检索的效果

文献检索的效果是指检索系统满足检索者检索要求的全面程度和准确程度。衡量文献检索效果通常以查全率、查准率、漏检率、误检率等指标来衡量。查全率和查准率是检索系统及检索效果评价的重要指标，漏检率和误检率是测量检索误差的指标。

1. 查全率和漏检率

$$查全率 = \frac{检出的相关文献量}{检索系统中相关文献总量} \times 100\%$$

$$漏检率 = \frac{未检出的相关文献量}{检索系统中相关文献总量} \times 100\%$$

2. 查准率和误检率

$$查准率 = \frac{检出的相关文献量}{检出文献总量} \times 100\%$$

$$误检率 = \frac{检出的不相关文献量}{检出文献总量} \times 100\%$$

3. 其他评价指标

覆盖度表明在检出的文献中，读者掌握的文献有多少。

新颖度则表明在检出的文献中，有多少是用户原来并不知道的相关文献，其新颖度的高低也可以影响用户对检索价值的判定。

6.1.10 文献数据库的类型

按照数据库存储的内容形式的不同,文献数据库可以分为以下 5 种。

1. 书目数据库

是二次文献数据库,收录了大量一次文献、三次文献的书目信息,记录中包括篇名、著者、文献出处、摘要、关键词等文献的特征信息。

书目数据库是经过加工提炼的数据库,仅提供文献的获取线索,一般具有收录文献范围较大、标识规范、检索功能强大等特点,如常用的中国生物医学文献数据库、MEDLINE、PubMed、EMBASE 等。

2. 事实数据库(指南数据库)

事实数据库又称指南数据库,收录有关人物、机构、事物、过程、现象等方面事实性的描述信息。

人物传记数据库、机构名录数据库、药典数据库、行业标准数据库等都属于事实数据库。此外电子版的词典、年鉴、指南、百科全书等也属于该类数据库。医学和药学方面的事实数据库有 Physician Data Query、Drug Information Fulltext 等。

3. 数值数据库

该类数据库主要收录各类统计、测量以及科学实(试)验中产生的数据,如人口统计、发病率、死亡率、动物的生理参数、药物的理化参数等。

这类数据库包括 WHOSIS(世界卫生组织统计信息系统),PubMed 网站中提供的 Protein、Gemome 等。

4. 全文数据库

全文数据库收录了文献的原文,检索后即可获得文献全文,方便快捷,是目前最受欢迎的数据库类型。但全文数据库与书目数据库相比,存在文献收录范围较小、可检索途径较少、文献标引深度较浅等问题。

国内的全文数据库主要由数据集成商制作,如中国期刊全文数据库、中国科技期刊全文数据库、万方数字化期刊全文数据库等。

国外的全文数据库多由出版商或代理商开发并发行,如 Elsevier 公司的 ScienceDirect、Springer 公司的 SpringLink、OVID 公司的期刊全文数据库等。

5. 多媒体数据库

收录了图像、声频、视频、动画和文字等多种媒体信息。

国内如中新金桥的软件通等,国外如美国国立医学图书馆的人体结构图像库、蛋白质结构数据库等。

6.1.11 布尔逻辑运算符与截词符

1. 布尔逻辑运算符

布尔逻辑运算符是计算机检索中常用的运算符号。利用布尔逻辑运算符对若干检索词进行组配,以得到检索结果的方法称为布尔逻辑检索。

1) 逻辑与(AND)

表示 A 与 B 之间具有交叉关系,进行"与"运算时,检索结果既要求包含 A 也要求包含 B。"与"可缩小检索范围,提高查准率。不同的数据库中代表"与"的符号有所不同,主要有"AND""and""&""※"以及空格等。

2) 逻辑或(OR)

表示 A 与 B 之间具有并列关系,进行"或"运算时,检索结果可以同时包含 A 和 B,也可以仅包含其中之一。"或"可扩大检索范围,提高查全率。不同数据库用以表示"或"的符号有"OR""or""|""+"等。

3) 逻辑非(NOT)

逻辑运算"非"具有顺序性,检索结果仅包含 A,同时除外 A 和 B 的交集。

"非"可缩小检索范围,提高查准率。不同数据库中用来表示"非"的符号主要有"NOT""not""!""-"。

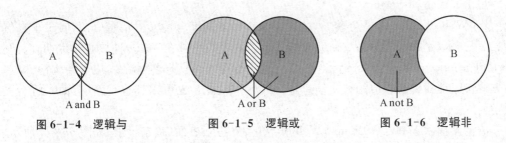

图 6-1-4　逻辑与　　　　　图 6-1-5　逻辑或　　　　　图 6-1-6　逻辑非

2. 截词符

截词符是检索中用以代替检索词中一个或多个字符的符号。不用的检索系统拥有不同的符号,如"※""?""♯"等表示。

利用截词符检索称为截词检索,主要功能是同时对多个具有同一词根或词尾,以及对拼法不同的同一单词进行检索,从而扩大检索范围。前截词或称左截词,指当截词符用来代替检索词前面的字符时。中间截词,指用来代替检索词中间的字符时。后截词或称右截词,指用来代替检索词后面的字符时。

目前多数检索工具仅支持中间截词和后截词。

MEDLINE 中的截词符"※"和"?",不支持前截词,其中"※"可代替零或多个字母,而"?"可代替零或一个字母。

如"cardio※"表示词根为 cardio,可以检索 cardio,cardiology,cardiopath,cardiogram 等。

如"factor?"可以检索 factor,factors,factory。

6.2　常用科技文献数据库

随着现代科技日新月异的发展,时间成本对于科技工作者显得更加重要,能够有效并且快速的进行科技文献检索,对于科研工作起到了促进作用。文献检索的一般方法有:

(1) 顺序查找法:根据文献发表的时间由远及近的查找文献,这对于文献检索具有极大的丰富性,但与此同时工作量大。

(2) 倒序查找法:按照文献发表的时间由近及远的查找,用于查找最新发表的文献,实时了解科研的动态。

(3) 追溯法:当查找到一篇新发表的文献后,以发表的文献后面所附的参考文献作为线索,由近及远的进行逐一追踪的查找。

(4) 分段法:是根据顺序查找、倒序查找和追溯法交替使用的一种综合检索方法,不断循环,直到满足检索要求。

以下将结合国内外常用数据库来简要介绍如何应用数据库来检索文献。

6.2.1 国外常用科技文献数据库

1. 二次文献数据库

1) ISI Web of Science

ISI Web of Science 是全球最大、覆盖学科最多的综合性学术信息资源,收录了自然科学、工程技术、生物医学等各个研究领域最具影响力的超过 8 700 多种核心学术期刊。利用 Web of Science 丰富而强大的检索功能——普通检索、被引文献检索、化学结构检索,您可以方便快速地找到有价值的科研信息,即可以越查越旧,也可以越查越新,全面了解有关某一学科、某一课题的研究信息。

浏览器输入 Web of Science,Web of Science 检索界面(基本检索)如图 6-2-1 所示。

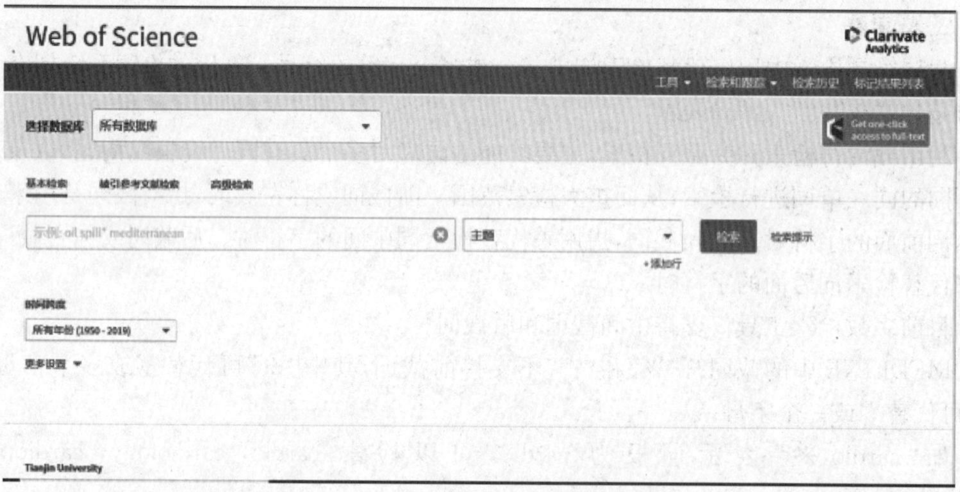

图 6-2-1 Web of Science 检索界面(基本检索)

例如:输入主题"supercapacitors",检索结果如图 6-2-2 所示。

Web of Science 检索界面(高级检索)如图 6-2-3 所示。

2) EI

EI 即《工程索引》,其不收录基础理论研究文章,系美国工程信息公司出版的一个著名工程技术类综合检索工具。

浏览器内输入 ei engineering village-Login 得到 EI 检索界面,在 Quick search 里面输入例如作者,关键字等就可以得到想要的内容。

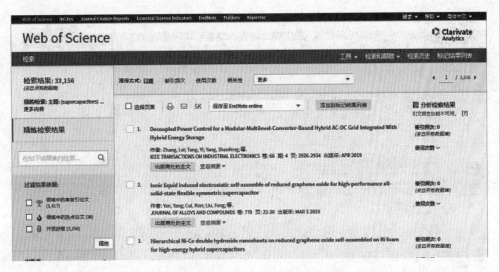

图 6-2-2　Web of Science 检索结果

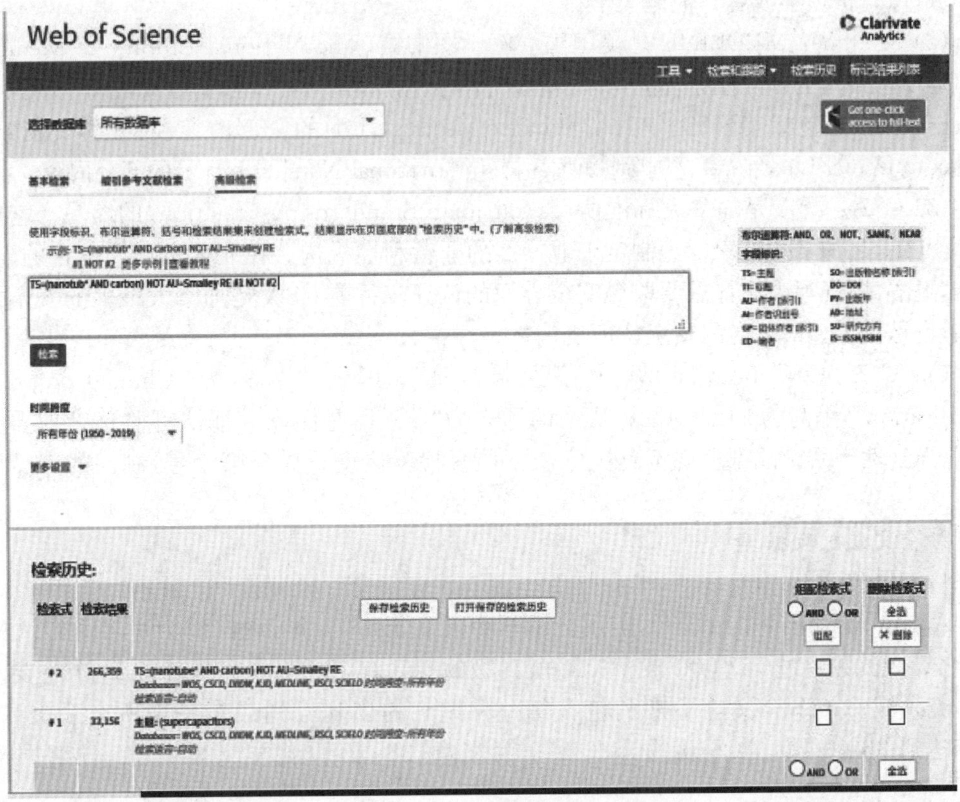

图 6-2-3　Web of Science 检索界面(高级检索)

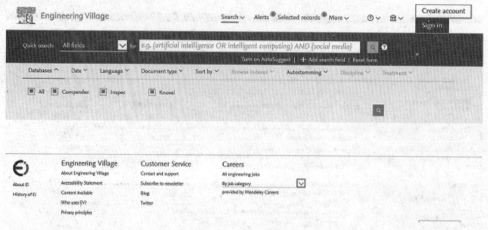

图 6-2-4　EI 检索界面

3）其他数据库

（1）PubMed：PubMed 是一个提供生物医学方面的论文搜寻以及摘要，并且免费搜寻的数据库。它的数据库来源为 MEDLINE。其核心主题为医学，但亦包括其他与医学相关的领域，像是护理学或者其他健康学科。

（2）Medline：MEDLINE 是美国国立医学图书馆（The National Library of Medicine，缩写 NLM）生产的国际性综合生物医学信息书目数据库，是当前国际上最权威的生物医学文献数据库。内容包括美国《医学索引》（Index Medicus，IM）的全部内容和《牙科文献索引》（Index to Dental Literature）、《国际护理索引》（International Nursing Index）的部分内容。

（3）CSA：CSA 是加拿大标准协会（Canadian Standards Association）的缩写。它成立于 1919 年，是加拿大首家专为制定工业标准的非营利性机构。在北美市场上销售的电子，电器，卫浴，燃气等产品都需要取得安全方面的认证。目前 CSA 是加拿大最大的安全认证机构，也是世界上最著名的安全认证机构之一。

（4）CCC：CCC 认证即是"中国强制认证"，其英文名称为"China Compulsory Certification"，缩写为 CCC。CCC 认证的标志为"CCC"，是国家认证认可监督管理委员会根据《强制性产品认证管理规定》（国家质量监督检验检疫总局令第 5 号）制定的产品认证制度。

2. 全文文献数据库

1）ACS

American Chemical Society，美国化学学会成立于 1876 年，现已成为世界上最大的科技学会，会员数超过 163 000 人。ACS 所出版的期刊有 37 种，内容涵盖了 24 个主要的化学研究领域。ACS 全文电子期刊包含每一种期刊的创刊号到最新一期所有全文内容。内容达到 36 000 期 ACS 刊物，620 000 篇文章，385 万页化学文献信息，日期回溯到 1879 年。

在浏览器中直接输入 ACS 得到如图 6-2-5 所示界面。

并且，在左上角的搜索引擎中输入关键字、作者等信息可以得到相应文章。而且可以通过如图 6-2-6 所示界面中显示的各个杂志，来搜索文献。

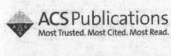

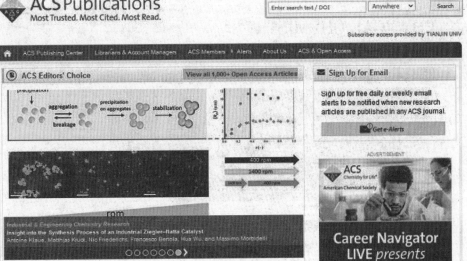

图 6-2-5　ACS 数据库界面

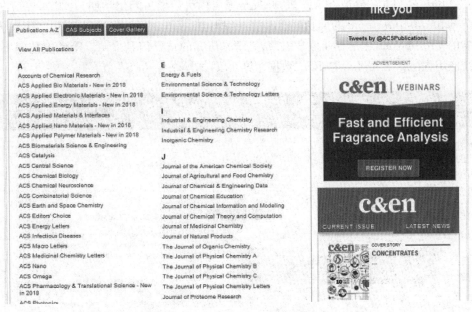

图 6-2-6　ACS 按杂志名检索界面

　　如点击 The Journal of Physical Chemistry C 杂志，可以得到杂志的具体信息，如图 6-2-7 所示，在下面左上角部分输入关键字等可以得到期刊内相应的文章。

　　2）RSC

　　英国皇家化学学会（Royal Society of Chemistry，RSC），是一个国际权威的学术机构，是化学信息的一个主要传播机构和出版商，其出版的期刊及资料库一向是化学领域的核心期刊和权威性的资料库。该协会成立于 1841 年，是一个由 5.4 万名化学研究人员、教师、工

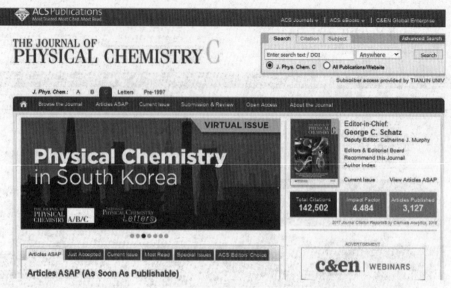

图 6-2-7　The Journal of Physical Chemistry C 杂志界面

业专家组成的专业学术团体，出版的期刊及数据库一向是化学领域的核心期刊和权威性的数据库。RSC 期刊大部分被 SCI 收录，并且是被引用次数最多的化学期刊，2016 年平均影响因子为 6.109，其中高于 5.0 的期刊超过 40%，类型包括期刊、电子书、过刊文献、文摘数据库以及免费的 ChemSpider 化学专业搜索引擎，是学术研究的重要信息来源。RSC 支持 IOS 与安卓系统应用程序。图 6-2-8 是 RSC 数据库界面，具体操作与 ACS 一致。

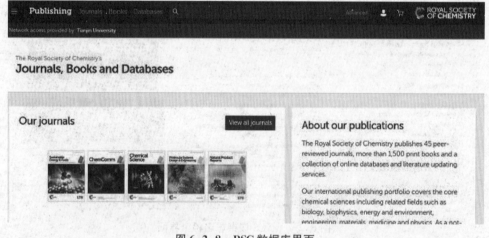

图 6-2-8　RSC 数据库界面

3）Wiley

Wiley 是指 1807 年创立于美国的一个数据库，是全球历史最悠久、最知名的学术出版商之一，享有世界第一大独立的学术图书出版商和第三大学术期刊出版商的美誉。Wiley 数据库的检索，可以先一般检索，通过输入文章出版期刊、标题和关键字等检索，界面如图 6-2-9 所示。

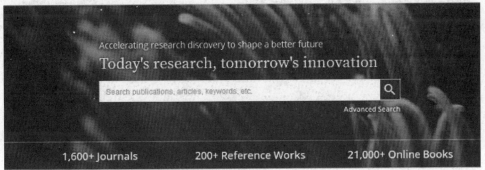

图 6-2-9　Wiley 数据库检索界面

还可以通过研究方向检索，界面如图 6-2-10 所示。

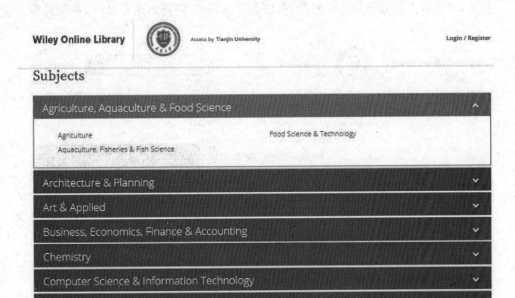

图 6-2-10　Wiley 数据库按研究方向检索界面

然后点击相应的主题,得到如图 6-2-11 所示界面。

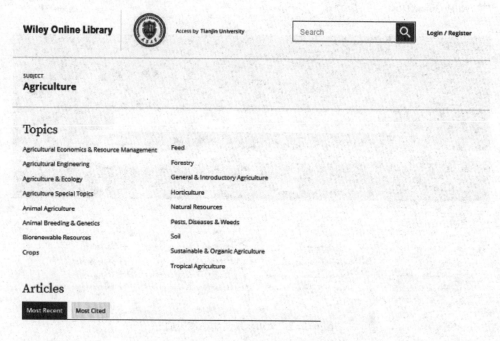

图 6-2-11　Wiley 数据库按主题检索界面

接着,通过点击主题得到相应的期刊,如点击"Feed",得到如图 6-2-12 所示界面。

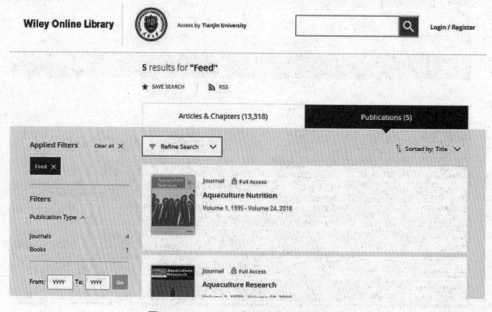

图 6-2-12　Wiley 数据库期刊检索结果

最后,在期刊这个搜索相应的文章,做法与 ACS 和 RSC 数据库一致。

4）其他期刊数据库

（1）OSA(Open Service Architecture)是 3GPP 组织提出的用于快速部署业务的开放业务平台。OSA 着眼于为移动通信用户提供业务,希望将业务部署和承载网络分离开来,成为独立部分以便第三方业务提供商有机会参与竞争,有利于多厂商互通和快速地部署新业务。OSA 实现方式是采用一种开放的、标准的、统一的网络应用编程接口 API(Application Program Interface),为第三方厂家提供业务加载手段。3GPP 提出的 OSA 是一种非常灵活的提供新业务的体系结构。OSA 向业务提供商提供了标准的 API,通过这些 API,业务应用程序可以方便地利用承载网络的业务能力,如呼叫控制能力、用户信息查询能力等,而又不必了解承载网信令细节。OSA 的 API 中,承载网络的业务能力被抽象成一组业务能力特征 SCF(Service Capability Features),这些 SCF 由业务能力服务器 SCS(Service Capability Servers)提供和支持。OSA 的目标是提供一种可扩展的结构,它有能力随时添加代表承载网络业务能力的 SCF(Service Capability Features)或者说业务能力服务器 SCS。当移动通信网络向 3G 演进时,利用 OSA 的架构来提供业务,可以最大限度地避免网络的演进对原有业务和新业务的冲击和影响。

（2）国际光学工程学会(Society of Photo-Optical Instrumentation Engineers,SPIE)是美国的一个非营利性专业组织。它的会员为科学家、工程师和用户,以及对光学工程实际应用和普及技术有兴趣者。设高级会员、会员和终身会员。截至 1992 年,有遍布世界各地的会员约 50 000 名。SPIE 在学术界影响较大,是该领域最有权威的专业组织。

（3）springer 是 Springer-Verlag 的简称,德国 Springer-Verlag(斯普林格)出版社是世界上最大的科技出版社之一,它有着 170 多年发展历史,以出版学术性出版物而闻名于世,它也是最早将纸本期刊做成电子版发行的出版商。德国斯普林格(Springer-Verlag)通过 SpringerLink 系统提供其学术期刊及电子图书的在线服务,该数据库包括了各类期刊、丛书、图书、参考工具书以及回溯文档。

（4）Annual Reviews,始于 1932 年,Annual Reviews 系列出版物刊发由权威科学家针对世界上最重要的原始研究文献而撰写的内容丰富的、响应及时的评论文章,旨在帮助研究人员跟踪相关学科领域的研究动态。Annual Reviews 系列出版物分为 40 个专题,都具有相当高的学术影响力。

（5）美国物理研究所(American Institute of Physics,AIP)期刊全文数据库是成立于 1931 的美国物理联合会出版发行的网络版数据库,所收录的大多数是 1975 年以来出版的期刊。期刊内容涉及一般物理学、应用物理学、化学物理学、地球物理学、核物理学等。目前所有这些期刊的电子版都被集成到 AIP 的 Scitation 平台上,可以通过统一的平台 Scitation 检索并在线阅读。Scitation 平台中同时还包含 18 个科技出版社的 110 多种科技期刊,包含大约 600 000 篇文献,并且每月将新增 6 000 多篇文献。每年出版 13 期期刊;两本杂志,包括旗舰出版物《今日物理和 AIP 会议论文集系列》。

（6）APS 是美国物理学会(The American Physical Society)出版发行期刊的网络版数据库,通过 OJPSO 平台可以检索并在线阅览 2000 年至今的数据。

（7）Taylor & Francis,泰勒弗朗西斯集团在英国、欧洲、美国、澳大利亚、中国、印度、马来西亚和新加坡均设有办事处。每年出版超过 1 600 种期刊和 4 000 种新书。目前已出版的专业书籍达到 100 000 余种。2006 年年底推出全新电子平台 informa world,该平台涵盖 1 600 种电子期刊,22 000 种电子书、参考工具书及文摘数据库等,用户可以在最大范围内检索学术信息。

(8) IOP,英国皇家物理学会(IoP-Institute of Physics)成立于 1874 年,下属的非营利性出版机构英国物理学会出版社(IOPP-Institute of Physics Publishing)是全球最大的物理及相关学科的信息传播机构之一。其出版的期刊包括 Journal of Physics A-E 在内的 45 种物理学领域的核心刊物,其中 42 种被 SCI 收录,40 种有影响因子。出版学科包括:应用物理,计算机科学,凝聚态和材料科学,物理总论,高能和核能物理,数学和应用数学、数学物理,测量科学和传感器,医学和生物学,光学,原子和分子物理,物理教育学,等离子物理等。

(9) IEEE,IEEE Xplore 是一个学术文献数据库,主要提供计算机科学、电机工程学和电子学等相关领域文献的索引、摘要以及全文下载服务。它基本覆盖了电气电子工程师学会(IEEE)和工程技术学会(IET)的文献资料,收录了超过 2 百万份文献。

(10) Elsevier SD,Elsevier 是荷兰的跨国出版集团,成立于 1880 年。该集团的 ScienceDirect(简称 Elsevier SD)数据库拥有 3 600 多种期刊,大部分期刊被 SCI、SSCI、EI 收录,其中 2 000 多种期刊成为 SCI 统计源刊。学科领域覆盖全学科,包括计算机科学、工程技术、能源科学、环境科学、材料科学、数学、物理、化学、天文学、医学、生命科学、商业、及经济管理、社会科学等。

(11) Nature,Nature 出版集团的出版物包括《自然》周刊(Nature),研究月刊(Nature Research Journals),评论月刊(Nature Reviews),NPG 学术期刊(NPG Academic Journals)以及参考书(NPG Reference publications)等,为生物学及物理学等自然基础科学各学科领域的研究人员提供重要信息资源。同时,Nature 出版集团向所有成员免费开放 4 种期刊访问权,包括:Cell Research、Asian Journal of Andrology、Acta Pharmacologica Sinica、Cellular & Molecular Immunology。

《自然》周刊(Nature)由 Nature 出版集团出版,是世界上最早的国际性科技期刊,自 1869 年创刊以来,《自然》周刊始终如一地报道和评论各学科领域最新的研究成果和最重要的突破,已经成为当今自然科学界国际知名度最高的重要期刊之一。《自然》周刊所刊载的内容涵盖了自然科学各个研究领域,尤其在生物学、医学、物理学等领域卓有成就。许多新的发现、创新性的文献大多首发于《自然》周刊。DNA 双螺旋结构的发现、人类基因组序列测序结果的公布、高温超导研究的新发现、艾滋病研究的新突破等都是在《自然》周刊首先发表的。我国每年公布的世界十大科技新闻也大多来源于《自然》周刊。《自然地球科学》(Nature Geoscience)2008 年创刊,是全球排名第一的多学科、地球科学期刊。

(12) Science,美国《科学》周刊(Science)由爱迪生于 1880 年创建。1900 年起,成为美国科学促进会(AAAS)的官方刊物,是在国际学术界享有盛誉的综合性科学期刊。美国科学促进会(AAAS)成立于 1848 年,旨在发展科学,服务社会,致力于推动学术交流、科学教育以及科技人力资源和基础设施发展,并向美国政府积极提供科技政策咨询意见。AAAS 出版物主要包括《科学》周刊(Science)、《科学转化医学》(Science Translational Medicine)、《科学信号》(Science Signaling)等。

Science 文献包括:

- Science Online《科学》在线

收录《科学》自 1997 年至今的所有期刊数据。每周五,和印刷本《科学》周刊同时出版。

- Science Now《今日科学》

《科学》周刊的新闻组每天都会为网上用户提供几篇 3、4 段长的、有关最新科研成果或政策消息。通过它,读者在很短时间内即可了解世界各地、各科研领域的最新进展。

- Science Express《科学快讯》

Science 通过 Science Express 提供部分最新的研究报告,平均每周 3 篇。这些文章在 6 至 8 周后,将以在线和纸本形式同时出现在《科学》杂志上。Science 现在有 15％的内容通过 Science Express 预先出版,这些通常是最重要的文章。

- Science Classic《科学回溯》

Science Classic 为读者提供从创刊年 1880 年至 1996 年所有过刊文献。登录 Science 官网,读者可以直接查阅 19 世纪末到 20 世纪初的文献,包括对人类基因组,乳腺癌和结肠癌的基因,及物理学中对玻色爱因斯坦冷凝物的研究。Science Classic 是《科学》周刊的重要补充,两部分共同组成《科学》周刊的经典集合。

Science 文献涵盖各学科:

- 生命科学——Life Science（53％）
- 自然科学——Physical Science（35％）
- 其他学科——Other subject（12％）

6.2.2　国内常用科技文献数据库

中文文献数据库主要包括中国知网(CNKI)、万方数据知识服务平台、维普信息资源系统、数字图书检索等。前三者已在第 2 章做了介绍,不再赘述。下面主要介绍数字图书检索:

数字图书,也叫电子图书,又称 e-book 或 digital book,是以数字形式制作、出版、存取和使用的图书,一般以磁性或电子载体为存储对象,并借助一定的阅读软件和设备读取。数字图书是数字出版物中最常见的文献类型。超星数字图书馆、方正 Apabi 数字资源平台以及书生之家数字图书馆是比较常见的数字图书库。

1. 超星数字图书馆(http://www.sslibrary.com)

超星数字图书馆由北京时代超星信息技术发展有限公司研究开发,是国家"863"计划中国数字图书馆示范工程,2000 年 1 月正式开通,是目前世界上最大的中文在线数字图书馆。超星数字资源内容丰富,范围广泛,收录了社会科学和自然科学各个门类的中文图书 200 余万种,并且拥有新书精品库、独家专业图书资源等。超星公司采用图书资料数字化技术 PDG 格式和专门设计的 SSReader 超星阅览器,对 PDG 格式数字图书进行阅览、下载、打印、版权保护和下载计费。

2. 方正 Apabi 数字资源平台(http://dlib.apabi.com/tiyan)

北京方正阿帕比技术有限公司(以下简称"方正阿帕比公司")是方正集团旗下专业的数字出版技术及产品提供商。方正阿帕比公司为出版社、报社、期刊社等新闻出版单位提供全面的数字出版和发行技术解决方案。目前,中国 80％以上的出版社在应用方正阿帕比(Apabi)技术及平台出版发行电子书,每年新出版电子书超过 6 万种。阿帕比(Apabi)电子书产品已在全球 3 000 多家学校、公共图书馆、教育城域网、政府、企事业单位等机构应用,全国多家报社的 300 多份报纸应用方正阿帕比数字出版技术发行数字报。

3. 书生之家数字图书馆(http://www.21dmedia.com)

书生之家数字图书馆是由北京书生数字技术有限公司于 2000 年正式推出的中文图书、报刊网上开架交易平台。它集成了图书、期刊、报纸、论文、CD 等各种载体的资源,下设中华图书网、中华期刊网、中华报纸网、中华资讯网和中华 CD 网等子网。书生之家数字图书馆收录入网出版社 500 多家,期刊 7 000 多家,报纸 1 000 多家。主要提供 1999 年以来我国内地出版新书的全文电子版,内容覆盖社会科学与自然科学的各个分支学科领域,检索结果为书目、提要及全文三个层次。第三代的书生之家数字图书馆系统使读者可以自己实现信息的提交、获取、交换及实时咨询等。

6.3　科技文献管理软件简介

科研人员在开展科研工作时离不开查阅文献,面对海量的信息资源时,快速地检索和管理参考文献对后续工作的展开非常重要,文献管理工具可直接连接不同的数据库进行检索,具有即插即引、批量导入、格式输出、文献阅读、协作共享和文献分析等功能,可方便有效地管理文献。本书将介绍四款常用的文献管理工具,包括 Endnote、Mendeley、Zotero、NoteExpress,希望能为科研人员提供文献管理参考。

6.3.1　Endnote

Endnote 是 Clarivate 公司旗下一款主流的文献管理软件,它能方便地扩展任何语言参考书目,允许你创建任意大小的文献库,拥有文献检索、文摘及全文管理、引文编排、文献共享与协作等多项实用功能,以方便支持查找文献、撰写论文,对中文文献的支持能力较弱。主要功能如下。

- 在线搜索文献:直接从网络搜索相关文献并导入到 Endnote 的文献库内。
- 建立文献库和图片库:收藏、管理和搜索个人文献和图片、表格。
- 定制文稿:直接在 Word 中格式化引文和图形,利用文稿模板直接书写合乎杂志社要求的文章。
- 引文编排:可以自动帮助我们编辑参考文献的格式。
- 文献检索工具:可以在软件界面搜索多个数据库,而无须逐一打开数据库网站。
- 文摘及全文的管理工具:可以帮助我们高效管理大量的文献信息。
- 文献共享与协作工具:同一实验室或者研究团队共同进行文献阅读和分享。

用户可登录 EndNote 官网 https://www.endnote.com/downloads,下载 iPad 版本、软件更新以及其他安装程序。

6.3.2　Mendeley

Mendeley 是一款免费的跨平台文献管理软件,同时也是一个在线的学术社交网络平台,所有人都可以在 Mendeley 上搜索到世界各地的学术文献,而这些学术文献都是由用户自己上传进 Mendeley 的 Library 进行编辑管理,可一键抓取网页上文献信息添加到个人 library 中。还可安装 MS Word 和 Open Office 插件,方便在文字编辑器中插入和管理参考文献,可帮助组织研究、与他人在线合作并了解与时俱进的研究成果。主要功能如下。

- 自动生成参考文献。
- 方便与其他科研人员在线协作。
- 便于从其他研究软件中导入论文。
- 基于用户阅读的内容查找相关论文。
- 随时随地在线访问用户的论文。
- 使用用户的 iOS 和 Android 应用程序移动阅读论文。

用户可登录 Mendeley 官网 https://www.mendeley.com/? interaction_required = true,下载 Windows、Android、iPhone、Linux 等版本。

6.3.3　Zotero

Zotero 是由安德鲁·W·梅隆基金会,斯隆基金会以及美国博物馆和图书馆服务协会资助开发的开源免费的文献管理工具,它可轻松地收集、组织、引用和分享研究资源,可以使用网络浏览器扩展和电脑上的独立程序,可以在个人设备(笔记本电脑、iPad、手机等)上同时运行网络服务和离线服务。Zotero 相对于其他文献管理软件主要有如下优势。

- 轻量级,免费,易用,多平台支持(Windows/MacOS/Linux)。
- 浏览器插件强大(Chrome/Firefox/Safari),只要一点,网页上的文献自动保存。
- 同步功能强大,可以配合特定网盘使用,办公室电脑和笔记本随意切换。
- 移动设备(如 ipad)上看文献有较好体验。
- 强大的文献格式库(支持网友上传)。
- 不仅支持文献管理,还可成为个人的知识管理库,书籍、文章、新闻都可以一键保存。

Zotero 是一个免费易用的 Firefox 扩展,它不是一个独立的软件,而是内嵌在 Firefox 等浏览器中的插件应用。可登录 Zotero 官网 https://www.zotero.org/download,下载 Zotero 和火狐浏览器。

6.3.4　NoteExpress

NoteExpress 是北京爱琴海软件公司开发的一款专业级别的文献检索与管理系统,其核心功能涵盖"知识采集,管理,应用,挖掘"的知识管理的所有环节,是学术研究,知识管理的必备工具,发表论文的好帮手。该款国产工具对中文有较好的管理能力。主要功能如下。

- 多屏幕、跨平台协同工作:多屏幕、跨平台协同工作 NoteExpress 客户端、浏览器插件和青提文献 App,让用户在不同屏幕、不同平台之间,利用碎片时间,高效地完成文献追踪和收集工作。
- 灵活多样的分类方法:传统的树形结构分类与灵活的标签标记分类,让用户在管理文献时更加得心应手。
- 全文智能识别 题录自动补全:智能识别全文文件中的标题、DOI 等关键信息,并自动更新补全题录元数据。
- 强大的期刊管理器:内置近五年的 JCR 期刊影响因子、国内外主流期刊收录范围和中科院期刊分区数据,在用户添加文献的同时,自动匹配填充相关信息。
- 支持两大主流写作软件:用户在使用微软 Office Word 或金山 WPS 文字撰写科研

论文时,利用内置的写作插件可以实现边写作边引用参考文献。

用户可登录 NoteExpress 官网 http://www.inoteexpress.com/aegean/index.php/home/index/index.html,下载 Windows 版本、IOS 版本、Android 版本以及浏览器插件等。

6.4 科技文献分析软件 CiteSpace

6.4.1 CiteSpace 工具概述

1. CiteSpace 简介

CiteSpace 是美国雷德赛尔大学信息科学与技术学院的陈超美博士与大连理工大学的 WISE 实验室联合开发的科学文献分析工具。CiteSpace 是 Citation Space 的简称,可译为"引文空间"。CiteSpace 是一款着眼于分析科学文献中蕴含的潜在知识,并在科学计量学(Scientometric)、数据和信息可视化(Data and information visualization)背景下逐渐发展起来的一款多元、分时、动态的引文可视化分析软件。由于是通过可视化的手段来呈现科学知识的结构、规律和分布情况,因此也将通过此类方法分析得到的可视化图形称为"科学知识图谱"(Mapping knowledge domains,MKD)。大连理工大学刘则渊教授将科学知识图谱定义为:"科学知识图谱是以知识域为对象,显示科学知识的发展进程与结构关系的一种图像"。CiteSpace 软件最初专门针对文献的共引进行分析,并挖掘引文空间的知识聚类和分布。随着 CiteSpace 的不断更新,它已经不仅仅提供引文空间的挖掘,而且还提供其他知识单元之间的共现分析功能,如作者、机构、国家/地区的合作等。

2. CiteSpace 软件安装

目前,CiteSpace 的最新版本是 CiteSpace.5.4.R1 版,其下载与安装过程如下。

第一步:登录 CiteSpace 的官方下载页面,如图所示,具体网址是 http://cluster.cis.drexel.edu/~cchen/citespace/download/。在安装 CiteSpace 之前,建议首先在 Download Java JRE 的链接中下载符合自己电脑位数(64 位或 32 位)的 Java 程序。

第二步:点击 Download,保存下载的文件。

第三步:解压下载的压缩文件,CiteSpace 不需要进一步安装,解压后运行 CiteSpace.5.4.R1.exe 文件即可。

3. CiteSpace 界面功能

CiteSpace 的功能界面主要分为两类:第一类是最先进入的 CiteSpace 功能与参数设置区域,第二类是 CiteSpace 对分析结果的可视化界面。

CiteSpace 的功能与参数设置区域即主界面图可以分为四个主要部分:菜单栏、工程区、运行进度区和功能选择区。

(1) 菜单栏即 CiteSpace 功能与参数区详细解释。

(2) 工程区主要用于新建工程,点击 new 即可进入新工程的设置界面。

(3) 运行进度区展示 CiteSpace 在运行过程中的数据操作。

(4) 功能选择区的详细介绍如下。

• Time slicing 数据的切分年代。

- Term source 选择聚类词来源,包括 Title 标题、Abstract 摘要、Author Keywords 作者关键词以及 Keywords Plus 增补关键词。

- Term Type 对共词分析类型的补充选择,选择该功能就能提取到名词性术语,也可以对主要名词术语进行突发性探测,在运行 Noun Phrase 生成共词网络之后也可查看 Entropy 熵值。

- Node type 选择节点类型,最新版 CiteSpace 提供 13 个节点类型,其分析的网络类型可分为合作网络分析、共现网络分析、共被引分析、文献耦合分析等。在节点类型中,Author, Institution 以及 Country 是用来进行 Co-authorship 分析的,他们之间的差异仅仅是因为在分析合作上的主题力度不同而已(可以理解为微观合作、中观合作、宏观合作)。Term 分析的结果主要是对文献中名词性术语的提取,主要从文献的标题、摘要、关键词和索引词位置提取;Keyword 主要是对作者的原始关键词提取。Term 和 Keyword 常常用来对文本主题进行共词挖掘分析。Category 是对文献中标引的科学领域的共现分析,这种分析有助于了解对象文本在科学领域中的分布情况。Cited Reference 是文献共被引,Cited Author 是作者共被引,Cited Joural 是期刊共被引。Paper 是文献的耦合分析功能,Grant 则是对于研究基金的分析(特别说明的是,WOS 从 2008 年的数据中才增加了资助资金的数据,因此只能分析 2008 年以后的数据)。

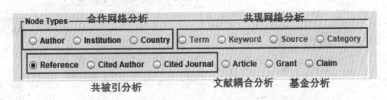

图 6-4-1　节点类型

- Links 连接强度计算:Strength 分析对象数据之间的连接强度;Scope 范围。

- Selection criteria 阈值选择标准,包含 7 个选项。重点介绍 Thresholds 选项,通过设定前中后三个时间段 c、cc 以及 ccv 的阈值来提取数据,即数据的起始、中间和结尾按照 c、cc 和 ccv 赋值,其余用线性内插值算法处理,默认值如图所示。其中 c 代表最低被引或者出现频次,cc 代表本时间切片中共现或者共被引频次,ccv 表示共现率或者共被引率。

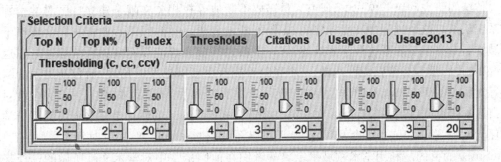

图 6-4-2　Thresholds 选项界面

- Pruning 剪枝方式选择(优化结果):Pruning 参数和功能区。Pruning 区域是网络的裁剪功能区,当网络比较密集时,可以通过保留重要的连线来使得网络可读性提高。我们建议在初步分析阶段,不要对网络进行裁剪。如果初步分析的结果不突出,再选择不同的裁剪方法进行裁剪。常用的有最小树法(MST)和寻径网络法(PFNET),经过这些算法处理的网络节点数量不会减少,但连线数量会大大减少。

- Visualization 可视化模式。

当对数据进行分析后,通常会进入网络的可视化与编辑界面。在网络可视化界面包含的主要菜单和控制面板如图 6-4-3 所示,主要是生成图谱并美化增强其可读性,其具体常用功能使用情况在案例分析中作详细介绍。节点显示样式以及可视化编辑功能区如图 6-4-3 所示。

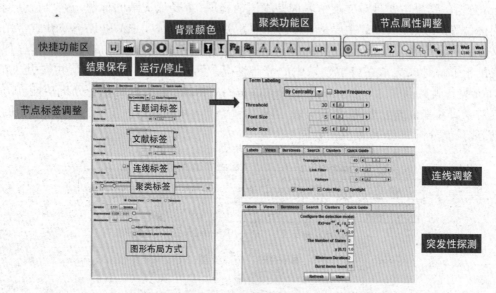

图 6-4-3　网络可视化界面

6.4.2　CiteSpace 共现分析原理

1. CiteSpace 的理论基础

传统的研究和培养模式中,研究人员需要不断地寻找相关文献来建立自己对学术领域的系统认识。这个过程是高度抽象的,需要不断地分析,演绎,归纳。通常我们会依赖于本领域知名专家撰写的系统性学术综述,但一个新兴领域就可能没有它的系统综述。在这种情况下,我们很容易想到两种选择:一个是盼着能有个新综述及时出现,而且新出现的综述正好对我们的研究兴趣有同样的兴趣。另一个是自己动手,量体裁衣,做出一个完全针对我们自己的研究问题的系统综述。对于第二个选择,CiteSpace 的设计是在这个前提下给学者和任何对科学知识前沿的发展感兴趣的人们提供一个自己动手时所需要的工具。CiteSpace 的目的是利用学术领域里专家学者们在他们论文中对学术文献所做的选择来作为我们自己鉴别学术文献潜力的基础。

CiteSpace 是基于何种理论基础和设计原理,能把形形色色的论文中的引文分拣、提炼、整合到一起,得到我们综述所需要的信息。陈超美和刘则渊教授及其在大连理工大学的网络－信息－科学－经济计量实验室（WISE）给出了答案，他们将 CiteSpace 的理论基础系统地总结为五个方面：托马斯·库恩的科学发展模式理论；普赖斯的科学前沿理论；结构洞和克莱因伯格突发探测技术；科学传播的最佳信息觅食理论；知识单元离散与重组理论。

2. CiteSpace 科研合作网络分析

科学计量学家 Katz 和 Martin 将科学合作定义为，科学合作就是研究学者为生产新的科学知识这一共同目的而在一起工作（Katz JS，Martin BR，1997）。简单地说就是近似的选题哪位作者和哪位作者合作，哪个机构又与哪个机构合作，从而形成作者-机构-国家/地区合作网络。

3. CiteSpace 共被引与耦合分析

共被引分析：1973 年美国情报学家 HenrySmall 发表了一篇名为"Co - Citationin thescientific literature：A new measure of the relationship betweenpublications"，首先提出了共被引分析的概念。文献共被引是指两篇文献共同出现在了第三篇施引文献的参考目录中，则这两篇文献形成共被引关系。通过对一个文献空间数据集合进行文献共被引关系的挖掘的过程就可以认为是文献的共被引分析。

文献共被引分析可以在海量的被引参考文献信息中高效便捷地定位出研究领域重要的知识基础，即核心经典文献，并可对文献之间的关联性和发展脉络进行分析和挖掘。通过共被引频次和中介中心性两个指标可在一定程度上量化参考文献的学术影响力。

耦合分析：文献耦合是 Kessler 于 1963 年提出的概念，具体是指两篇文献共同被引用的参考文献情况，两篇文章同时引用了同一篇文献，则两篇文章就存在耦合关系，此时的耦合强度为 1。当这两篇文献引用了 3 篇相同的文献，那么这两篇文献之间的耦合强度就为 3，以此类推，两篇文献的相同参考文献的数量越多，表示两篇文献的耦合强度越大，在研究主题上越相近。由于作者在发表论文之后，其参考文献不再改动，因此文献耦合形成的文献网络属于静态的结构。

4. CiteSpace 文献主题共现分析

文献的主题和领域共现分析主要包括词频和共词分析，共词分析又分为关键词共现网络、名词性术语共现网络，其中共词分析和关键词共现网络用得最多的。①词频分析：词频是指所分析的文档中词语出现的次数。在科学计量研究中，可以按照学科领域建立词频词典，从而对科学家的创造活动做出定量分析。词频分析法就是在文献信息中提取能够表达文献核心内容的关键词或主题词频次的高低分布，来研究该领域发展动向和研究热点的方法。②共词分析：共词分析相比文献的共被引和耦合，得到的结果是非常直观的。即研究者可以通过共词分析的结果，对研究领域的主题进行分析。共词分析的基本原理是对一组词两两统计他们在同一组文献中出现的次数，通过这种共现次数来测度他们之间的亲疏关系。

其中，CiteSpace 分析共词的方法有两种：关键词共现网络和名词性术语共现网络。这二者的区别在于，前者使用的是数据集中的原始字段；而后者使用自然语言处理过程分析后提取的术语。通常，二者分析的结果应该是相差不大的。二者在分析时即使使用的参数都相同，得到的共词网络在结构上也会存在差异。

关键词共现分析就是对数据集中对作者的原始关键词和数据库的补充关键词进行分析（包含 Web of Science 的 DE 和 ID 两个知识单元），Node Type（节点类型）需要选择 Keyword。以 Web of Science 数据为例，就是对 DE 字段进行的共现分析。设置完相关参数之后,点击 GO 即可得到原始关键词的共词网络。

名词性术语共现网络:CiteSpace 的名词性术语(Noun Phrase)的共词分析主要是从标题(T1)、关键词(DE)、辅助关键词(ID)以及摘要(AB)中提取(附操作步骤)。

第一步:在 CiteSpace 功能参数页面,点击 Noun Phrase。此时会跳出 Part-of-Speech TaggingOpinions,如果首次运行点击 CreatePOS Tages,若是之前已经提取的名词性术语,会提示 Use existing POS Tag 和 Refresh POS Tag(POS 是词类的意思)。

第二步:接下来可以点选"Burst Terms",并使用"Detect Burst"来提取突发词。点击"plian text"等待探测结束。本数据集探测结果为:Terms to be selected by burstness. Use "Detect Bursts" to find bursty terms.0 burst termsdetected.即没有探测到突发性主题。

第三步:点击⊙取消 Burst Terms 为○,Node type 选择 Term 点击"GO"运行,得到主题的共现网络。需要注意的是,在初始运行此功能时需要等待的计算时间比较长。最后,得到了大数据研究的主题共现网络。网络分析结果除了可能与参数设置有关外,最重要的是和该领域的成熟程度有关。通常一个新兴领域的研究开始比较分散,比如大数据就是如此。

5. 共现科学知识图谱实现原理

共现分析概念:"共现"指文献的特征项描述的信息共同出现的现象,这里的特征项包括文献的外部和内部特征,如题名、作者、关键词、机构等。而"共现分析"是对共现现象的定量研究,以揭示信息的内容关联和特征项所隐含的知识。

共现科学知识图谱的实现可看作三个层次:知识单元抽取层、知识网络构建层、知识发现与可视化层,其中,知识单元抽取是图谱构建的第一步,主要解决如何从数据源中抽取待分析的知识单元这一问题;知识网络构建层则对知识单元间的共现类型和强度进行抽取,建立关系网络;知识发现与可视化层基于前期构建的知识单元网络,利用聚类技术、社会网络分析、多维尺度分析等方法对知识单元间的共现关系和潜在规律进行挖掘,并通过可视化手段将数据及统计分析结果映射到图形属性。

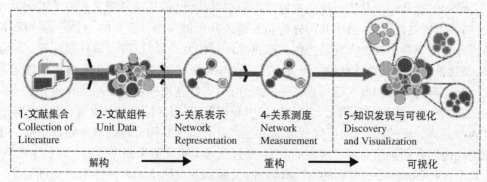

1-文献集合 Collection of Literature　2-文献组件 Unit Data　3-关系表示 Network Representation　4-关系测度 Network Measurement　5-知识发现与可视化 Discovery and Visualization

解构　重构　可视化

图 6-4-4　共现科学知识图谱的实现

6.4.3　CiteSpace 案例分析

1. 数据采集及数据处理

研究案例问题:国内外图书情报领域语义网研究分析比较(WoS 和 CNKI 数据库)。

1) WoS 数据库

检索主题：SemanticWeb

时间：2004—2018 年

类别：INFORMATION SCIENCE LIBRARYSCIENCE

文献类型：期刊 ARTICLE 和会议论文 PROCEEDINGS PAPER

检索到文献量 958 篇。导出全记录与引用的参考文献格式的纯文本文件。针对 WoS 数据，CiteSpace 提供文件合并、文献去重、分隔符格式转换等数据处理功能。（WoS 默认检索的数据是"All Databases"，此时需要切换选择"Web of Science Core Collection"，即 WoS 核心库数据，后续保存全记录与引用的参考文献时才不会出错。）

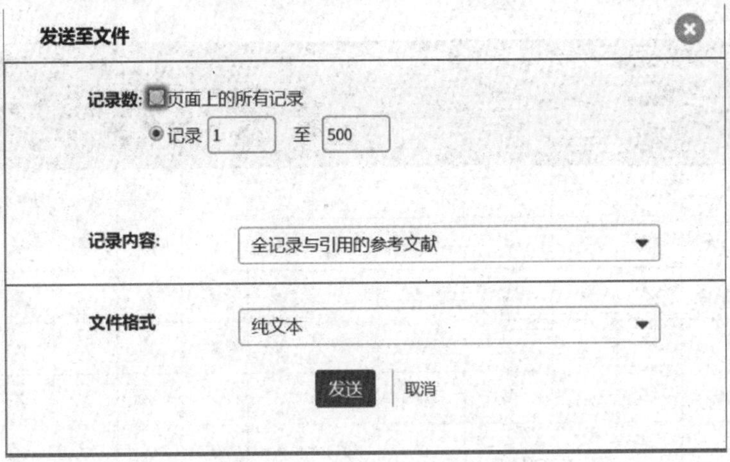

图 6-4-5 导出记录示意图

2) CNKI 数据库

主题：语义网

时间：2004—2018 年

期刊类别：图书情报领域核心期刊（大学图书馆学报＋情报科学＋情报学报＋情报资料工作＋图书情报工作＋图书与情报＋图书馆工作与研究＋图书馆论坛＋图书馆学研究＋中国图书馆学报＋图书馆建设＋图书馆杂志＋图书馆＋图书情报知识＋数据分析与知识发现＋情报杂志＋情报理论与实践＋国家图书馆学刊）。

检索到文献量 503 篇。导出 Refworks 格式的文本文件，保存阶段将数据文件名称改成 CiteSpace 可识别的名称，即 download_XXX 形式。

数据采集完后，CNKI 的中文数据需要转换为 Web of Science 可分析的数据格式。选择菜单栏 Data—Import/Export，得到数据预处理界面。

数据分析与数据结构和数据组成联系密切。对于科技文本数据而言，索引型数据库通常收录了除正文以外的所有文献信息，还增加了数据库本身对论文的分类标引。其中 Web of Science(WoS)和 Scopus 的数据结构最完整，CSSCI 次之，CNKI 最小。由于 CiteSpace 分析的数据是以 WoS 数据为基础的，即其他数据库收集的数据要经过转换才能分析。总结 CiteSpace 处理数据源及可用功能如图 6-4-7 所示。

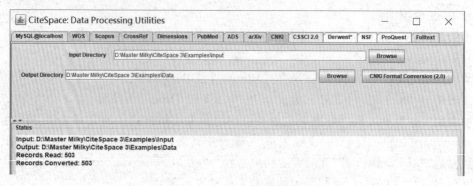

图 6-4-6　数据预处理界面

功能数据源	合作网络			共现分析			共被引			文献耦合	双图叠加
	作者	机构	国家/地区	关键词	术语	领域	文献	作者	期刊		
WoS	✓	✓	✓	✓	✓	✓	✓	✓	✓	✓	✓
Scopus ★	✓	✓	✓	✓	✓	✗	✓	✓	✓	✓	✓
Derwent ★	✓	✗	✗	✓	✓	✓	✓	✓	✓	✗	✗
CNKI ★	✓	✓	✗	✓	✗	✗	✗	✗	✗	✗	✗
CSSCI ★	✓	✓	✗	✓	✗	✗	✓	✓	✗	✗	✗
CSCD	✓	✓	✓	✓	✓	✓	✓	✓	✓	✓	✓
RCI	✗	✗	✗	✓	✗	✗	✗	✗	✗	✗	✗
KCI	✗	✗	✗	✓	✓	✗	✗	✗	✗	✗	✗

表中 ✗ 为不能分析的功能，或不推荐分析的功能。★ 的数据需要经过CiteSpace的转换。

图 6-4-7　CiteSpace 处理数据源及可用功能示意图

2. 项目建立

（1）建立项目文件夹，命名为 WoS2004-2018，包含 Data 和 Project 两个子文件夹，下载的数据文件放到 Data 文件夹，Project 文件夹保持为空，用于保存分析后的结果。

（2）在功能与参数页面，New-New Project 界面，设置相关参数，一般默认值。

3. 科研合作网络分析

1）作者分布与合作图谱

研究工作者的发文量是研究者在其研究领域生产力的表现，是促使研究者的研究领域快速发展的基础要素，可以体现研究者的科研能力。而一个人的力量往往是有限的，这时便体现了合作的意义。利用 CiteSpace 对科研社交网络研究方向的作者合作网络进行分析，能够挖掘出该领域有突出贡献的核心作者。

作者合作网络图谱中，节点大小表示作者发表论文的数量，之间的连线反映合作关系强度。图谱中节点较多且分散，节点连线数量较少，这说明图情领域语义网的研究者彼此之间的研究较为分散,在学术交流和科学研究上的联系不紧密,大部分研究者都是以个人或者小团体形式进行研究,没有形成具有权威性的大型组织。发文量最多的是 JOSE EDUARDO SANTAREM SEGUNDO,合著发表语义网相关文献 6 篇。从图中可以看出,有几个主要的合作区域。以 RICARDO JOAO CRUZ CORREIA 为中心的 5 人合作组,合著 2 篇文献。

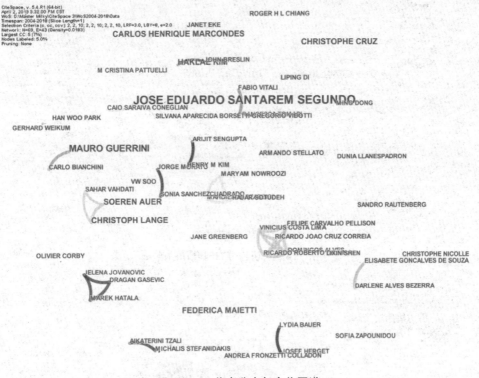

图 6-4-8　作者分布与合作图谱

2) 机构分布与合作图谱

研究机构是指具有特定研究方向,具有较高学术水平的领导者和一定规模的研究人员长期从事某个学术领域研究工作的机构。国家的科技创新活动主体之一是国家的大学,尤其是研究型大学,其具有独特的科学技术研究开发功能。通过 CiteSpace 绘制机构合作图谱,可以了解科研社交网络领域研究机构的权威性和科研能力,并知晓机构之间的合作关系。

机构合作网络图谱中,节点大小表示机构发表论文的数量,之间的连线反映合作关系的强度。可以看出图情领域语义网研究方向上各机构间合作较少。最大的合作网络是以葡萄牙的圣保罗大学为中心的合作机构,与其直接合作的机构达到 4 所大学,合作发表 10 篇文章。

3) 国家/地区分布与合作图谱

各个国家因发展程度、和发展模式各异,对科研社交网络研究方向的研究投入、政府扶持政策等不尽相同,于是导致了各国在该研究领域研究的进展程度和研究能力存在差异。利用 CiteSpace 对语义网研究方向的国家/地区合作网络进行分析。

国家/地区合作网络图谱中,节点大小表示国家/地区发表论文的数量,之间的连线反映合作关系强度。在语义网研究中,国家之间的联系较为密切。从图中可以看出,美国、西班牙、中国、意大利的发文量处于领先地位,同时也具有不错的中心性。

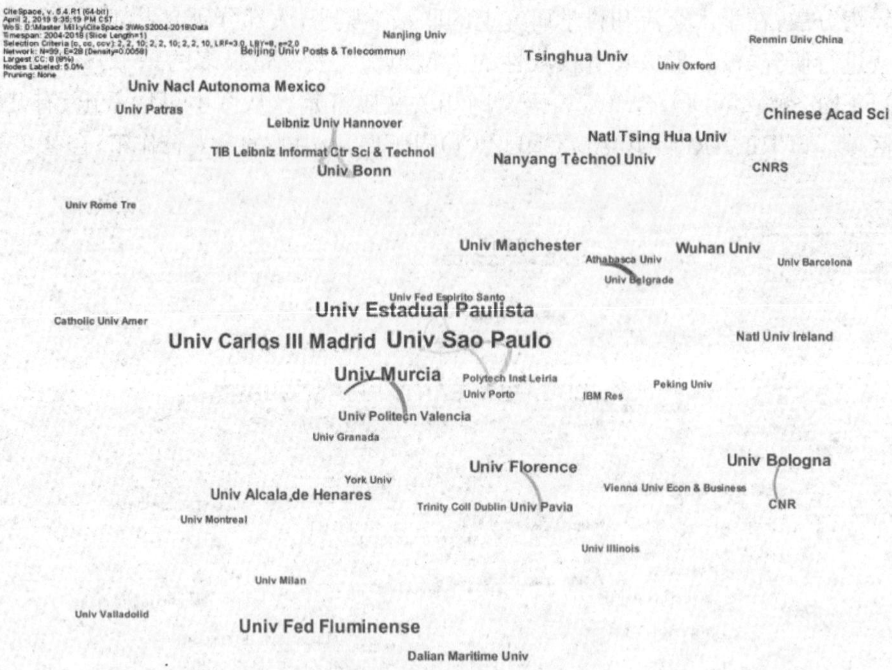

CiteSpace, v. 5.4.R1 (64-bit)
April 2, 2019 9:35:19 PM CST
WoS: D:\Master Milky\CiteSpace 3\WoS2004-2018\Data
Timespan: 2004-2018 (Slice Length=1)
Selection Criteria (c, cc, ccv): 2, 2, 10; 2, 2, 10; 2, 2, 10, LRF=3.0, LBY=8, e=2.0
Network: N=99, E=28 (Density=0.0058)
Largest CC: 8 (8%)
Nodes Labeled: 5.0%
Pruning: None

Nanjing Univ
Tsinghua Univ
Renmin Univ China
Beijing Univ Posts & Telecommun
Univ Oxford
Univ Nacl Autonoma Mexico
Chinese Acad Sci
Univ Patras
Leibniz Univ Hannover
Natl Tsing Hua Univ
TIB Leibniz Informat Ctr Sci & Technol
Nanyang Technol Univ
CNRS
Univ Bonn
Univ Rome Tre
Univ Manchester
Wuhan Univ
Athabasca Univ
Univ Barcelona
Univ Belgrade
Univ Fed Espirito Santo
Catholic Univ Amer
Univ Estadual Paulista
Univ Carlos III Madrid
Univ Sao Paulo
Natl Univ Ireland
Univ Murcia
Polytech Inst Leiria
Univ Porto
IBM Res
Peking Univ
Univ Politecn Valencia
Univ Granada
Univ Florence
Univ Bologna
York Univ
Univ Alcala de Henares
Vienna Univ Econ & Business
CNR
Trinity Coll Dublin
Univ Pavia
Univ Montreal
Univ Illinois
Univ Milan
Univ Valladolid
Univ Fed Fluminense
Dalian Maritime Univ

图 6-4-9　机构分布与合作图谱

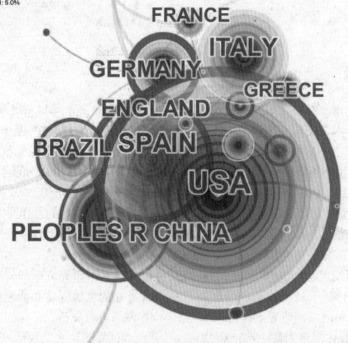

CiteSpace, v. 5.4.R1 (64-bit)
April 2, 2019 9:40:54 PM CST
WoS: D:\Master Milky\CiteSpace 3\WoS2004-2018\Data
Timespan: 2004-2018 (Slice Length=1)
Selection Criteria (c, cc, ccv): 2, 2, 20; 4, 3, 10; 2, 2, 10, LRF=3.0, LBY=8, e=2.0
Network: N=33, E=68 (Density=0.1288)
Largest CC: 28 (84%)
Nodes Labeled: 5.0%
Pruning: None

图 6-4-10　国家/地区分布与合作图谱

4. 共被引分析

共被引分析是指两篇文献共同出现在了第三篇施引文献的参考文献目录中,则这两篇文献形成共被引关系。通过对一个文献空间数据集合进行文献共被引关系的挖掘过程,就可以认为是文献的共被引分析。文献耦合分析是指两篇文献共同引用的参考文献的情况,即两篇文献的相同参考文献数量越多,表示两篇文献耦合的强度越大,在研究主题上越相近。

1) 论文的共被引分析

文献分为前、中、后三个时间分区,大致是以 04-08 为前期, 09-13 为中期,14-18 为后期。由于前期文献较少,所以将文献被引频次 c,共被引频次 cc 和共被引系数 ccv 设置较小,而中后期的文献数量较多,并且重要程度较高,因此将三个参数设置提高一些。c, cc, ccv 的参数设置为:2, 2, 20;4, 3, 20;4, 3, 20。

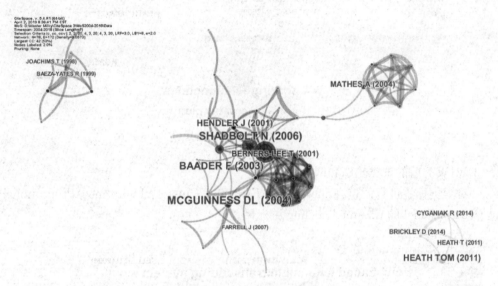

图 6-4-11　论文共被引分析

点击文献节点,可以显示文献的具体共被引关系,黄色连线的粗细表示文献共被引的次数,红色字体显示文献作者和发表年份等信息,括号内为该文献的被引次数。

(1) 对 Visualize 可视化网络进行聚类分析。

(2) 对聚类进行命名:在 CiteSpace 中通过从施引文献的标题、关键词或摘要中来提取名词性术语对聚类进行命名。采用的方法主要有 LSI(潜语义索引算法)、LLR(对数似然率算法)、MI(互信息算法)。通常使用 LLR 算法,选择施引文献的标题对聚类命名,如图 6-4-12 所示。

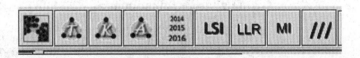

图 6-4-12　聚类分析方法

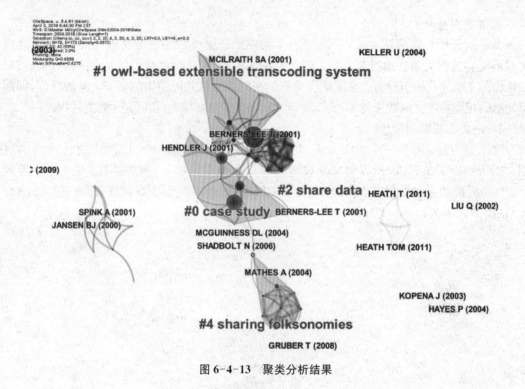

图 6-4-13　聚类分析结果

（3）对聚类后的聚类轮廓和网络进行美化。

• 对聚类标签进行调整：Labels-Label Font Size-Cluster：Uniformed/Proportional 或拖动 Control Panel 的 Cluster Labeling 游标尺。

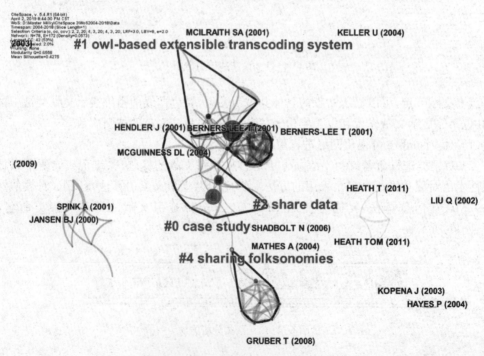

图 6-4-14　对聚类轮廓显示的调整

• 对网络图连线的透明度进行调整：Links-Link Transparency(0.0-1.0)调整(输入的数字越大透明度越高)。

• 对聚类的轮廓显示等进行调整：Clusters-Visual Encoding-Convex Hull：Select a Fill Color 修改聚类的填充颜色。Clusters-Visual Encoding-Convex Hull：Fill/Border only 进行填充和仅仅显示聚类边界的切换。Clusters-Visual Encoding-Convex Hull：Show/Hide 对聚类边界进行显示或隐藏。

(4) 对聚类详细信息的查询：Cluster-Save Cluster Information；Cluster-Cluster Explorer。

如图 6-4-15，左边窗口显示的是施引文献，代表着当前研究现状；右边窗口显示被引文献，反映的是知识基础，图谱中显示的节点便是被引文献。Cluster ID 为聚类编号，由于阈值的选择，部分聚类未显现出来，Size 为聚类的被引文献的数量，mean(Year) 为被引文献平均发表年份，Top Terms 为从施引文献中提取的聚类命名。其中 Silhouette(轮廓)值是在聚类后来衡量每个聚类内部的同质性，同质性体现的是聚类中文献的一致性，Silhouette 值越接近 1，反映网络的同质性越高。

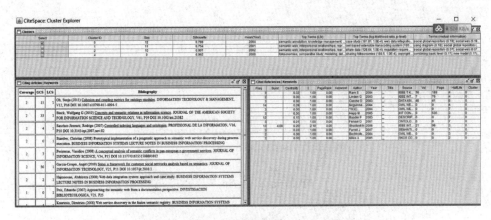

图 6-4-15　聚类详细信息的查询结果

2) 作者共被引分析

对被引作者进行共被引分析，本次选取较为简单的图谱绘制方法，设置阈值为 Top N＝50，即在每个时区中选择前 50 个高频出现的节点。

点击作者节点，可以显示作者的具体共被引关系，黄色连线的粗细同样表示共被引的次数，红色字体显示作者姓名，括号内为该作者的被引次数。高频次共被引作者可以代表研究对象在语义网领域的领军人物，而越早被引的作者可以视作该研究方向的先驱。对作者共被引进行聚类，展现不同作者群的研究方向。

3) 期刊共被引分析

对文献的被引期刊进行共被引分析，可以由此了解期刊的学科偏向，挖掘该领域核心期刊。设置阈值为 Top N＝50。

期刊共被引和作者共被引原理上类似，同样对期刊共被引进行聚类，展现不同期刊间的研究方向。

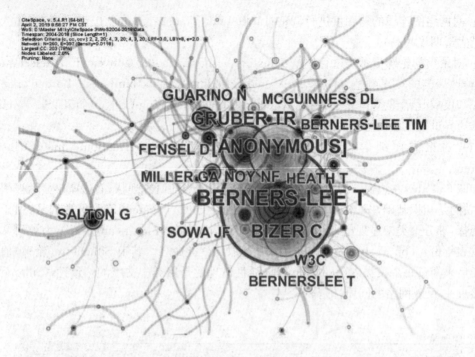

图 6-4-16　作者共被引分析

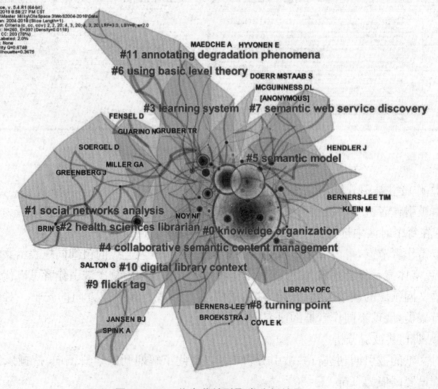

图 6-4-17　作者共被引聚类分析结果

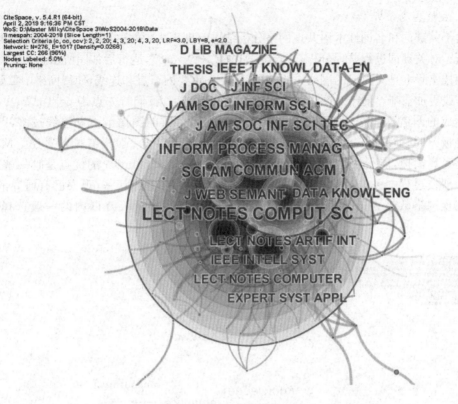

图 6-4-18　期刊共被引分析

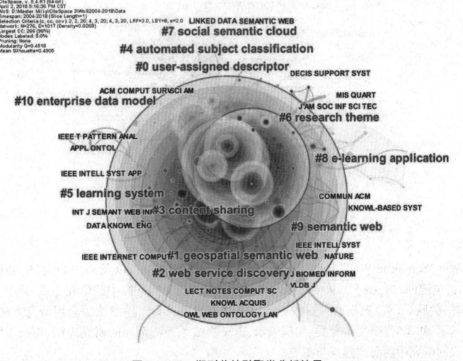

图 6-4-19　期刊共被引聚类分析结果

5. 主题共现分析

由于关键词和名词性术语共现网络分析结果差别不大,故选择较常用的关键词共现网络分析。对关键词进行共现分析,节点类型选择"Keyword",运行后如图所示。

剪枝实际上是对形成的网络进行修剪,去除不重要的节点和连线,使得网络中重要的节点和连线更加清晰。便于对图谱进行解读。一般情况下,我们首先点击 go 生成一次图谱,如果生成的图谱符合需求则不需要进行剪枝。而当生成的图谱节点和连线过多,图谱的可读性极差时,此时才选择进行图谱剪枝。在剪枝算法上,一般没有推荐算法。MST 的优点是运算简捷,能很快得到结果,但并非生成唯一解。Pathfinder 的优点是唯一解,但有时会在剪枝过程中丢失相对重要的节点。但两种算法只能选其一,观察已有研究的情况可以发现网络数据大的研究会选择 Pathfinder 算法,而数量级万以内的一般选择 MST 算法。

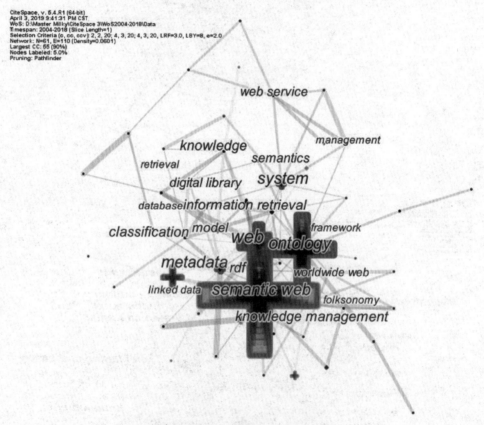

图 6-4-20　关键词共现网络分析

剔除"Semantic Web"关键词,得到高频次(频次大于 10)以及高中心性(中心性大于 0.04)的关键词列表如下。从中可以发现图情领域的语义网研究中的研究热点,其中包括基于本体、关联(开放)数据、元数据、万维网等研究对象,RDF、模型法等常用研究方法,以及信息检索、知识管理、文本分类、知识表示、语义网服务等一系列的研究应用,均属于图情领域语义网研究中的研究热点与重点。

表 6-4-1　高频关键词和高中心性关键词

高频关键词		高中心性关键词	
关键词	频次	关键词	中心性
ontology	172	web	0.45
web	111	ontology	0.44
linked data	56	system	0.33
system	44	metadata	0.27
information retrieval	42	web service	0.17
metadata	34	knowledge management	0.12
linked open data	28	knowledge	0.1
information	24	classification	0.1
model	23	information retrieval	0.09
rdf	20	rdf	0.09
semantics	20	linked data	0.06
digital library	18	semantics	0.06
knowledge management	16	semantic web service	0.06
retrieval	16	database	0.06
knowledge	14	knowledge representation	0.06
worldwide web	13	model	0.04
web service	10	xml	0.04

对关键词共现网络进行聚类,得到下图,可以看到,将关键词共现网络聚类 6 个簇,从中我们可以得到国外图情学科的语义网领域研究的热点方向分布,分别是开放数据、自动信息融合技术、信息专业技术、元数据分类、标签技术、语义 web 方法。

突现词探测:通过考察词频,将某段时间内其中频次变化率高的词从大量的主题词中探测出来。在 control panel 的 Burstness 中点击 Refresh 和 View 查看,其中 Strength 代表突现度,红条代表热点出现的年度,研究热度具有较强的时间性,与当年的技术创新、社会热点等有着密切的关系。从下图可以发现近些年的国外语义网研究热点集中在关联(开放)数据、元数据、rdf 方法以及信息融合上,早期研究热点如数据库、万维网、语义网服务、信息检索、信息系统在前期某一段时间内掀起过研究热潮,过了该段时间研究热度又大大缩减。

Timeline 时序图谱是探索聚类时间跨度、聚类研究进程、聚类之间的联系。从图中可以看到聚类的 6 个簇别在时序图谱上的关键词跃迁,以时间跨度较长的簇♯2 信息专业技

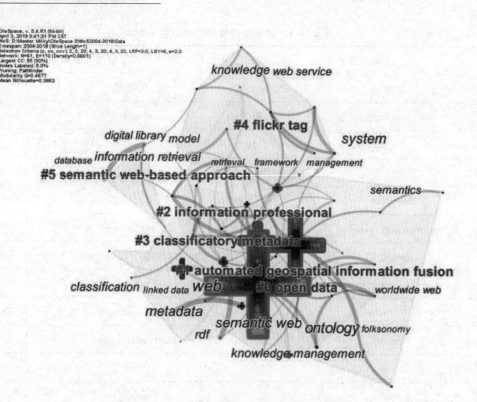

图 6-4-21　关键词共现网络聚类分析结果

Top 16 Keywords with the Strongest Citation Bursts

Keywords	Year	Strength	Begin	End	2004 - 2018
database	2004	2.8798	2005	2007	
worldwide web	2004	5.1266	2005	2009	
semantics	2004	7.0693	2007	2010	
semantic web service	2004	3.4875	2007	2008	
web service	2004	4.3399	2007	2009	
folksonomy	2004	3.4347	2008	2010	
framework	2004	3.5748	2009	2011	
system	2004	7.7574	2010	2012	
information retrieval	2004	3.6905	2010	2012	
web	2004	4.0923	2011	2012	
retrieval	2004	4.1914	2013	2014	
linked data	2004	10.1695	2013	2018	
linked open data	2004	6.9459	2014	2018	
metadata	2004	2.7871	2015	2018	
rdf	2004	4.2912	2015	2016	
information	2004	3.1809	2016	2018	

图 6-4-22　突显词探测

术为例,早期国外语义网领域中信息专业技术研究主要体现在数据库、知识管理、信息检索和 web 搜索引擎研究上,随着大数据的到来和影响,研究学者开始将语义逻辑考虑到检索大批量文本处理应用中,从而提升自动化文本处理的效率和准确率。

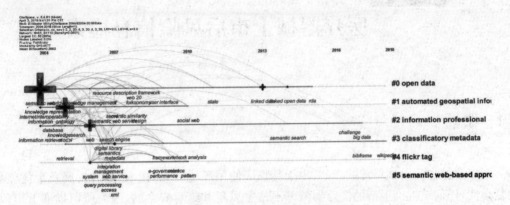

图 6-4-23　Timeline 时序图谱

Timezone 时区图谱是探索关键词关联(时间层面)、知识演进的过程,从图 6-4-24 中我们可以看到不同关键词随时间区间的跃迁,从而了解整个研究领域内的热点演变趋势。早期 2005 年左右图情领域关于语义网的研究仍停留信息检索、web 服务、知识共享等方面,之后由于 web2.0 的兴起,对于关联数据、元数据、本体的研究逐渐增多,并且将其应用在数字图书馆、社会网络分析、分类、知识管理等领域;近些年来,由于开放数据和大数据的发展,给语义网领域研究带来巨大的机会和挑战,基于语义的信息检索、关联开放数据研究、基于维基百科的信息服务应用等等,都开始成为当前研究热点。

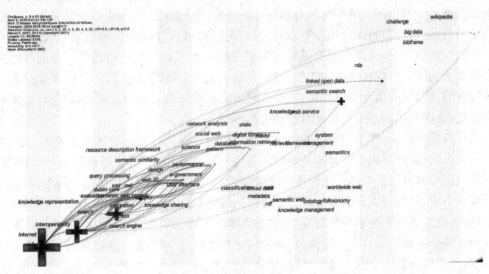

图 6-4-24　Timezone 时区图谱

第 7 章
医疗器械上市后风险信息检索

7.1 概述

医疗器械作为一种特殊的产品,由于其临床使用环境、产品技术、疾病发展及个体差异的复杂性,任何被批准上市的医疗器械都不是零风险和绝对安全的,因为所谓批准上市,只是指在现有的社会技术、伦理和法规都可以接受基础上的认可,即"效益大于风险"的一种"风险可接受"产品,是在现有认识水平下,相对符合安全使用的要求的产品,是阶段性的结论。对于医疗器械生产企业来说,若要保证产品在整个生命周期内的安全、有效,就必须进行医疗器械的风险管理。

医疗风险管理(Medical risk management)是指医院通过对现有和潜在医疗风险的识别、评价和处理,有组织、有系统地减少医疗风险事件的发生,以及评估风险事件对患者和医院的危害及经济损失,不断提高医疗质量,提高医疗工作的社会效益和经济效益的管理活动。根据原国家卫计委《三级综合医院评审标准(2011 版)》要求,医院应建立医疗风险管理方案,包括医疗风险识别、评估、分析、处理和监控等内容,并根据情况对员工做医疗风险事件的预警通告。最高层次的要求是有信息化的医疗风险监控与预警系统。这就要求医院需要结合自身运作特点,将医疗风险管理的关口前移,形成医疗风险预警机制,通过信息化手段收集医疗风险信息,并根据医疗风险的类型、级别、严重程度等进行预警。目前医疗风险信息化预警尚无成熟的模式可以借鉴,特别是对信息化技术要求较高。但如果建立起一个较为完善的医疗风险信息预警体系,不仅能够节省医院管理人力物力成本,而且可以提高管理精准度,使医院风险预警更具针对性和可行性。

医疗器械上市后,即使用环节的医疗器械质量对确保用械安全有效至关重要。2000 年国务院发布的《医疗器械监督管理条例》(国务院令第 276 号)对医疗器械使用环节的监管,主要涉及医疗器械的采购和一次性使用医疗器械的处置,内容较为单薄。实践中,医院采购医疗器械渠道不规范,索证索票工作不严谨的问题仍然存在;不少医院忽视对医疗器械的维护维修,导致患者损害的事例时有发生。2014 年国务院修订发布的《医疗器械监督管理条例》(国务院令第 650 号)(以下简称《条例》)较大幅度地增加了医疗器械使用环节监管的条款,如细化进货查验记录制度,增设使用单位的医疗器械安全管理义务,充实监管手段等,丰富了医疗器械上市后使用质量管理的措施。随着监管要求的不断提升,2015 年国家食品药品监督管理总局发布了第 16 号总局令《医疗器械使用质量监督管理办法》(以下简称《办法》),《办法》作为《条例》的配套规章,根据其规定的医疗器械监管部门和卫生计生主管部门的职责分工,对使用环节的医疗器械质量监管制度进行了细化。

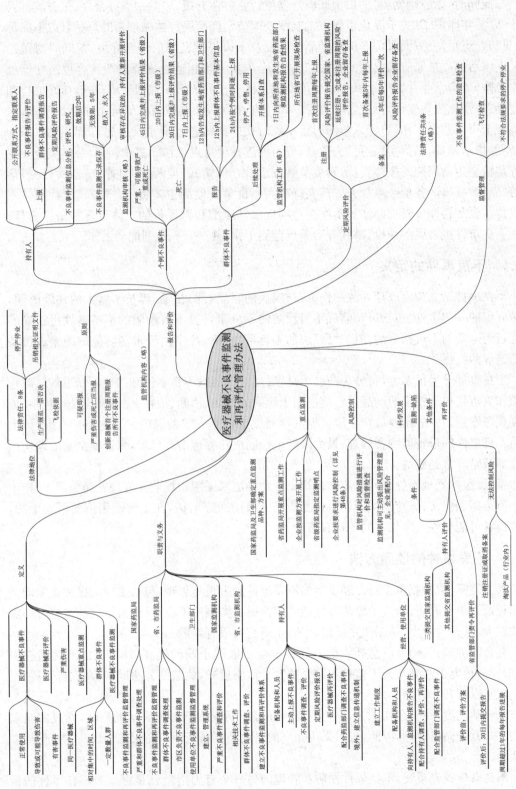

图 7-1-1　医疗器械不良事件监测和再评价思维导图

与此同时,为鼓励创新,加快国产医疗器械行业整体升级,中共中央办公厅、国务院办公厅于 2017 年印发了《关于深化审评审批制度改革鼓励药品医疗器械创新的意见》(以下简称《意见》),《意见》一方面对国产医疗产品的研发及上市提供良好的外部环境,但同时对医疗产品上市后的质量监管提出新的挑战和要求,全国各省市相应提出严防严管严控医疗器械安全风险,落实企业在医疗器械全生命周期的主体责任的要求。加强现场检查,抓好抽检和问题处置,强化法规建设,推进智慧监管。2018 年全国医疗器械监督管理工作会议明确,医疗器械上市后监管工作,将深入学习习近平新时代中国特色社会主义思想,贯彻落实"四个最严"等指示精神,以落实《意见》为重点,着力推进各项重点工作。其中强调,要落实企业在医疗器械全生命周期的主体责任,转变监管理念,由"保姆式"监管向"自律式"监管转变,落实好《意见》提出的各项改革任务。落实持有人不良事件监测主体责任。发布《医疗器械不良事件监测和再评价管理办法》,落实企业不良事件监测和再评价的主体责任和法律责任。加强不良事件报告风险评价,继续开展重点监测工作,并展开一系列配套工作。

7.1.1　不良事件的定义

不良事件定义为由医疗导致的伤害,与疾病的自然转归相反,延长了病人的住院时间,导致残疾的一切事件,包括可预防和不可预防的不良事件。不可预防的不良事件指正确的医疗行为造成的不可预防的损伤;可预防的不良事件指医疗中由于未能防范的差错或设备故障造成的损伤。

不良事件分为很多种,可分为药品不良事件、医疗器械不良事件和护理不良事件。医疗器械作为近代科学技术的产品已广泛应用于疾病的预防、诊断、治疗、保健和康复过程中,成为现代医学领域中的重要诊疗手段。但医疗器械也具有一定的风险。因此,对医疗器械上市后不良事件的报告监测和管理,最大限度地控制医疗器械潜在风险,保证安全有效地使用医疗器械是非常必要的。

根据《医疗器械不良事件监测和再评价管理办法》(国家市场监督管理总局令第 1 号)中第一章第四条定义,医疗器械不良事件是指已上市的医疗器械,在正常使用情况下发生的,导致或者可能导致人体伤害的各种有害事件。

7.1.2　不良事件的监测方法

人工监测:主要侧重于对已经发生的不良事件的上报与管理,包括主动上报和非主动上报两种形式。一般而言,人工监测方式能够监测所有类型的不良事件,由于这些监测方法随意性较大,且耗时费力,临床使用受限,但对于研究却很有帮助。

复合监测模式:随着信息技术的发展以及电子监测手段的提高,计算机监测逐渐被引入,形成一种电子监测与人工监控相结合的复合监测模式,此监测方法准确、高效且低耗,主要应用于以下几个方面。

全自动监测系统:在临床上,一些不良事件可以不依赖于医护人员的判断,通过完全量化的方式就能做出评判,因此,可以采用完全的自动监测系统而不需人工干预。主要包括以下两类。

不良事件报告系统:不良事件预防和管理的另一个有力措施就是形成对不良事件的报告系统,世界卫生组织的《患者安全联盟》在其 2005 年的指南中就明确提出,每个医院都应该建立起一个完善的不良事件报告系统,并使之网络化。通过这样一个系统不仅能及时发现和处理各种不良事件,还能够从已发生的不良事件中吸取经验教训,避免类似的错误再次发生。目前,美国、日本、澳大利亚的医院都建有类似的不良事件报告系统。

7.1.3 不良事件主动报告流程及内容

报告流程很大程度上影响报告的及时性和质量。报告程序的设计应本着简单、方便的原则,防止因流程复杂而影响不良事件的报告。

事件报告:对所发生的不良事件客观地进行上报。这一方法主要是借鉴工业领域中如航空业以及核电工业对不良事件的处理方法,其特点在于对事不对人,是一种免罚免责的报告方式,不追究具体的责任。它是目前医院监测不良事件的最主要方法,但由于该法会打断工作流程、使得当事人受到法律的惩罚等,因此并不是最为有效的管理方法,但仍被广泛应用,因为它可以提供大量的细节信息,包括事件是如何发生的,导致了怎样的灾难性后果,如何发生变化,可以吸取哪些教训,等等。

即时报告:通过敦促医护人员对不良事件的及时报告来实现的,即一旦发生不良事件马上上报管理部门。在美国的一项研究中,住院医生每天都能收到提醒他们上报不良事件的邮件,在每天的交班以及每周的例会上,也被要求汇报不良事件的发生情况。通过这种方式,每班的医护人员都会密切关注不良事件甚至是潜在不良事件的发生,从而能够有效地预防和管理不良事件。

7.1.4 不良事件的处理

1. 及时应对、减少损失

医疗单位质控部门在收到报告表后应及时调查并与相关部门沟通。减少损失不仅指降低不良事件对病人及其家属的损害,还包括对医护人员和医院声誉的影响。发生不良事件时,医院应积极采取措施,降低对病人的损害。同时,采取必要的措施安抚患者及家属,防止发生不必要的冲突。对当事医护人员切忌一味责备,应给予支持和帮助,包括医院层面开放的态度、同事的支持、必要的心理咨询等。医院还应建立明确的错误讨论制度,培训医患沟通技巧,普及基本的法律知识等。及时处理不良事件报告,可减少因时间造成的记忆模糊或错位,减少误差。

2. 公正对待、着眼体系

对不良事件的处理应本着对事不对人的态度,着眼于整个体系存在的问题而非个人,这样才利于发现引起不良事件的根本原因,有效防范类似错误的发生。一项对英国普通医院外科不良事件研究显示,大部分不良事件的发生与沟通不当有关。医务人员的失误极少是故意行为,而医院的系统缺陷常常是患者安全事故的根本原因。因此,公正对待每一件不良事件,着眼于体系而非个人,先从流程与系统层面寻找问题、解决问题不仅具有较高效益,能有效防止类似事件再发,也有利于建立错误讨论机制,形成不良事件主动报告的文化氛围。

3. 分析反馈、信息共享

医疗机构质控部门在接到报告后应及时进行现场调查,不得采取电话调查方式,防止信息传输失真。对不良事件的调查方法主要采用根本原因分析法(Root Cause Analysis,RCA)。美国 JCAHO 1997 年将 RCA 引用到医院不良事件调查中。近年来,国际医疗界普遍认同 RCA 是提升病人安全的重要方法之一,但国内还未得到有效推广。根本原因分析法强调找出事件在诊疗程序上的近端原因,再追究组织系统与诊疗流程相关的系统原因。经过根本原因分析,可以了解不良事件的过程及原因,进而检讨并改善流程。

4. 跟进落实、强化管理

不良事件管理的目的是揭示系统的不足与缺陷,因此,强调必须分析与跟踪所有事件,重视每一个小事件,透过小事件预防大问题。

5. 持续改进、防止再发

风险管理是一个有计划的、连续性的和具有系统识别、分析和处理风险的系统化过程,包括两个不同阶段:事故的可能性预测与影响策略,以及事故发生后的应对措施。风险管理分为风险评估和风险控制两个主要过程。将风险管理引入不良事件报告管理有利于减少非预期伤害可能性,及时识别风险,有效防止不良事件。

7.2 医疗器械质量公告

为加强医疗器械质量监督管理,保障医疗器械产品使用安全有效,国家药品监督管理局建立上市后各类医疗器械进行医疗器械质量公告制度。要求各省、自治区、直辖市药品监督管理局,卫生厅局加强对医疗机构的医疗器械监督管理。各级药品监督管理部门和卫生行政部门按照上级通知要求,加强对医疗机构的监督检查。加强对医疗机构的医疗器械监督,做好医疗机构的医疗器械监督管理工作,严格按照《医疗器械监督管理条例》等规定,切实加强对医疗机构的医疗器械监督和管理,确保医疗器械上市后使用安全,维护患者合法权益。各级各类医疗机构必须按照《医疗器械监督管理条例》等有关法规规定,建立并严格执行医疗器械采购、验收制度和一次性使用医疗器械的用后处理制度。严格检查医疗机构是否执行医疗器械的采购、验收制度,购进的产品生产是否合法,产品购进渠道是否合法。严格检查医疗器械上市后使用中的质量风险点以及通过不良事件上报机制,确保信息通畅监督完善。对于存在质量问题的医疗器械、批号批次以及涉事企业通过"医疗器械质量公告"形式向社会公开,体现安全警示、共同监督的作用。"医疗器械质量公告"检索步骤如下。

(1) 登录"国家药品监督管理局"官方网站 http://www.nmpa.gov.cn/。

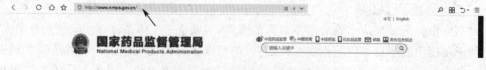

图 7-2-1 "医疗器械质量公告"检索步骤一

(2) 点击"政务公开"菜单。

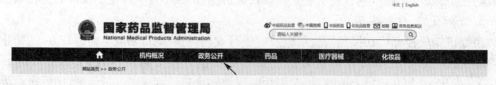

图 7-2-2 "医疗器械质量公告"检索步骤二

（3）点击"公开通告"。

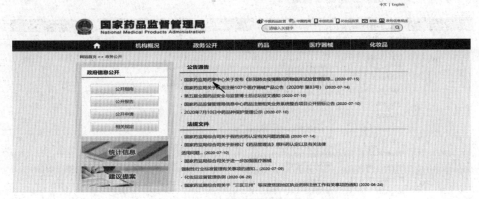

图 7-2-3　"医疗器械质量公告"检索步骤三

（4）点击"医疗器械质量公告"。

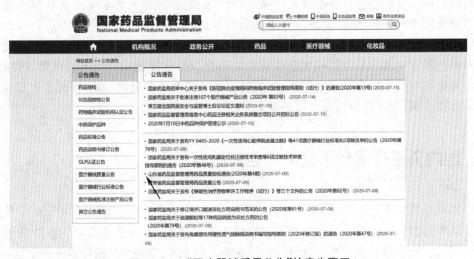

图 7-2-4　"医疗器械质量公告"检索步骤四

（5）选择相应的公告。

国家药品监督管理局进行"医疗器械质量公告"公开发布的主要依据有：《中华人民共和国政府信息公开条例》（国务院令第 492 号）、《中共中央办公厅 国务院办公厅印发〈关于全面推进政务公开工作的意见〉的通知》（中办发〔2016〕8 号）、《国务院办公厅印发〈关于全面推进政务公开工作的意见〉实施细则的通知》（国办发〔2016〕80 号）、《国务院办公厅关于印发 2017 年政务公开工作要点的通知》（国办发〔2017〕24 号）、《食品药品监管总局关于印发食品药品安全监管信息公开管理办法的通知》（食药监法〔2017〕125 号）、《食品药品监管总局关于印发食品药品行政处罚案件信息公开实施细则的通知》（食药监稽〔2017〕121 号）等。

医疗器械质量公告公布内容涉及抽查的医疗器械品种、规格、企业名单，并根据相关设备的国家标准进行检测，并对检查结果进行公布。公告中将以"国家医疗器械抽检不符合标准规定产品名单"形式公布相关企业的相关批号设备的不符合标准规定项。

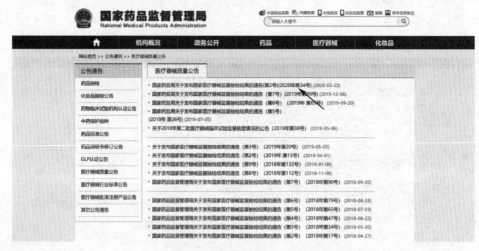

图 7-2-5 "医疗器械质量公告"检索步骤五

对抽检中发现的不符合标准规定产品,国家药品监督管理局要求企业所在地省级医疗器械监督管理部门按照《医疗器械监督管理条例》《医疗器械生产监督管理办法》和《医疗器械召回管理办法》等法规规章要求,及时作出行政处理决定并向社会公布。企业所在地省级医疗器械监督管理部门要督促相关企业对抽检不符合标准规定的产品进行风险评估,根据医疗器械缺陷的严重程度确定召回级别,主动召回产品并公开召回信息;督促企业尽快查明产品不合格原因,制定整改措施并按期整改到位。

7.3 国内外医疗器械不良事件信息检索

中国医疗器械不良事件监测数据库自 2010 年开始,国家药品监督管理局正式启用医疗器械不良事件监测系统进行医疗器械不良事件上报及跟踪,上报主体可以为医疗器械生产企业、经营企业、个体以及各级不良事件监测机构。目前中国的药品、医疗器械和化妆品不良反应/事件的监测数据库均不对外公开。由各级监测机构的评价人员负责对每例报告进行阅读和分析评价,无论从个例报告还是多份报告中发现潜在的安全性问题,都要开展一系列工作,包括补充资料和召开专家咨询会。中国的国家药品监督管理部门负责对不良事件的数据进行收集整理以及分析,这一点和其他国家类似,每年都会在公开网络上发布年度不良事件监测分析报告。我国还建立了上市后风险管理和交流机制,主要包括风险交流和强制性措施,风险交流主要通过公共渠道如网站、新闻广播、报纸以及医疗器械召回信息等公布医疗器械不良事件。通过警示、召回等强制性措施来解决与法规相违背的、涉及公众健康的问题。

7.3.1 美国制造商和用户机构设备使用数据库(MAUDE)

1. 数据库介绍

FDA 每年都会收到数十万份医疗器械报告(MDR),其中涉及与设备相关的可疑死亡,严重伤害和故障。FDA 使用 MDR 来监视设备性能,检测潜在的与设备相关的安全问题,并有助于对这些产品进行风险评估。MAUDE 数据库中包含强制性报告人(制造商,进口商和设备用户设施)和自愿性报告人(例如医疗保健专业人员,患者和消费者)向 FDA 提交的 MDR。尽管 MDR 是有价值的信息源,但是这种被动监视系统具有局限性,包括可能提交不完整,不准确,不及时,未验证或有偏差的数据。此外,由于事件报告不足,报告不准确,缺乏对设备造成报告事件的验证以及缺乏有关设备使用频率的信息,无法仅从此报告系统确定事件的发生率或流行率。

制造商和用户机构设备使用数据库(Manufacturer and User Facility Device Experience,简称 MAUDE)数据代表涉及医疗器械的不良事件的报告。下载的数据文件包括 1993 年 6 月以来的自愿报告,1991 年以来的用户设施报告,1993 年以来的分销商报告以及 1996 年 8 月以来的制造商报告,可搜索的数据库数据包含最近 10 年的数据。MAUDE 提供在线搜索,可以搜索 FDA 医疗器械和辐射健康中心(Center for Devices and Radiological Health,简称 CDRH)的数据库信息,MAUDE 数据是上个月底之前的最新数据。FDA 试图包括更新之前收到的所有报告,但是,由于技术或编辑上的困难,某些报告的收录可能会延迟。MAUDE 数据库(即制造商和用户设施设备体验数据库)包含由强制性者(制造商、进口商和设备用户设施)和志愿者(如医疗保健专业人员、患者和消费者)提交给 FDA 的医疗器械报告。MAUDE 数据代表涉及医疗器械的不良事件的报告。每个不良事件报告都包含设备名称;制造商名称;事件类型("故障","伤害","死亡","其他","未明确给出回答");不良事件日期;报告日期;事件描述和制造商叙述字段,提供事件的简短描述,以及制造商为检测和解决设备问题而给出的任何意见或采取的后续行动。注:MAUDE 数据既不能用于评估不良事件的发生率,也不能用于比较各个设备之间的不良事件发生率。网址为:https://www.accessdata.fda.gov/scripts/cdrh/cfdocs/cfmaude/search.cfm

2. MAUDE 数据库检索步骤

(1) 检索:可通过输入产品问题(product problem)、产品分类(product class)、制造商(manufacturer)、品牌(brand name)、产品代码(product code)来查询报告。如图 7-3-1 所示。

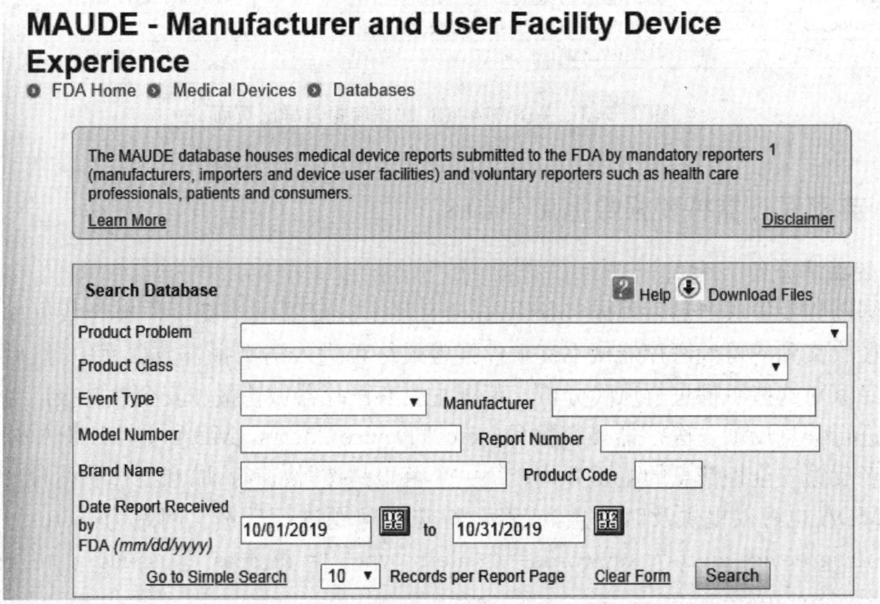

图 7-3-1　美国 MAUDE 数据库检索页面

（2）查看：选择事件，可以查看不良事件报告编码、产品问题、事件描述和企业填写的评价内容、处理措施和结论。如图 7-3-2 所示。

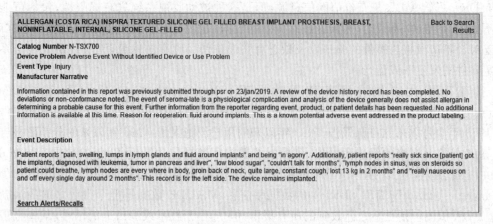

图 7-3-2　美国 MAUDE 数据库事件查看页面

（3）下载：可以点击"export to excel"导出不良事件报告检索结果。如图 7-3-3 所示。

Manufacturer	Brand Name	Date Report Received
ALLERGAN (COSTA RICA)	STYLE 20 SILICONE GEL FILLED BREAST IMPL	10/31/2019
ALLERGAN (COSTA RICA)	STYLE 15 SILICONE GEL FILLED BREAST IMPL	10/31/2019
MENTOR TEXAS	UNKNOWN GEL IMPLANTS	10/31/2019
MENTOR TEXAS	UNK GEL IMPLANTS	10/31/2019
ALLERGAN (COSTA RICA)	INSPIRA TEXTURED SILICONE GEL FILLED BRE	10/31/2019
ALLERGAN (COSTA RICA)	INSPIRA TEXTURED SILICONE GEL FILLED BRE	10/31/2019
SIENTRA, INC.	SIENTRA OPUS SILICONE GEL BREAST IMPLANT	10/31/2019
SIENTRA, INC.	SIENTRA OPUS SILICONE GEL BREAST IMPLANT	10/31/2019
SIENTRA, INC.	SIENTRA OPUS SILICONE GEL BREAST IMPLANT	10/31/2019
SIENTRA, INC.	SIENTRA OPUS SILICONE GEL BREAST IMPLANT	10/31/2019

图 7-3-3　美国 MAUDE 数据库报告导出页面

7.3.2　英国医疗器械警报数据库（MDA）

1. 数据库介绍

英国药物及健康产品管理局（MHRA）拥有整个医疗器械不良事件报告数据库。通过不同途径收集到的可疑医疗器械不良事件报告最终都进入病例报告数据库中，然后由医疗器械的专家对这些事件进行风险分析。英国主要有医疗器械警报和安全性警报广播系统两种形式进行信息反馈。医疗器械警报（Medical Device Alerts，MDA）是 MHRA 对医疗器械使用者反馈安全性信息的主要方式。每一个警报是按"快速行动"和"行动"两种形式来设计的。MDA 也可以提供及时信息，或者对特殊的问题进行反馈。网站为：https://www.gov.uk/drug-device-alerts? keywords＝& alert_type[]＝devices & issued_date[from]＝& issued_date[to]＝

2. MDA 数据库检索步骤

（1）检索：在 MDA 数据库中选择医疗器械警示信息。如图 7-3-4 所示。

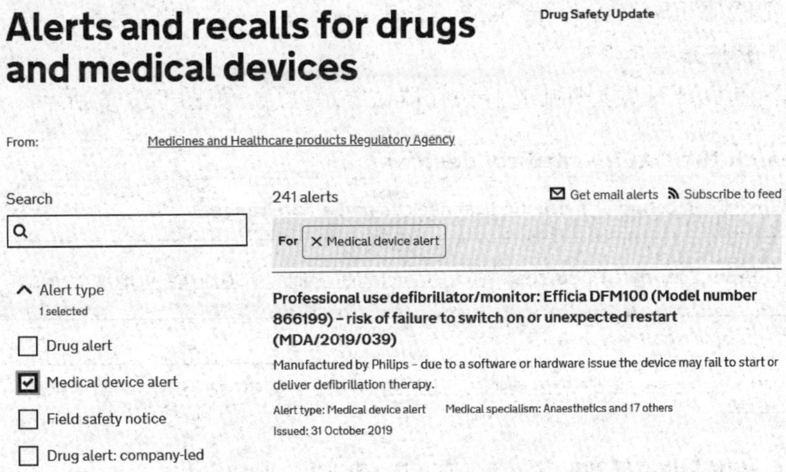

Alerts and recalls for drugs and medical devices

Drug Safety Update

From: Medicines and Healthcare products Regulatory Agency

Search

🔍

241 alerts

✉ Get email alerts 📶 Subscribe to feed

For ✕ Medical device alert

∧ Alert type
1 selected

☐ Drug alert

☑ Medical device alert

☐ Field safety notice

☐ Drug alert: company-led

Professional use defibrillator/monitor: Efficia DFM100 (Model number 866199) – risk of failure to switch on or unexpected restart (MDA/2019/039)

Manufactured by Philips – due to a software or hardware issue the device may fail to start or deliver defibrillation therapy.

Alert type: Medical device alert   Medical specialism: Anaesthetics and 17 others

Issued: 31 October 2019

图 7-3-4　英国 MDA 数据库检索页面

（2）查看：选择事件，可以查看警报编号、产品问题、采取行动和行动地区。如图 7-3-5 所示。

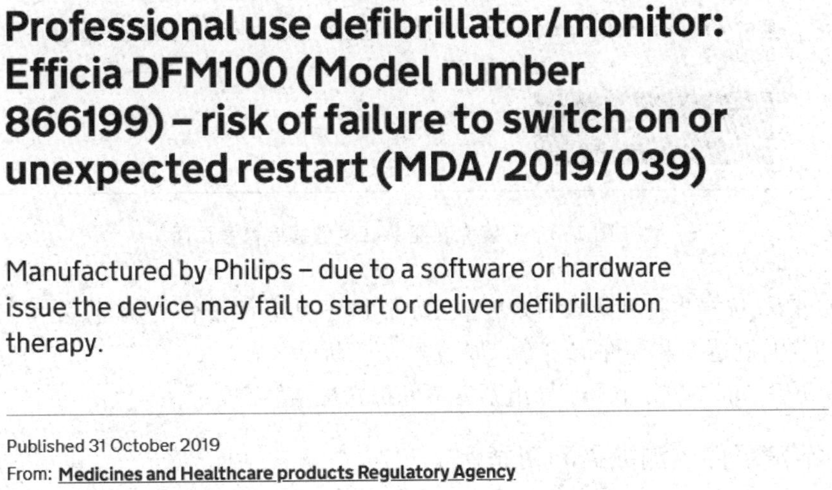

Professional use defibrillator/monitor: Efficia DFM100 (Model number 866199) – risk of failure to switch on or unexpected restart (MDA/2019/039)

Manufactured by Philips – due to a software or hardware issue the device may fail to start or deliver defibrillation therapy.

Published 31 October 2019

From: **Medicines and Healthcare products Regulatory Agency**

图 7-3-5　英国 MDA 数据库报告查看页面

（3）下载：不提供下载。

7.3.3　澳大利亚 DAEN 数据库

1. 数据库介绍

澳大利亚对医疗器械不良事件数据库中的个例报告进行分析，定期对数据库进行统计，计算出事件发生频率和严重程度的基础上，建立不良事件的长期反馈机制，并定期对反馈机制进行审查，发布针对某一特定产品或者某类产品的医疗器械的安全性警报。不良事件通知数据库（DAEN）可以搜索自 2012 年 7 月 1 日以来 TGA 收到的医疗设备的不良事件报告。这些报告来自各种来源,包括公众,从业人员,护士,其他卫生专业人员和治疗用品行业。搜索结果同样不能用于确定不良事件的发生率或可能性。网址为:https://apps.tga.gov.au/prod/DEVICES/daen-entry.aspx

2. DAEN 数据库检索步骤

(1)检索:在 DAEN 数据库中选择医疗器械警示信息。如图 7-3-6 所示。

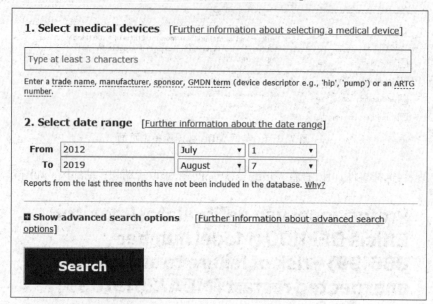

图 7-3-6　澳大利亚 DAEN 数据库检索页面

(2)查看:选择事件列表,可以查看医疗器械不良事件报告的编号、发生日期、伤害类型、产品问题、制造商和事件描述等。如图 7-3-7 所示。

(3)下载:可以点击"print"导出不良事件报告检索结果。

7.3.4　不良事件监测数据利用举例

1. MAUDE 数据可植入神经刺激仪历史趋势分析报告

为研究可植入神经刺激仪近十年不良事件监测数据,检索 MAUDE 数据库 2009 年 1 月 1 日至 2019 年 10 月 31 日期间上报的医疗器械不良事件,共下载 276 条数据,排除干扰数据,剩余 255 份报告,填写了发生时间的报告共 191 份,填写了上报时间的报告共 255 份。结果如表 7-3-1 所示。

表 7-3-1　事件发生时间与报告时间年度变化趋势

年份	2009	2010	2011	2012	2013	2014	2015	2016	2017	2018	2019
发生数量	2	6	10	12	13	28	52	31	25	6	5
报告数量	0	0	0	22	18	30	73	63	30	10	9

Sort by: Report date - earliest first ▼

Report number	34459	
Trade name	Transpac IT 03ml Safest Reservoir w/needleless Valve and 30ml Flush Devise	Report date 20/06/2014
		Sponsor BMDi TUTA Healthcare Pty Ltd
Manufacturer	ICU Medical Inc	ARTG number 195624
		GMDN term
Blood pressure transducer set		Device classification Class IIa
		Sterile Yes
Single use	Yes	Model number 011-OP244-01
		Software version

Event description
Transducer is occluding for periods of time, then will release and deliver high than measured dosage.

Reported event outcome	Injury	Report source category	Other
		Event type	

Infusion/Flow
Other medical devices reported as being used
None

图 7-3-7　澳大利亚 DAEN 数据库报告查看页面

2. MAUDE 数据库金属接骨板产品信息分析报告

为研究近半年涉及金属接骨板的有关不良事件监测数据,检索 MAUDE 数据库 2019 年 1 月 1 日至 2019 年 6 月 30 日期间的不良事件,共下载 2 879 条数据,排除干扰数据,剩余 2 855 份报告,排名前五的制造商如表 7-3-2 所示。

表 7-3-2　制造商报告数量统计

编号	制造商	份数
1	OBERDORF SYNTHES PRODUKTIONS GMBH	1 247
2	WRIGHTS LANESYNTHES USA PRODUCTS LLC	507
3	STRYKER GMBH	445
4	BIOMET MICROFIXATION	151
5	ZIMMERBIOMET,INC.	141

选取报告数量前五的制造商,对其不良事件涉及的品牌型号进行统计,结果如表 7-3-3 所示。

表 7-3-3　制造商及型号统计分析

制造商	品牌型号	汇总
OBERDORFSYNTHE SPRODUKTIONSGMBH	PLATE, FIXATION, BONE	785
	UNK-PLATES	208
	UNK-CONSTRUCTS:PLATE/SCREWS	19

（续表）

制造商	品牌型号	汇总
OBERDORFSYNT HESPRODUKTION SGMBH	PLATE FIXATION, BONE	6
	2.9 MM TI MATRIXRIB LCKNG SCREW SELF-TAPPING/18 MM	6
	2.9 MM TI MATRIXRIB LCKNG SCREW SELF-TAPPING/16 MM	6
	2.4 MM TI VALOCKING SCREWSTARDRIVE 16 MM-STERILE	6
	OTHERS	211
	TOTAL	1 247
WRIGHTSLANES YNTHESUSAPRO DUCTSLLC	PLATE, FIXATION, BONE	123
	UNK-PLATES	59
	PLATE，FIXATION，BONE	48
	UNK-PLATES：RECONSTRUCTION	29
	UNK-PLATES：SPINE	25
	UNK-SCREWS：MATRIXRIB	14
	UNK-PLATES：FOOT	10
	OTHERS	199
	TOTAL	507
STRYKERGMBH	VARIAX LOCKING PLATE	46
	VARIAX HAND LOCKING PLATE	34
	VARIAX DISTAL RADIUS LOCKINGPLATE	32
	VARIAX DISTAL LATERAL FIBULA PLATE	28
	MINICONDYLAR VARIAX HAND PLATE	22
	SPS BASIC PLATE	19
	SMALL-FRAGMENT PLATE	16
	1.2 MMVARIAXHANDPLATE	14
	OTHERS	234
	TOTAL	445
BIOMETMICROFI XATIONLLC	90°CONTRAANGLEDRIVER	17
	STERNA LOCK 360 MULTI-IMPLANT SYSTEM	8
	RIBFIX BLU SYSTEM TEMPORARY FIXATION SCREW, CONTRAANGLE	8
	LORENZ PECTUS SUPPORT BAR	7

（续表）

制造商	品牌型号	汇总
BIOMETMICROFI XATIONLLC	STERNALOCKBLUSYSTEMBLADE, STERNALOCK	4
	RIBFIX BLU SYSTEM CROSS DRIVE BLADE, LONG	4
	RIBFIX BLU SYSTEM 8 HOLE STRAIGHT PLATE	4
	OTHERS	99
	TOTAL	151
ZIMMERBIOMET，INC.	2.7 MM LOCKING SCREW 18 MM LENGTH	8
	A.L.P.S.CORTICAL LOCKING SCREW	5
	3.5 MM LOW PRO CORT WASHER	5
	3.5 MM CORT LOCK SCR18 MMNS	5
	PLATING SYSTEM	4
	2.7 MM LOCKING SCREW 20 MM LENGTH	4
	OTHERS	110
	TOTAL	141

3. MAUDE 数据库冠状动脉药物洗脱支架不良事件风险相关分析

为研究美国 FDA 近三年涉及冠状动脉药物洗脱支架的有关不良事件监测数据，检索 MAUDE 数据库 2017 年 1 月 1 日至 2019 年 11 月 1 日期间上报的医疗器械不良事件，对不良事件报告进行统计关键词提取排序，排除"支架""装置""制造商""事件描述"等干扰词后，排名前十的结果如表 7-3-4 所示。

表 7-3-4　不良事件事件描述特征

编号	关键词	词频
1	材料变形	3 346
2	形状弯曲	2 049
3	设备移位	1 804
4	破损	840
5	移除困难	655
6	设备内的堵塞	551
7	设备在使用前已损坏	390
8	难以前进	315
9	被其他器械损坏	298
10	定位或分离问题	188

7.3.5 我国医疗器械不良事件信息检索

1. 我国医疗器械不良事件信息数据库介绍

随着国家对医疗器械不良事件被关注程度的提高,建立医疗器械不良事件监测管理体系、开展医疗器械不良事件监测工作逐渐成为医院管理工作中的一项重要内容,对保障医疗器械的使用安全、有效,提高医疗质量,更好地服务于患者,确保医院医—教—研工作的顺利开展均具有非常重要的意义。

为配套落实《医疗器械不良事件监测和再评价管理办法》(国家市场监督管理总局令第 1 号)有关要求,国家医疗器械不良反应监测中心开发建设了国家医疗器械不良事件监测信息系统。该系统于 2019 年 1 月 1 日运行,网址为 http://maers.adrs.org.cn/。

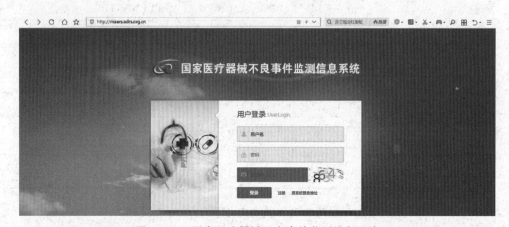

图 7-3-8　国家医疗器械不良事件监测信息系统

医疗器械不良事件实行逐级、定期报告制度,必要时可以越级报告。临床科室应当报告涉及其使用的医疗器械所发生的导致或者可能导致严重伤害或死亡的医疗器械不良事件。报告医疗器械不良事件应当遵循可疑即报的原则。

各临床科室指定专人负责,本着可疑即报的原则,发现可能与使用医疗器械有关的不良事件,应及时处理并详细记录,填写《可疑医疗器械不良事件报告表》,特别注意记录生产厂家和批号,不良事件过程描述及处理情况尽量详细,报告表及时交予医疗设备科。一般医疗器械不良事件,各临床科室、医疗器械采购部门每月定期向医疗设备科递交《可疑医疗器械不良事件报告表》;导致死亡的事件于发现或者知悉之日起 1 个工作日内报告;导致严重伤害、可能导致严重伤害或死亡的事件于发现或者知悉之日起 5 个工作日内报告;发现突发、群发的医疗器械不良事件,应当立即向省级食品医疗器械监督管理部门、省级卫生管理部门和省级医疗器械不良反应监测中心报告,并在 24 小时内填写并报送《可疑医疗器械不良事件报告表》。

不良事件原始报表由责任医师、责任技师或者责任护士填写,需临床科室主任签字,存档备查。医疗设备科由专人负责医疗器械不良事件报告和监测具体工作。在接到临床报告后,仔细核对报告表的真实性、完整性和准确性。一般医疗器械不良事件每月集中向市级监督管理部门报告,新的和严重的不良事件按要求及时报告。

医疗机构在向医疗器械不良事件监测机构报告的同时,医疗器械采购部门应当告知相关医疗器械生产企业。医疗机构负责《可疑医疗器械不良事件报告表》的审核和归档管理，在每年 1 月底之前对上一年度的医疗器械不良事件监测工作进行总结，并保存备查。医院医疗器械不良事件监测管理委员会要加强报告表真实性的审核，开展定期检查和有因抽查。医疗设备科定期向全院医护人员反馈院内医疗器械不良事件监测信息和国际、国内最新医疗器械不良事件测情况，以供临床参考。

2. 我国医疗器械不良事件检索方法

对于医疗器械不良事件检索可通过国家药品监督管理局药品评价中心（国家药品不良反应监测中心）官方网站进行信息参考。具体方法如下：

（1）浏览器输入 http://www.cdr-adr.org.cn/。

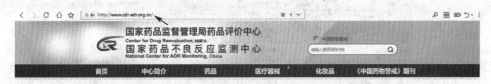

图 7-3-9　国家医疗器械不良事件监测信息库申报查询步骤一

（2）点击"医疗器械"。

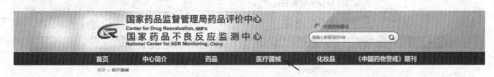

图 7-3-10　国家医疗器械不良事件监测信息申报查询步骤二

（3）点击"不良事件报告"，即跳转至国家医疗器械不良事件监测信息系统 http://maers.adrs.org.cn/。

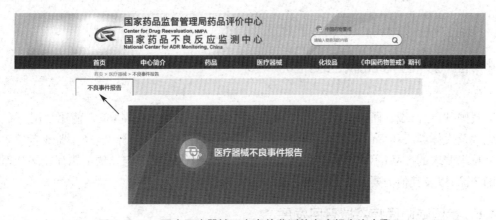

图 7-3-11　国家医疗器械不良事件监测信息申报查询步骤三

根据系统要求，使用用户名及密码登录即可对不良事件的上报、处理、跟踪进行查询等操作。

对于要进行不良事件相关信息检索及阅读，应点击网页右下方菜单"数据发布"即可得到相应的不良事件报告。

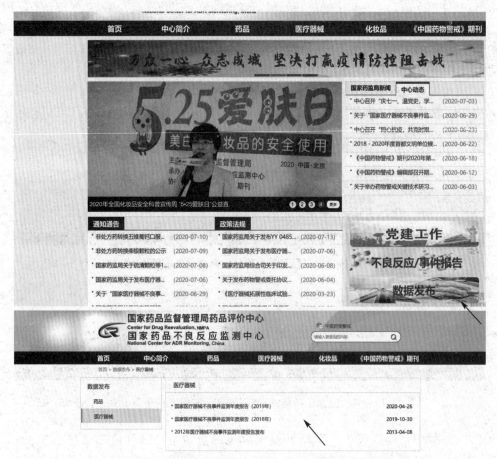

图 7-3-12　国家医疗器械不良事件监测信息申报查询步骤四

7.4　国内外医疗器械召回信息检索

我国《医疗器械召回管理制度》中对缺陷医疗器械产品的定义是：正常使用情况下存在可能危及人体健康和生命安全的不合理风险的产品；不符合强制性标准、经注册或者备案的产品技术要求的产品；不符合医疗器械生产、经营质量管理有关规定导致可能存在不合理风险的产品；以及其他需要召回的产品等。

7.4.1　我国缺陷医疗器械召回发展

2005 年 8 月，国家药监局组织的《医疗器械召回管理办法》起草研讨会，在北京召开，表明医疗器械已经引起有关部门的关注，我国的医疗器械召回程序将要法治化、规范化。2006 年 11 月 30 日，国家食品药品监督管理局医疗器械司向各省、自治区、直辖市食品药品监督管理局印发《医疗器械召回管理办法（初稿）》。2008 年 3 月 18 日，国家食品药品监督管理局政策法规司将《医疗器械召回管理办法(征求意见稿)》在国家食品药品监督管理局网站公布,并向有关单位征求意见。同年 7 月,北京市食品药品监督管理局昌平分局和辖区内的某医疗器械生产企业按照《医疗器械召回管理办法(征求意见稿)》成功地召回了一批骨关节产品。2008 年 12 月 29 日,《医疗器械不良事件监测和再评价管理办法(试行)》正式生效,其中第 32 条和第 33 条涉及医疗器械召回,但依旧没有明确规定建立医疗器械召回制度。2010 年 9 月 6 日,国务院法制办公室又公布了《医疗器械监督管理条例(修订草案)》,其中第六章医疗器械不良事件监测与召回就规定了医疗器械召回;2017 年 1 月 5 日,国家食品药品监督管理总局颁布了《医疗器械召回管理办法》,并于 5 月 1 日正式试行。

7.4.2　我国缺陷医疗器械召回制度

1. 召回主体

医疗器械召回的法律关系主体指医疗器械召回法律关系中,权利的享有者和义务的承担者。权利的享有者一般是消费者,义务的承担者也就是在医疗器械召回过程中,承担医疗器械召回责任并履行召回全过程中的义务或职责的医疗器械召回实施者、辅助者和监督者。医疗器械召回的实施者也就是生产企业,医疗器械召回的辅助者主要是指经营企业和使用单位,医疗器械召回的监督者也即食品药品监督管理部门。医疗器械生产企业对其存在安全隐患的上市医疗器械负有召回的义务。医疗器械经营企业和使用单位作为与消费者直接联系的主体负有配合、协助的义务。食品药品监督管理部门监督医疗器械召回既是它们的职责也是它们的义务。这些权利主体和义务主体共同构成了医疗器械召回法律关系的主体部分。

2. 召回的启动

1) 主动召回

医疗器械生产企业在发现市场上的本企业生产的医疗器械产品存在安全隐患,使用该医疗器械可能引起严重健康危害时,自觉自愿地进行召回,医疗器械生产企业按照规定建立健全医疗器械质量管理体系和医疗器械不良事件监测系统,收集、记录医疗器械的质量投诉信息和医疗器械不良事件信息,对收集的信息进行分析,对可能存在的缺陷进行调查和评估。进行调查评估后,确定医疗器械产品存在缺陷的,应当立即决定并实施召回,同时向社会发布产品召回信息。

2) 责令召回

食品药品监督管理部门经过调查评估,认为医疗器械生产企业应当召回存在缺陷的医疗器械产品而未主动召回的,应当责令医疗器械生产企业召回医疗器械。责令召回的决定可以由医疗器械生产企业所在地省、自治区、直辖市食品药品监督管理部门作出,也可以由批准该医疗器械注册或者办理备案的食品药品监督管理部门作出。作出该决定的食品药品监督管理部门,应当在其网站向社会公布责令召回信息。必要时,食品药品监督管理部门可以要求医疗器械生产企业、经营企业和使用单位立即暂停生产、销售和使用,并告知使用者立即暂停使用该缺陷产品。

3. 召回的程序

医疗器械的召回程序主动召回和责令召回的程序是不同的。主动召回的程序一般包括:厂商报告、进行安全隐患评估、制定召回计划、实施召回、召回结果报告、召回效果评价。

责令召回程序没有厂商报告,进行安全隐患评估已经由食品药品监督管理部门评估过了,程序从食品药品监督管理部门向医疗器械生产企业送达责令召回通知书开始,再由生产企业制定召回计划、实施召回和报告召回结果,最后由食品药品监督管理部门对召回效果进行评价,如果召回不彻底或者需要采取更为有效的措施的,食品药品监督管理部门可以要求医疗器械生产企业重新召回或者扩大召回范围。

4. 召回的法律责任

医疗器械召回作为一种法律制度,违反医疗器械召回义务就要承担相应的法律责任。医疗器械召回的法律责任一般是指因违反医疗器械召回的法定义务,或不当行使权力所产生的,而由医疗器械召回法律关系的义务主体承担的不利后果。医疗器械召回的法律责任的承担者,就是医疗器械生产企业。根据违法行为所违反的法律的性质不同,医疗器械召回法律责任可分为医疗器械召回行政责任、医疗器械召回民事责任和医疗器械召回刑事责任。但是,我国《医疗器械召回管理办法》中仅仅对行政责任作出了规定。医疗器械召回民事责任是医疗器械召回法律关系民事主体违反民事法律规范,不履行医疗器械召回义务或侵害消费者权益所应承担的法律责任。医疗器械召回民事责任是一种民事法律责任,但它主要是基于法律规定而产生,且体现为财产责任。医疗器械生产企业应该召回存在安全隐患的医疗器械而不召回的造成消费者损害的,应承担民事侵权责任。我国《侵权责任法》第46条规定了生产者、销售者应承担的产品召回不力造成侵权的民事责任。医疗器械作为特殊的产品,它的召回民事法律责任当然也适用《侵权责任法》这条,这是我国关于医疗器械召回民事责任的相关规定。医疗器械召回刑事责任是指在医疗器械召回的过程中当事人因刑事违法行为而导致的受刑罚惩罚的法律责任。我国刑法没有规定医疗器械召回的刑事责任,只在刑法第145条规定了生产、销售不符合标准的医用器材罪。

7.4.3 美国缺陷医疗器械召回制度

美国是世界上最早确立召回制度的国家,也是实际运用缺陷产品召回措施最频繁的国家。从全球第一个确立召回制度的法律——《国家交通及机动车安全法》的颁布,到涉及儿童、食品、药品、化妆品和医疗器械等产品召回法规的相继通过,美国在全球国家中率先建立了产品召回制度体系,美国的不同缺陷产品由相应不同的行政机构行使召回执法管辖权。在美国,医疗器械产品召回由美国食品药品管理局(即 FDA)主管。召回是指公司对已销售的医疗器械撤回、更正或通报用户产品存在及潜在的缺陷。

1. 召回的启动

在美国,医疗器械出现以下情况要进行召回:产品可能对健康产生危险;产品的有效性、安全性以及性能特性与生产企业、进口企业主张的要求不相符合或者产品存在缺陷;不符合医疗器械法规的规定。

2. 自愿召回

美国的医疗器械召回大多是一种自愿行动,是生产商和销售商履行的职责,保护公众健康和福利,不受存在伤害风险或欺骗或缺陷产品的影响。

3. 强制召回

美国的医疗器械也有强制召回,美国食品药品管理局可要求医疗器械生产商、进口商或销售商实施医疗器械产品召回。但是在强制召回指令中不包括从个人处和使用者场所处召回医疗器械,除非立即有类似医疗器械可以更换。在美国,召回分级和中国一样,一般分为三级,Ⅰ级指在使用或暴露于某一违法产品时,可引发一定几率的严重健康不良后果或死亡率;Ⅱ级指在使用或暴露于某一违法产品时,可能引起一过性的或医学上可逆的健康不良后果、或不能引发严重的健康不良后果;Ⅲ级指在使用或暴露于某一违法产品时,不会引发不良的健康后果。

4. 召回的主体

在美国,医疗器械产品召回的具体实施者包括医疗器械生产商、进口商、销售商。实际负责产品召回工作的企业往往是医疗器械注册公司。FDA(美国食品药品管理局)的原则是:谁注册产品就由谁负责该产品的召回工作。

5. 召回的程序

美国医疗器械召回一般经历以下几个程序。

第一步是厂商报告。厂商报告开启了召回的程序。在美国,召回是一种自愿行动,是生产商和销售商履行职责的行为。所以,产品制造商或销售商能自觉主动发起绝大部分产品召回,自愿召回在美国是主要形式。当然,美国食品药品管理局也可以采取发出警告信来建议和要求企业实施医疗器械产品召回,但这种情况必须是 FDA 有确切证据证明某种医疗器械产品存在不合理的危险性为前提。一旦企业对美国食品药品管理局的召回建议或要求不积极配合或响应,美国食品药品管理局还可以根据法院的授权命令企业召回缺陷医疗器械产品。

第二步是进行评估,确认产品缺陷。在收到报告以后,就要先确认产品是否存在缺陷。如果产品存在缺陷就要进行风险评估。评估的标准一般为:缺陷的形式、进入市场的缺陷产品数量、伤害发生的可能性以及其他信息。

第三步是制造商制定召回计划。在评估确认产品缺陷以后,制造商要及时通知将该产品下架撤出市场,不再生产、进口或销售该产品,并同时制定好召回计划。制定产品召回计划企业必须考虑诸多因素,诸如产品缺陷、地点、数量,与政府安全法规不相符的程度、是否将产品下架撤出市场、是否停止生产、进口或销售该产品等等。企业制定产品召回计划,一方面要对召回计划的信息发布程序进行设计;另一方面要明确产品销售地、销售时间、使用产品人数、产品预期使用寿命和采取何种措施来修理产品等等。只有详细、完整的召回计划才能令召回顺利进行。

第四步是实施召回。当制造商制定召回计划后,召回就要正式实施了。召回的实施大致需要经过三大阶段,美国食品药品管理局审核了制造商的所有召回公告后,制造商开始对外发布产品召回的相关信息,这是第一阶段。制造商通过众多方式发布产品召回信息,这些方式主要包括以下几大类:第一类是电视新闻途径,主要采取新闻及新闻发布会和新闻稿的方式发布;第二类是通过网站、媒体、报纸杂志发布;第三类是通过销售记录、经销商、维修安装人员等途径向购买者告知产品召回信息;第四类是招贴召回公告,尽可能地在产品使用者最多的地方招贴召回公告,等等。企业可视实际情况选择以上方式。在第二阶段,企业任命一名召回协调员。召回协调员的主要职责首先是代表公司处理召回的相关事务,其次是作为主要的与 FDA 的联络人,他有权采取必要措施发起和实施召回,有权在实施产品召回时要求公司相关部门配合。第三阶段是企业在 FDA 的监督和协助下,召回产品并对所召回的产品依法进行处理、销毁。最后一步是保存召回记录。企业和 FDA 均应妥善保存所有的召回过程的记录。

7.4.4　中美缺陷医疗器械召回制度的比较

1. 缺陷医疗器械强制召回

美国医疗器械召回制度对我国的借鉴意义是强制召回启动方式。美国食品药品管理局在有确切证据证明某种医疗器械产品存在不合理的危险性时,可以采取发出警告信来建议和要求企业实施医疗器械召回;美国食品药品管理局在企业对召回建议和要求不积极配合或响应时,还可以根据法院授权命令企业实施医疗器械召回,而我国《医疗器械召回管理办法》规定了责令召回,但是没有规定企业在收到医疗器械监管部门的责令召回通知书后,不积极配合或响应以后该怎么强制企业召回。而如果借鉴美国的法院授权,命令企业实施医疗器械召回就能强制企业召回存在安全隐患的医疗器械产品了。

2. 缺陷医疗器械召回的信息公开

向社会公布存在安全隐患的医疗器械和医疗器械召回的情况是医疗器械召回信息公开制度的主要方面,根据各国召回的实践,公布存在安全隐患的产品的主要途径包括网站发布、媒体公告、新闻发布、海报、新闻或杂志广告、信函、免费电话等。美国在缺陷医疗器械召回的信息公开方面规定较中国全面,美国食品药品管理局审核了制造商的所有召回公告后,由制造商开始对外发布产品召回的相关信息,而且可以制造商通过众多方式发布产品召回信息,包括电视新闻途径,主要采取新闻及新闻发布会和新闻稿的方式发布,通过网站、媒体、报纸杂志发布,通过销售记录、经销商、维修安装人员等途径向购买者告知产品召回信息以及招贴召回公告,尽可能地在产品使用者最多的地方招贴召回公告等等,企业可视实际情况选择以上方式;而相比之下,中国在缺陷医疗器械召回方面,医疗器械生产者决定实施召回并向社会发布召回信息时,实施一级召回的,医疗器械召回公告应当在国家食品药品监督管理总局网站和中央主要媒体上发布;实施二级、三级召回的,医疗器械召回公告应当在省、自治区、直辖市食品药品监督管理部门网站发布,省、自治区、直辖市食品药品监督管理部门网站发布的召回公告应当与国家食品药品监督管理总局网站链接,这样的信息公开途径很难让普通消费者广泛的了解到缺陷医疗器械的召回情况,信息公开的范围过于狭窄,不利于保护消费者的权益。与此同时,医疗器械召回是一个比较新的事物,广大消费者对这个制度并不是很了解,为了使消费者能对医疗器械召回制度有进一步的了解,使他们能配合召回工作的实施,我们医疗器械监督管理部门应该加大媒体对医疗器械召回制度的宣传,从而使他们理性对待医疗器械的召回,以保证召回工作的顺畅进行。

3. 缺陷医疗器械召回的刑事责任

我国刑法没有规定医疗器械召回的刑事责任,只在刑法第 145 条规定了生产、销售不符合标准的医用器材罪。拒绝医疗器械召回的行为同样是放任消费者的健康和生命安全的行为,一旦医疗器械监督管理部门责令生产企业召回存在具有安全隐患的医疗器械,他们拒绝召回市场上的医疗器械,这些存在安全隐患的医疗器械会给消费者的健康和生命安全造成严重的损害,则医疗器械生产企业及相关责任人应承担刑事责任。因为只有对这种行为入罪,才能更好地保护医疗器械消费者的健康和生命安全。

7.4.5　缺陷医疗器械惩罚性赔偿

惩罚性赔偿制度已经在美国广泛适用于侵权、合同、财产、雇佣关系以及家庭关系。惩罚性赔偿责任由于赔偿数额远高于实际损害数额，一般企业都尽量避免这种惩罚性赔偿责任的发生，因而，企业会积极主动地实施产品召回工作。我国《侵权责任法》第 47 条规定了惩罚性赔偿责任，这是我国首次引进惩罚性赔偿制度，但是这与医疗器械召回制度中的惩罚性赔偿制度不同，医疗器械召回制度中的惩罚性赔偿针对的是事先无法知道医疗器械在设计上、制造上存在缺陷。而《侵权责任法》第 47 条规定的惩罚性赔偿是明知存在缺陷仍然生产、销售。完善产品责任诉讼在产品责任诉讼中增加产品召回责任诉讼，这种诉讼主要针对系统性缺陷产品，是整批产品，不是单个产品，而不论其是否造成人身财产损害，产品召回责任诉讼最大的可能是医疗器械生产企业由于产品责任诉讼败诉而导致承担惩罚性赔偿责任，在对比惩罚性赔偿和召回成本费用以后，企业会不得不实施医疗器械召回。因此，完善产品责任诉讼，引进惩罚赔偿责任有利于促进我国企业主动召回其已上市的存在安全隐患的医疗器械产品。

7.4.6　缺陷医疗器械召回保险制度

医疗器械召回保险是指保险公司承保医疗器械产品，一旦被保险的医疗器械产品存在安全隐患已经或可能造成人体伤害而必须召回所产生的一系列费用。医疗器械作为特殊的产品也应建立医疗器械召回保险制度，这样一来，在一定程度上可以减轻医疗器械生产企业的经济压力。对比国外发达国家，不但有完善的消费者保护制度，更有完善的缺陷产品召回制度，只有这样缺陷产品召回保险才能被企业广泛接受。在美国，产品召回险对投保人的召回费用和第三方责任进行承保，但对消费者给予补偿的损失通常不在其中。与此同时，我国无论产品召回制度还是产品召回保险都发展缓慢。在我国产品召回制度不断完善的今天，企业通过购买产品召回保险来缓解召回所带来的经济压力，这就有力地推动了召回保险的发展。反过来，产品召回保险的发展，能为医疗器械生产企业减少风险，使企业在轻松的环境下实施医疗器械召回，这样更有利于保护消费者的健康和生命安全。虽然我国刚刚开始正式施行《医疗器械召回管理办法》，但有一些问题值得我们关注，需要我们的法规加以完善，更好的完善医疗器械召回制度。

7.4.7　国外召回典型案例研究

强生血糖仪召回事件回顾，2005 年 4 月 11 日，强生公司下属的 LifeScan 公司宣布召回 OneTouch Ultra、OneTouch FastTake、InDuo 三种血糖仪。强生公司采取的措施为：公司于 2005 年 4 月 12 日首先在其 Lifescan 公司网站上发布了"关于部分血糖仪的全球性通知"的紧急声明，宣布涉及 OneTouch Ultra、OneTouch FastTake、InDuo 三种血糖仪的全球医疗器械纠正行动。同时通过联邦快递向所有其直接收货人发出信件，通知他们有关的受影响的产品和提供的指示及更正。并向美国 FDA 报告了该事件。

同年 5 月 17 日，美国食品药品管理局（FDA）针对上述血糖仪发布了一级召回通告，并建议：①LifeScan 公司就此事在全球范围内开展积极的沟通活动，包括致信注册用户和医护人员；②在每包测试纸里加上特别的使用说明书，通知用户在每次使用前确定血糖仪上的度量单位及试纸代码正确无误,血糖仪使用者应继续监测其血糖水平。6月13日,隶属于美国食品药品管理局的医疗器械 与放射健康中心(CDRH)的体外诊断设备评估与安全性办公室发布了关于 LifeScan 公司血糖仪的公共信息。指出:潜在的容易受伤害的患者人群包括孕妇、小孩、老人。FDA 相信大部分患者能够理解 LifeScan 公司的指导,并能够继续正确的使用血糖仪。因此,使用者没有必要更换他们的血糖仪,LifeScan 公司的血糖仪也不必从市场上撤出。但如果消费者要求更换产品,LifeScan 公司将提供不会在无意中改变度量单位设置的新机器。在中国,本次事件涉及产品为稳灵型血糖仪和稳豪型血糖仪,其分别于2001 年和 2003 年经国家食品药品监督管理局注册,自 2001 年至 2005 年间共销售了15 多万台上述仪器。中国上海 LifeScan 公司将召回情况分别上报国家食品药品监督管理局、上海市食品药品监督管理局和中国消费者协会。并制定了周详的仪器更换计划、用户沟通计划和宣传培训计划,并积极采取多方面行动,主动向使用者告知该次更换事件,取得了一定成效。

对强生血糖仪召回案例分析,在全球约有 470 万人使用本次事件所涉及的血糖仪,其中共接到 40 例涉及度量单位的不良事件投诉,这 40 例不良事件均是因使用者误读血糖监测结果而引起的血糖失控事件,并对患者造成了一定伤害。

上述产品的召回原因是强生 LifeScan 公司的两款血糖仪均设有两种度量单位,最初是为了方便使用者在不同国家和地区监测血糖。使用者可以按需要将仪器设定为毫摩尔每升(mmol/L),或毫克每分升(mg/dL)。对这两种度量单位的选择取决于使用地区所采用的标准度量单位。使用者如果无意中改变了度量单位的设置,有可能导致误读血糖监测结果,从而使他们在饮食或用药方面做出不当调整而造成短暂性的血糖偏高或偏低。分析强生血糖仪的整个召回过程,可以看出,FDA 对于产品召回已经建立比较完善的处理及跟踪调查制度。FDA 在得知强生血糖仪问题后即发出一级召回通告,并针对企业的责任给出了一系列建议。后续,FDA 下属的 CDRH 发布了关于 LifeScan 公司血糖仪的公共信息,针对血糖仪的使用人群给出了进一步的建议。在召回的整个过程中,FDA 作为监管部门均体现了其政策监管与指导作用,对医疗器械存在的风险进行了综合的评估,采取了适当的监管措施与建议。从强生公司对于血糖仪事件的整个处理过程也可看出,国外企业对于缺陷产品的召回也是比较严谨及负责任的,承担了召回主体的责任。强生公司在确认其血糖仪存在缺陷后,立即通过各种渠道发布召回产品的信息,同时上报监管部门,以便政府能够及时的采取相应的措施。上述措施有利于企业妥善的解决缺陷产品带来的安全性隐患,最大可能地减少由产品召回引起的不良影响,树立企业良好的形象。

7.4.8 国内召回典型案例研究

珠海体外循环管道不良事件处置回顾,2007 年 3 月 27 日至 4 月 9 日,广东省中医院珠海医院接连有 5 例心脏手术患者术后出现发热及肝功能异常情况。4 月 10 日,珠海医院管理部门做出决定:①暂停所有体外循环手术;②积极救治患者;③医院内部组织排查。4 月18 日,珠海医院将此次不良事件上报广东省卫生厅医政处、广东省中医药管理局医政处、广东省食品药品监督管理局(广东省局)。广东中心将事件上报国家药品不良反应监测中心(国家中心)。4 月 19 日,广东省药监局及广东中心组织调查。调查初步意见为:本次事件属急性中毒事件,毒素来源考虑为体外循环管道的可能性较大。体外循环管道检测报告显示:管道中存在 1,2-二氯乙烷、四氯化碳、四氢呋喃三种有毒物质。珠海市药监局采取措施,在全市范围内停止该管道的使用。4 月 22 日,广东中心将检测结果、事件调查分析报告与详细病例上报国家中心。4 月 23 日,国家局器械司牵头召开专家会议进行专题讨论。4 月 30 日,国家局正式发文暂停使用西京医疗用品有限公司的体外循环管道产品。同时,建议企业召回产品。西京医疗用品有限公司对其相关产品实施了主动召回。

针对珠海体外循环管道不良事件分析,此次体外循环管道事件,整个调查过程启动很及时。珠海医院发现不良事件后首先开展院内排查,派出了院内感染、医疗器械不良反应、医疗事故的可能性,初步认定可能跟体外循环管道有关。广东省药监局组织有关单位的进一步调查与检测发现体外循环管道中存在三种毒性物质,初步认定为医疗器械不良事件。国家局器械司根据广东中心上报资料召开专家会议,认定该事件为医疗器械不良事件并给出暂停使用、建议召回的监管意见。对于整个不良事件的处理比较及时、妥当。此次体外循环管道不良事件最先由使用单位发现,但医院并未在第一时间上报监管部门,而是首先开展院内排查。确认不是院内感染及医疗事故后,医院将上述事件上报了广东省卫生厅及广东省中医药管理局,并未通过国家医疗器械不良事件监测体系上报。医院的上述行为说明使用单位对医疗器械不良事件认识不足,出了问题害怕引起医疗纠纷而不报告,此次事件医院虽然及时上报,但却上报给卫生厅,未直接通过国家医疗器械不良事件监测系统上报。说明我国基本使用单位对医疗器械不良事件的概念及监管不了解,出了事情不敢报,也不知道如何上报。因此,加强医疗器械不良事件监测工作的宣传培训,提高公众的认识显得较为迫切,这是一个逐步认识、逐渐推进的工作,最终达到满足相关工作人员的信息需求和广大公众正确认识医疗器械不良事件的目的。生产企业作为召回的主要责任人,在此次召回事件中表现的比较被动。相比国外生产企业对有缺陷产品的主动发布信息、主动调查原因、主动召回,提供替换产品等一系列完善的不良事件处置措施,我国企业尚未建立一套完整、规范的医疗器械不良事件监测及召回制度。监管部门应对生产单位进行培训及引导、督促,以便更好地控制医疗器械风险。

通过国内外召回案例比较可以看出,我国医疗器械召回管理在法规制度、信息监测等方面与发达国家相比都存在很大差距,针对国内召回管理的现状,笔者认为,应从如下几个方面入手,建立与完善医疗器械召回制度。

(1)借鉴国外医疗器械召回管理的经验,完善和健全覆盖全国范围的医疗器械不良事件监测体系,提高产品安全性信息监测和报告体系的灵敏性、特异性、有效性,建立和完善规范化的召回管理技术支撑体系,培养专业人才。

(2)鼓励各级监测机构依据工作实际,积极开展医疗器械召回管理的课题研究,为更好地实施召回提供理论依据。

(3)引导企业本着对公众、社会负责的态度,建立产品不良事件日常监测制度,积极推动缺陷产品的召回。企业也可通过这种诚信行为来确保消费者使用的医疗器械更加安全、有效,从根本上保证企业的长久利益,树立企业的良好形象。

(4)提高公众对召回的认知程度。对缺陷医疗器械的召回是国际惯例。对医疗器械产品实施召回并不代表产品的质量一定有问题,相反,召回的目的是不断提高产品的安全性和有效性。应选择恰当的载体、运用适宜的形式,大力宣传和普及召回知识,引导公众正确认识和关注缺陷医疗器械的召回。

医疗器械作为近代科学技术的产品已经广泛应用于疾病的预防、诊断、治疗、保健和康复过程中,成为现代医学领域中的重要手段。但医疗器械也具有一定的风险。召回制度作为医疗器械上市后监管的重要措施,能显著消除或减少缺陷医疗器械的风险,减少或避免其对人体健康和生命安全造成的危害,保障医疗器械使用的安全、有效。目前,对缺陷医疗器械实行召回已经引起全社会的关注。2017 年 1 月 25 日《医疗器械召回管理办法》的实施,有效推动了我国医疗器械召回制度的建立与完善,对进一步提高我国医疗器械的监管水平,保障公众用械安全,促进医疗器械行业健康发展,都有着重要的指导意义。

附　录
部分我国医疗器械法规文件

1. 部分规范性文件和工作文件

- 关于发布第一类医疗器械产品目录的通告(CFDA[①] 通告 2014 年第 8 号)
- 关于发布医疗器械产品技术要求编写指导原则的通告(CFDA 通告 2014 年第 9 号)
- 关于发布需进行临床试验审批的第三类医疗器械目录的通告(CFDA 通告 2014 年第 14 号)
- 关于发布体外诊断试剂临床试验技术指导原则的通告(CFDA 通告 2014 年第 16 号)
- 关于发布体外诊断试剂说明书编写指导原则的通告(CFDA 通告 2014 年第 17 号)
- 关于发布禁止委托生产医疗器械目录的通告(CFDA 通告 2014 年第 18 号)
- 关于发布医疗器械生产企业供应商审核指南的通告(CFDA 通告 2015 年第 1 号)
- 关于发布医疗器械临床评价技术指导原则的通告(CFDA 通告 2015 年第 14 号)
- 关于发布医疗器械产品出口销售证明管理规定的通告(CFDA 通告 2015 年第 18 号)
- 关于贯彻落实小微企业行政事业性收费优惠政策的通告(CFDA 通告 2015 年第 31 号)
- 关于生产一次性使用无菌注、输器具产品有关事项的通告(CFDA 通告 2015 年第 71 号)
- 关于发布医疗器械注册证补办程序等 5 个相关工作程序的通告(CFDA 通告 2015 年第 91 号)
- 关于发布医疗器械注册指定检验工作管理规定的通告(CFDA 通告 2015 年第 94 号)
- 关于发布医疗器械工艺用水质量管理指南的通告(CFDA 通告 2016 年第 14 号)
- 关于发布《医疗器械临床试验伦理审查申请与审批表范本》等六个文件的通告(CFDA 通告 2016 年第 58 号)
- 关于发布医疗器械生产企业质量管理体系年度自查报告编写指南的通告(CFDA 通告 2016 年第 76 号)
- 关于发布医疗器械生产企业质量控制与成品放行指南的通告(CFDA 通告 2016 年第 173 号)
- 关于发布医疗器械网络安全注册技术审查指导原则的通告(CFDA 通告 2017 年第 13 号)
- 关于发布医疗器械审评沟通交流管理办法(试行)的通告(CFDA 通告 2017 年第 19 号)
- 关于发布医疗器械优先审批申报资料编写指南(试行)的通告(CFDA 通告 2017 年

---

① CFDA 代指原国家食品药品监督管理总局。

第 28 号）

- 关于实施《医疗器械分类目录》有关事项的通告（CFDA 通告 2017 年第 143 号）
- 关于发布免于进行临床试验的体外诊断试剂临床评价资料基本要求（试行）的通告（CFDA 通告 2017 年第 179 号）
- 关于需审批的医疗器械临床试验申请沟通交流有关事项的通告（CFDA 通告 2017 年第 184 号）
- 关于发布医疗器械注册单元划分指导原则的通告（CFDA 通告 2017 年第 187 号）
- 关于发布移动医疗器械注册技术审查指导原则的通告（CFDA 通告 2017 年第 222 号）
- 关于过敏原类、流式细胞仪配套用、免疫组化和原位杂交类体外诊断试剂产品属性及类别调整的通告（CFDA 通告 2017 年第 226 号）
- 关于发布接受医疗器械境外临床试验数据技术指导原则的通告（CFDA 通告 2018 年第 13 号）
- 关于公布新修订免于进行临床试验医疗器械目录的通告（NMPA① 通告 2018 年第 94 号）
- 关于发布医疗器械生产企业管理者代表管理指南的通告（NMPA 通告 2018 年第 96 号）
- 关于医疗器械经营企业跨行政区域设置库房办理事项的通告（NMPA 通告 2018 年第 108 号）
- 关于发布创新医疗器械特别审查申报资料编写指南的通告（NMPA 通告 2018 年第 127 号）
- 关于调整药械组合产品属性界定有关事项的通告（NMPA 通告 2019 年第 28 号）
- 关于发布医疗器械注册申请电子提交技术指南的通告（NMPA 通告 2019 年第 29 号）
- 关于医疗器械电子申报有关资料要求的通告（NMPA 通告 2019 年第 41 号）
- 关于发布《医疗器械产品注册项目立卷审查要求（试行）》等文件的通告（NMPA 通告 2019 年第 42 号）
- 关于发布医疗器械生产质量管理规范附录独立软件的通告（NMPA 通告 2019 年第 43 号）
- 关于做好第一批实施医疗器械唯一标识工作有关事项的通告（NMPA 通告 2019 年第 72 号）
- 关于公布新增和修订的免于进行临床试验医疗器械目录的通告（NMPA 通告 2019 年第 91 号）
- 关于发布医疗器械附条件批准上市指导原则的通告（NMPA 通告 2019 年第 93 号）
- 关于发布医疗器械通用名称命名指导原则的通告（NMPA 通告 2019 年第 99 号）
- 关于医疗器械生产经营备案有关事宜的公告（CFDA 公告 2014 年第 25 号）
- 关于第一类医疗器械备案有关事项的公告（CFDA 公告 2014 年第 26 号）
- 关于公布医疗器械注册申报资料要求和批准证明文件格式的公告（CFDA 公告 2014 年第 43 号）

---

① NMPA 代指国家药品监督管理局。

- 关于公布体外诊断试剂注册申报资料要求和批准证明文件格式的公告（CFDA 公告 2014 年第 44 号）
- 关于施行医疗器械经营质量管理规范的公告（CFDA 公告 2014 年第 58 号）
- 关于发布医疗器械生产质量管理规范的公告（CFDA 公告 2014 年第 64 号）
- 关于发布药品、医疗器械产品注册收费标准的公告（CFDA 公告 2015 年第 53 号）
- 关于医疗器械临床试验备案有关事宜的公告（CFDA 公告 2015 年第 87 号）
- 关于发布医疗器械生产质量管理规范附录无菌医疗器械的公告（CFDA 公告 2015 年第 101 号）
- 关于发布医疗器械生产质量管理规范附录植入性医疗器械的公告（CFDA 公告 2015 年第 102 号）
- 关于发布医疗器械生产质量管理规范附录体外诊断试剂的公告（CFDA 公告 2015 年第 103 号）
- 关于境内医疗器械生产企业跨省新开办企业时办理产品注册及生产许可有关事宜的公告（CFDA 公告 2015 年第 203 号）
- 关于规范含银盐医疗器械注册管理有关事宜的公告（CFDA 公告 2015 年第 225 号）
- 关于发布医疗器械冷链（运输、贮存）管理指南的公告（CFDA 公告 2016 年第 154 号）
- 关于发布医疗器械优先审批程序的公告（CFDA 公告 2016 年第 168 号）
- 关于发布医疗器械生产质量管理规范附录定制式义齿的公告（CFDA 公告 2016 年第 195 号）
- 关于发布医疗器械技术审评专家咨询委员会管理办法的公告（CFDA 公告 2017 年第 36 号）
- 关于第二批规范性文件清理结果的公告（CFDA 公告 2017 年第 88 号）
- 关于发布医疗器械分类目录的公告（CFDA 公告 2017 年第 104 号）
- 关于医疗器械经营备案有关事宜的公告（CFDA 公告 2017 年第 129 号）
- 关于进口医疗器械注册申请人和备案人名称使用中文的公告（CFDA 公告 2017 年第 131 号）
- 关于发布医疗器械临床试验机构条件和备案管理办法的公告（CFDA 公告 2017 年第 145 号）
- 关于发布医疗器械标准制修订工作管理规范的公告（CFDA 公告 2017 年第 156 号）
- 关于修改医疗器械延续注册等部分申报资料要求的公告（NMPA 公告 2018 年第 53 号）
- 关于医疗器械规范性文件（1998—2013 年）清理结果的公告（NMPA 公告 2018 年第 37 号）
- 关于发布创新医疗器械特别审查程序的公告（NMPA 公告 2018 年第 83 号）
- 关于发布药品医疗器械境外检查管理规定的公告（NMPA 公告 2018 年第 101 号）
- 关于调整医疗器械临床试验审批程序的公告（NMPA 公告 2019 年第 26 号）
- 关于实施医疗器械注册电子申报的公告（NMPA 公告 2019 年第 46 号）
- 关于发布定制式医疗器械监督管理规定（试行）的公告（NMPA 公告 2019 年第 53 号）
- 关于发布医疗器械唯一标识系统规则的公告（NMPA 公告 2019 年第 66 号）

- 关于修改一次性使用无菌导尿管（包）说明书等有关内容的公告（NMPA 公告 2019 年第 94 号）
- 关于印发医疗器械质量监督抽查检验管理规定的通知（食药监械监〔2013〕212 号）
- 关于印发医疗器械生产日常监督现场检查工作指南的通知（食药监办械监〔2014〕7 号）
- 关于实施《医疗器械生产监督管理办法》和《医疗器械经营监督管理办法》有关事项的通知（食药监械监〔2014〕143 号）
- 关于实施《医疗器械注册管理办法》和《体外诊断试剂注册管理办法》有关事项的通知（食药监械管〔2014〕144 号）
- 关于实施第一类医疗器械备案有关事项的通知（食药监办械管〔2014〕174 号）
- 关于印发医疗器械检验机构开展医疗器械产品技术要求预评价工作规定的通知（食药监械管〔2014〕192 号）
- 关于印发境内第三类和进口医疗器械注册审批操作规范的通知（食药监械管〔2014〕208 号）
- 关于印发境内第二类医疗器械注册审批操作规范的通知（食药监械管〔2014〕209 号）
- 关于印发医疗器械生产企业分类分级监督管理规定的通知（食药监械监〔2014〕234 号）
- 关于印发国家重点监管医疗器械目录的通知（食药监械监〔2014〕235 号）
- 关于启用医疗器械生产经营许可备案信息系统的通知（食药监办械监函〔2014〕476 号）
- 关于印发境内第三类医疗器械注册质量管理体系核查工作程序（暂行）的通知（食药监械管〔2015〕63 号）
- 关于印发医疗器械经营企业分类分级监督管理规定的通知（食药监械监〔2015〕158 号）
- 关于印发医疗器械经营环节重点监管目录及现场检查重点内容的通知（食药监械监〔2015〕159 号）
- 关于印发医疗器械生产质量管理规范现场检查指导原则等 4 个指导原则的通知（食药监械监〔2015〕218 号）
- 关于印发医疗器械经营质量管理规范现场检查指导原则的通知（食药监械监〔2015〕239 号）
- 关于执行医疗器械和体外诊断试剂注册管理办法有关问题的通知（食药监械管〔2015〕247 号）
- 关于印发医疗器械检验机构资质认定条件的通知（食药监科〔2015〕249 号）
- 关于成立医疗器械分类技术委员会的通知（食药监械管〔2015〕259 号）
- 关于启用医疗器械注册管理信息系统备案子系统的通知（食药监办械管函〔2015〕534 号）
- 关于启用医疗器械注册管理信息系统受理和制证、技术审评、行政审批子系统的通知（食药监办械管函〔2015〕804 号）
- 关于医疗器械产品技术要求有关问题的通知（食药监办械管〔2016〕22 号）
- 关于实施《医疗器械通用名称命名规则》有关事项的通知（食药监械管〔2016〕35 号）
- 关于印发一次性使用无菌注射器等 25 种医疗器械生产环节风险清单和检查要点的通知（食药监械监〔2016〕37 号）

- 关于及时公开第二类医疗器械注册信息和第一类医疗器械产品备案信息的通知（食药监办械管〔2016〕65 号）
- 关于体外诊断试剂说明书文字性变更有关问题的通知（食药监办械管〔2016〕117 号）
- 关于印发医疗器械生产质量管理规范定制式义齿现场检查指导原则的通知（食药监械监〔2016〕165 号）
- 关于印发一次性使用塑料血袋等 21 种医疗器械生产环节风险清单和检查要点的通知（食药监械监〔2017〕14 号）
- 关于第一类、第二类医疗器械生产企业实施医疗器械生产质量管理规范有关工作的通知（食药监办械监〔2017〕120 号）
- 关于规范医疗器械产品分类有关工作的通知（食药监办械管〔2017〕127 号）
- 关于做好医疗器械临床试验机构备案工作的通知（食药监办械管〔2017〕161 号）
- 关于做好医疗器械检验有关工作的通知（食药监办械管〔2017〕187 号）
- 关于实施《医疗器械网络销售监督管理办法》有关事项的通知（食药监办械监〔2018〕31 号）
- 关于印发医疗器械注册技术审查指导原则制修订工作管理规范的通知（药监办〔2018〕13 号）
- 关于加强医疗器械生产经营许可（备案）信息管理有关工作的通知（2018 年 08 月 02 日发布）
- 关于贯彻落实国务院"证照分离"改革要求做好医疗器械上市后监管审批相关工作的通知（药监综械管〔2018〕39 号）
- 关于贯彻落实"证照分离"改革措施进一步推进医疗器械审评审批制度改革的通知（药监综械注〔2018〕43 号）
- 关于印发医疗器械临床试验检查要点及判定原则的通知（药监综械注〔2018〕45 号）
- 关于扩大医疗器械注册人制度试点工作的通知（国药监械注〔2019〕33 号）
- 关于印发医疗器械检验工作规范的通知（国药监科外〔2019〕41 号）
- 关于印发医疗器械唯一标识系统试点工作方案的通知（药监综械注〔2019〕56 号）
- 2019 年医疗器械产品分类界定结果汇总（2019 年 02 月 18 日发布）
- 2019 年第一批医疗器械产品分类界定结果汇总（2019 年 07 月 18 日发布）
- 2019 年第二批医疗器械产品分类界定结果汇总（2019 年 11 月 25 日发布）

2. 政策解读

- 《医疗器械经营监督管理办法》部分（一）（2015 年 01 月 22 日发布）
- 《医疗器械生产监督管理办法》部分（一）（2015 年 01 月 22 日发布）
- 医疗器械注册管理法规解读之一（《医疗器械注册管理办法》和《体外诊断试剂注册管理办法》部分）（2015 年 02 月 05 日发布）
- 医疗器械注册管理法规解读之二（《医疗器械说明书和标签管理规定》部分）（2015 年 02 月 05 日发布）
- 医疗器械注册管理法规解读之三（关于《医疗器械分类规则》的修订说明）（2015 年 07 月 16 日发布）

- 医疗器械注册管理法规解读之四(2015 年 11 月 02 日发布)
- 医疗器械注册管理法规解读之五(2015 年 11 月 19 日发布)
- 关于《药品医疗器械飞行检查办法》的说明(2015 年 07 月 08 日发布)
- 关于《医疗器械通用名称命名规则》的说明(2016 年 01 月 27 日发布)
- 《医疗器械临床试验质量管理规范》解读(2016 年 03 月 23 日发布)
- 关于《医疗器械优先审批程序》的说明(2016 年 10 月 26 日发布)
- YY/T0287—2017 idt ISO13485:2016《医疗器械 质量管理体系 用于法规的要求》标准解读(一)(2017 年 02 月 04 日发布)
- YY/T0287—2017 idt ISO13485:2016《医疗器械 质量管理体系 用于法规的要求》标准解读(二)(2017 年 02 月 04 日发布)
- 《医疗器械召回管理办法》解读(2017 年 02 月 08 日发布)
- 《体外诊断试剂注册管理办法修正案》解读(2017 年 02 月 08 日发布)
- 《医疗器械网络安全注册技术审查指导原则》解读(2017 年 03 月 02 日发布)
- 《医疗器械标准管理办法》解读(2017 年 04 月 26 日发布)
- 创新医疗器械特别审批程序相关问题解读(2017 年 07 月 31 日发布)
- 医疗器械临床试验质量管理相关问题解读(2017 年 07 月 31 日发布)
- 《医疗器械网络安全注册技术审查指导原则》解读(2017 年 08 月 09 日发布)
- 《免于进行临床试验的体外诊断试剂临床评价资料基本要求(试行)》解读(2017 年 11 月 08 日发布)
- 《医疗器械临床试验机构条件和备案管理办法》解读(2017 年 11 月 24 日发布)
- 《医疗器械网络销售监督管理办法》解读(2017 年 12 月 22 日发布)
- 《移动医疗器械注册技术审查指导原则》解读(2017 年 12 月 29 日发布)
- 医疗器械临床试验质量管理相关问题解读之二(2018 年 04 月 18 日发布)
- 《医疗器械分类目录》实施有关问题解读(2018 年 08 月 01 日发布)
- 免于进行临床试验医疗器械目录解读(2018 年 09 月 30 日发布)
- 《创新医疗器械特别审查程序》解读(2018 年 11 月 05 日发布)
- 《定制式医疗器械监督管理规定(试行)》解读(2019 年 07 月 04 日发布)
- 《医疗器械唯一标识系统规则》解读(2019 年 08 月 27 日发布)
- 免于进行临床试验医疗器械目录汇总(2019 年 12 月 23 日发布)

参 考 文 献

［1］俞凯君，罗松.医疗器械信息检索与利用［M］.北京：中国医药科技出版社，2010.

［2］董民辉.信息资源检索实用教程［M］.北京：海洋出版社，2017.

［3］叶鹰.信息检索：理论与方法［M］.北京：高等教育出版社，2015.

［4］赵乃瑄.实用信息检索方法与利用［M］.北京：化学工业出版社，2018.

［5］曹越，金若男，刘菁，等.医疗器械标准在注册审评中的应用研究［J］.中国医疗设备，2020，35（4）：159-162.

［6］葛郁葱.标准文献的特点及其检索方法［J］.情报杂志，2009，28（12）：166-167＋160.

［7］刘佳，钟永恒.国际标准文献检索平台的比较及启示［J］.图书馆学研究，2011，10：60-64.

［8］杨欣怡，陈一丹，刘永军.中国医疗器械行业发展状况浅析［J］.药学研究，2018，37（12）：739-741，744.

［9］杨婉娟，母瑞红，余新华，等.医疗器械通用名称命名规则解析［J］.中国药事，2019，33（04）：466-469.

［10］塔娜，李思.美国医疗器械上市前监管概述与启示［J］.中国医疗设备，2020，35（03）：160-163，170.

［11］朱源.浅析医疗设备维修的常见检查方法［J］.科学技术创新，2017，（16）：32.

［12］U.S. Food and Drug Administration. Classify Your Medical Device［EB/OL］.（2018-08-31）［2019-06-14］.https://www.fda.gov/medical-devices/overview-device-regulation /classify-yourmedical-device.

［13］杨婉娟，李静莉.美国医疗器械命名进展及启示［J］.中国医药导报，2019，16（03）：49-52.

［14］日本厚生劳动省.药食发第 0720022 号医薬品、医療機器等の品質、有効性及び安全性の確保等に関する法律第二条第五項から第七項までの規定により厚生労働大臣が指定する高度管理医療機器、管理医療機器及び一般医療機器（告示）及び医薬品、医療機器等の品質、有効性及び安全性の確保等に関する法律第二条第八項の規定により厚生労働大臣が指定する特定保守管理医療機器（告示）の施行について［S］.2004.

［15］常永亨. 全球统一医疗器械命名的趋势［J］. 世界医疗器械，2013，19（3）：14-19.

［16］杨婉娟，李军，李静莉.全球医疗器械术语系统（GMDN）应用情况浅析［J］.中国医疗器械杂志，2015，39（04）：275-278.

［17］IMDRF UDI Working Group. UDI Guidance：Unique Device Identification（UDI）of Medical Devices［EB/OL］. http://www. imdrf. org/docs/imdrf/final/technical/imdrf-tech-131209-udiguidance. pdf. 2013-12-09.

［18］Food and Drug Administration. the Unique Device Identification System Final Rule［EB/OL］. https://www.federalregister.gov/ articles/2013/09/24/2013-23059/unique-device-identification-system.2013-09-24.

［19］李杰，陈超美. CiteSpace：科技文本挖掘及可视化.［M］.2 版.北京：首都经济贸易大学出版社，2017.

［20］茶茶 moon. 信息计量学 | CiteSpace 使用教程［EB/OL］. https://www.jianshu.com/p/49d41d0ccd7f. 2018-06-01.

［21］陈超美. CiteSpace 的分析原理［J/OL］. http://blog.sciencenet.cn/blog-496649-997864.html. 2016-08-22.

［22］Chen，C. CiteSpace Ⅱ：Detecting and visualizing emerging trends and transientpatterns in scientific literature[J]. Journal of the American Society for Information Science and Technology，2006. 57(3)：359-377.

[23] Chen，C. Searching for intellectual turning points：Progressive Knowledge Domain Visualization[J]. Proc. Natl. Acad. Sci. USA，2004. 101(Suppl.)：5303-5310.

[24] 李晓玲,符礼平.医学信息检索与利用[M].5 版.上海：复旦大学出版社,2014.

[25] 陈红勤,梁平,杨慕莲.医学信息检索与利用[M].武汉：华中科技大学出版社,2014.

[26] 刘薇薇,王虹非,方立.医学信息检索[M].天津：天津大学出版社,2011.

[27] 何怡,刘毅.医学信息检索实用教程[M].天津：天津科学技术出版社,2009.

[28] 中国知网使用手册[EB/OL].[2016-06-07]. acad3. cnki. net /help/ AssistDcument/KDN/html/ main. htm.

[29] 中文科技期刊数据库 CSTJ[EB/OL].[2016-06-01].222.197.129.109/

[30] 李勇文.医学信息查询与利用[M].成都：四川大学出版社,2010.

[31] 方平.医学文献检索实用指南[M].北京：人民卫生出版社,2002.

[32] 董建成.医学信息检索教程[M].2 版.南京：东南大学出版社,2009.

[33] 郭继军.医学文献检索[M].3 版.北京：人民卫生出版社,2009.

[34] 杨克虎.医学信息检索[M].北京：人民卫生出版社,2005.

[35] 周毅华.现代医学信息检索与利用[M].南京：东南大学出版社,2002.

[36] 百链使用帮助[EB/OL].[2016-03-08].www.blyun.com/blhelp/help.html.

[37] 读秀使用帮助[EB/OL].[2016-03-15].http：//www.duxiu.com/bottom/help_download.html.

[38] 超星发现使用帮助[EB/OL].[2016-03-121].ss.zhizhen.com/help/help.html.

[39] 代涛.医学信息检索与利用[M].北京：人民卫生出版社,2010.

[40] 黄晓玲,陈英耀,何露洋,等.美国、欧盟与我国医疗器械不良事件监测体系比较研究[J].中国卫生质量管理,2017,24(02)：90-93.

[41] 李扬,睢胜勇,马克杰,等. 医疗风险信息化预警体系建设基础构思[J].江苏卫生事业管理,2019,30(05)：63-65.

[42] 关于《医疗器械使用质量监督管理办法》的说明[J].医疗装备,2016,29(09)：2.

[43] 罗丹,周立,明星.医疗不良事件报告影响因素的国外研究现状[J].解放军护理杂志,2009,26(011)：27-28.

[44] 邢逸群.中美缺陷医疗器械召回制度比较研究[J].2018,000(016)：271-272,292.

[45] 赵燕,郑立佳,王刚,等.医疗器械召回典型案例研究[J].中国药物警戒,2011,08(012)：722-724.